U0654211

全国中医药行业中等职业教育"十三五"规划教材

中医临床常见病

（供中药、中医骨伤、针灸推拿及中医康复保健等专业用）

主 编◎邱 华

中国中医药出版社

·北 京·

图书在版编目（CIP）数据

中医临床常见病 / 邱华主编 .—北京：中国中医药出版社，2019.8（2022.9重印）

全国中医药行业中等职业教育"十三五"规划教材

ISBN 978-7-5132-5540-0

Ⅰ.①中… Ⅱ.①邱… Ⅲ.①常见病—中医诊断学—中等专业学校—教材
②常见病—中医治疗法—中等专业学校—教材 Ⅳ.① R24

中国版本图书馆 CIP 数据核字（2019）第 068619 号

中国中医药出版社出版

北京经济技术开发区科创十三街 31 号院二区 8 号楼
邮政编码 100176
传真 010-64405721
河北省武强县画业有限责任公司印刷
各地新华书店经销

开本 787×1092 1/16 印张 20.5 字数 420 千字
2019 年 8 月第 1 版 2022 年 9 月第 3 次印刷
书号 ISBN 978-7-5132-5540-0

定价 66.00 元
网址 www.cptcm.com

服 务 热 线 010-64405510
购 书 热 线 010-89535836
维 权 打 假 010-64405753

微信服务号 zgzyycbs
微商城网址 https://kdt.im/LIdUGr
官 方 微 博 http://e.weibo.com/cptcm
天猫旗舰店网址 https://zgzyycbs.tmall.com

如有印装质量问题请与本社出版部联系（010-64405510）
版权专有 侵权必究

全国中医药行业中等职业教育"十三五"规划教材

全国中医药职业教育教学指导委员会

主 任 委 员

卢国慧（国家中医药管理局人事教育司司长）

副主任委员

赵国胜（安徽中医药高等专科学校教授）

张立祥（山东中医药高等专科学校党委书记）

姜德民（甘肃省中医学校校长）

范吉平（中国中医药出版社社长）

秘 书 长

周景玉（国家中医药管理局人事教育司综合协调处处长）

委　　员

王义祁（安徽中医药高等专科学校党委副书记）

王秀兰（上海中医药大学教授）

卞　瑶（云南中医学院继续教育学院、职业技术学院院长）

方家选（南阳医学高等专科学校校长）

孔令俭（曲阜中医药学校校长）

叶正良（天士力控股集团公司生产制造事业群 CEO）

包武晓（呼伦贝尔职业技术学院蒙医蒙药系副主任）

冯居秦（西安海棠职业学院院长）

尼玛次仁（西藏藏医学院院长）

吕文亮（湖北中医药大学校长）

刘　勇（成都中医药大学峨眉学院党委书记、院长）

李　刚（亳州中药科技学校校长）

李　铭（昆明医科大学副校长）

李伏君（千金药业有限公司技术副总经理）

李灿东（福建中医药大学校长）

李建民（黑龙江中医药大学佳木斯学院教授）

李景儒（黑龙江省计划生育科学研究院院长）

杨佳琦（杭州市拱墅区米市巷街道社区卫生服务中心主任）

吾布力·吐尔地（新疆维吾尔医学专科学校药学系主任）

吴　彬（广西中医药大学护理学院院长）

宋利华（连云港中医药高等职业技术学院教授）

迟江波（烟台渤海制药集团有限公司总裁）

张美林（成都中医药大学附属针灸学校党委书记）

张登山（邢台医学高等专科学校教授）

张震云（山西药科职业学院党委副书记、院长）

陈　燕（湖南中医药大学附属中西医结合医院院长）

陈玉奇（沈阳市中医药学校校长）

陈令轩（国家中医药管理局人事教育司综合协调处副主任科员）

周忠民（渭南职业技术学院教授）

胡志方（江西中医药高等专科学校校长）

徐家正（海口市中医药学校校长）

凌　娅（江苏康缘药业股份有限公司副董事长）

郭争鸣（湖南中医药高等专科学校校长）

郭桂明（北京中医医院药学部主任）

唐家奇（广东湛江中医学校教授）

曹世奎（长春中医药大学招生与就业处处长）

龚晋文（山西卫生健康职业学院/山西省中医学校党委副书记）

董维春（北京卫生职业学院党委书记）

谭　工（重庆三峡医药高等专科学校副校长）

潘年松（遵义医药高等专科学校副校长）

赵　剑（芜湖绿叶制药有限公司总经理）

梁小明（江西博雅生物制药股份有限公司常务副总经理）

龙　岩（德生堂医药集团董事长）

中医药职业教育是我国现代职业教育体系的重要组成部分，肩负着培养新时代中医药行业多样化人才、传承中医药技术技能、促进中医药服务健康中国建设的重要职责。为贯彻落实《国务院关于加快发展现代职业教育的决定》（国发〔2014〕19号）、《中医药健康服务发展规划（2015—2020年）》（国办发〔2015〕32号）和《中医药发展战略规划纲要（2016—2030年）》（国发〔2016〕15号）（简称《纲要》）等文件精神，尤其是实现《纲要》中"到2030年，基本形成一支由百名国医大师、万名中医名师、百万中医师、千万职业技能人员组成的中医药人才队伍"的发展目标，提升中医药职业教育对全民健康和地方经济的贡献度，提高职业技术院校学生的实际操作能力，实现职业教育与产业需求、岗位胜任能力严密对接，突出新时代中医药职业教育的特色，国家中医药管理局教材建设工作委员会办公室（以下简称"教材办"）、中国中医药出版社在国家中医药管理局领导下，在全国中医药职业教育教学指导委员会指导下，总结"全国中医药行业中等职业教育'十二五'规划教材"建设的经验，组织完成了"全国中医药行业中等职业教育'十三五'规划教材"建设工作。

中国中医药出版社是全国中医药行业规划教材唯一出版基地，为国家中医中西医结合执业（助理）医师资格考试大纲和细则、实践技能指导用书、全国中医药专业技术资格考试大纲和细则唯一授权出版单位，与国家中医药管理局中医师资格认证中心建立了良好的战略伙伴关系。

本套教材规划过程中，教材办认真听取了全国中医药职业教育教学指导委员会相关专家的意见，结合职业教育教学一线教师的反馈意见，加强顶层设计和组织管理，是全国唯一的中医药行业中等职业教育规划教材，于2016年启动了教材建设工作。通过广泛调研、全国范围遴选主编，又先后经过主编会议、编写会议、定稿会议等环节的质量管理和控制，在千余位编者的共同努力下，历时1年多时间，完成了50种规划教材的编写工作。

本套教材由50余所开展中医药中等职业教育院校的专家及相关医院、医药企业等单位联合编写，中国中医药出版社出版，供中等职业教育院校中医（针灸推拿）、中药、护理、农村医学、康复技术、中医康复保健6个专业使用。

本套教材具有以下特点：

1. 以教学指导意见为纲领，贴近新时代实际

注重体现新时代中医药中等职业教育的特点，以教育部新的教学指导意

见为纲领，注重针对性、适用性以及实用性，贴近学生、贴近岗位、贴近社会，符合中医药中等职业教育教学实际。

2. 突出质量意识、精品意识，满足中医药人才培养的需求

注重强化质量意识、精品意识，从教材内容结构设计、知识点、规范化、标准化、编写技巧、语言文字等方面加以改革，具备"精品教材"特质，满足中医药事业发展对于技术技能型、应用型中医药人才的需求。

3. 以学生为中心，以促进就业为导向

坚持以学生为中心，强调以就业为导向、以能力为本位、以岗位需求为标准的原则，按照技术技能型、应用型中医药人才的培养目标进行编写，教材内容涵盖资格考试全部内容及所有考试要求的知识点，满足学生获得"双证书"及相关工作岗位需求，有利于促进学生就业。

4. 注重数字化融合创新，力求呈现形式多样化

努力按照融合教材编写的思路和要求，创新教材呈现形式，版式设计突出结构模块化，新颖、活泼、图文并茂，并注重配套多种数字化素材，以期在全国中医药行业院校教育平台"医开讲－医教在线"数字化平台上获取多种数字化教学资源，符合职业院校学生认知规律及特点，以利于增强学生的学习兴趣。

本套教材的建设，得到国家中医药管理局领导的指导与大力支持，凝聚了全国中医药行业职业教育工作者的集体智慧，体现了全国中医药行业齐心协力、求真务实的工作作风，代表了全国中医药行业为"十三五"期间中医药事业发展和人才培养所做的共同努力，谨此向有关单位和个人致以衷心的感谢！希望本套教材的出版，能够对全国中医药行业职业教育教学的发展和中医药人才的培养产生积极的推动作用。需要说明的是，尽管所有组织者与编写者竭尽心智，精益求精，本套教材仍有一定的提升空间，敬请各教学单位、教学人员及广大学生多提宝贵意见和建议，以便今后修订和提高。

国家中医药管理局教材建设工作委员会办公室

全国中医药职业教育教学指导委员会

2018 年 1 月

全国中医药行业中等职业教育"十三五"规划教材

《中医临床常见病》
编 委 会

主　编

邱　华（广西中医药大学第一附属医院）

副主编

张慧珍（南阳理工学院）

李永新（渭南职业技术学院）

李　平（毕节医学高等专科学校）

王大伟（山东中医药高等专科学校）

刘朝霞（黑龙江中医药大学附属第一医院）

编　　委（以姓氏笔画为序）

寸鹏飞（保山中医药高等专科学校）

龙富立（广西中医药大学第一附属医院）

陆振华（黑龙江省中医药科学院）

周玉平（宁波大学医学院附属医院）

赵增强（南阳医学高等专科学校）

赵志轩（牡丹江医学院附属红旗医院）

霍艳丹（四川省第二中医医院）

学术秘书

李景玉（广西中医药大学第一附属医院）

《中医临床常见病》是"全国中医药行业中等职业教育'十三五'规划教材"之一，由全国中医药职业教育教学指导委员会、国家中医药管理局教材建设工作委员会办公室统一规划、宏观指导，中国中医药出版社具体组织，供全国中医药中等职业教育学校中药、中医骨伤、针灸推拿及中医康复保健等专业学生学习使用。

本教材遵循整体性、基础性、科学性、时代性的原则，以《2018 年中医执业助理医师考试大纲》要求为指导，针对中医药中等职业教育教学及就业特点，力求简洁，尽量减少引文，原则上不介绍发展沿革。除注意中医学教学的整体性外，还将国家中医药管理局推广或由各地整理并已公开的中医药适宜技术附在各病证之后，增强了本教材在基层的实用性。

本教材以突出中医学的特色和优势为主，借鉴了西医学的研究成果。全书分为总论及各论：总论主要介绍了中医学的发展史，中医学的哲学基础，中医临床常见病的分类、命名及特点，中医临床常见疾病辨证论治的基本规律，并重点论述了外、妇、儿科病证辨证论治的特殊性；各论主要分为内、外、妇、儿四个模块，共四十六节，主要介绍了中医临床常见病种、病因病机、诊断要点与病证鉴别、辨证要点、论治要点及分证论治、转归预后、预防调护，并附有中医药适宜技术、案例选粹及习题。

本教材由 12 所院校联合编写，具体分工如下：总论及黄疸、积聚、胁痛、消渴、痰饮由邱华编写；内科感冒、肺胀、哮病由赵增强编写；心悸、胸痹由李永新编写；胃痛、泄泻由刘朝霞编写；便秘、痢疾由陆振华编写；头痛、中风、眩晕由赵志轩编写；水肿、淋证、癃闭由周玉平编写；外科 10 种疾病以及内科痹证由王大伟、寸鹏飞、霍艳丹编写；妇科 9 种疾病由张慧珍、李平编写；儿科 7 种疾病由龙富立编写。

广西中医药大学唐农教授在中医基础理论部分给予宝贵的建议，毛德文教授在中医药适宜技术部分给予了很大的帮助，在此深表感谢！由于水平所限，时间紧迫，书中若有不足，请各校师生在使用过程中提出宝贵意见，以便再版时修订提高。

《中医临床常见病》编委会

2019 年 4 月

| 各 论 |

总　论

中医学是专门研究中华传统医学理论和临床医疗、预防保健应用的科学，是先人在数千年生产实践中同疾病作斗争的丰富经验之总结。在不断发展与创新的过程中，她集自然科学与社会科学于一体，有着系统、完善的理论体系和独特的治疗手段及方法。中医学所体现的天人合一、返璞归真的理念和特色，不仅对中华民族的繁衍昌盛功不可没，就是在崇尚自然、绿色环保、和谐发展的今天，也同样受到世界人民的青睐。在生命与健康、疾病与防治领域，越来越散发出迷人的魅力。

《中医临床常见病》主要涉及内、外、妇、儿科 40 余种临床常见病，共收集、整理出经济、有效、易得的中医药处方 500 余项，包括单药、经验方、外治等内容。《中医临床常见病》着重于培养学生中医临床思维。该书的辨证主要分为外感疾病和内伤杂病两大类。外感病是因感受六淫等邪气引起的疾病，包括《伤寒论》《温病学》所指的外感温病和时行杂病类外感病，主要根据六经、卫气营血、三焦的病理变化进行辨证论治；内伤病是由七情、饮食、劳倦、气血津液输布失常等引起的疾病，包括《金匮要略》所指的脏腑经络疾病及其他医籍所记载的相关疾病，主要根据脏腑、气血津液、经络的病理变化而进行辨证论治。

第一章

绪　论

第一节　中医学发展史概要

中医学的发展有着极其悠久的历史，早在三千多年前的商代的甲骨文中就有疾、医、疗、龋、浴、沫等关于疾病和治疗的文字记载。在周代就有了食医（营养医）、疾医（内科）、疡医（外、伤科）和兽医等医学分工，并有除虫灭鼠和改善环境卫生等防病活动的记载。

春秋战国时期的名医扁鹊，擅长妇、内、儿、五官科，常运用针灸、按摩、汤药、熨贴及手术等法治病，尤其对诊脉颇有研究，被誉为"脉学之父"。成书于春秋战国至秦汉时期的《黄帝内经》，是我国现存最早的系统医学理论巨著，全面总结了秦汉以前的医学成就，运用古代朴素的唯物论和自然辩证法思想对人体的解剖、生理、病理及疾病的诊断、治疗、预防作了较为全面系统的阐述和概括，奠定了中医学的理论基础。成书于汉代的《神农本草经》，为我国第一部药物学专著。本书收载中药365种，根据养生、治病和有毒、无毒，分为上、中、下三品，并将药物分为寒、凉、温、热四性，酸、苦、甘、辛、咸五味。所记载药物功效如麻黄平喘、常山截疟、黄连止痢、瓜蒂催吐、海藻疗瘿，至今仍在临床上广泛应用且疗效肯定。东汉末年，张仲景以"勤求古训，博采众方"的精神，写出我国第一部临床医学专著《伤寒杂病论》（后世整理为《伤寒论》和《金匮要略》），确立了"理、法、方、药"的中医辨证论治理论基础，并创立了"六经辨证"学说，被后世尊为"医圣"和"医方之祖"。东汉时期的名医华佗，创麻沸散进行全身麻醉，施行剖腹、整骨手术，堪称"外科鼻祖"，他还独创"五禽戏"体操，开创了保健医学的先河。

魏晋隋唐时期，晋代王叔和著《脉经》，成为我国第一部脉学专著。皇甫谧的《针灸甲乙经》是我国第一部针灸学专著。南北朝时期雷敩著《雷公炮炙论》，是我国第一部制药学专著。隋代巢元方的《诸病源候论》为我国最早的病因、病理和证候学专著。唐代孙思邈的《千金要方》涉及内、妇、小儿科，内容十分丰富，并提出"大医精诚"作为医德修养的名言，至今仍有非常重要的现实意义。唐政府组织苏敬等人编成的《新修本草》是我国，也是世界上最早的国家药典，比过去公认的世界最早的《纽伦堡药典》还要早900年。

宋金元时期，活字印刷术的发明促进了医学书籍的出版与繁荣。由政府组织编撰的图书很多，如《太平圣惠方》《圣济总录》《太平惠民和剂局方》，其中《太平惠民和剂局方》载方达16834首。1027年，王惟一铸成针灸铜人，是世界上最早的医学教具，宋慈所著《洗冤录》是世界上最早的法医学专著。北宋钱乙的《小儿药证直诀》为我国也是世界上最早的儿科专著。陈自明的《妇人良方大全》是宋代杰出的妇科专著。金元四大家，即"寒凉派"刘完素、"攻下派"张子和、"补土派"李东垣、"养阴派"朱丹溪，倡导学术争鸣，对中国医学产生了积极的促进作用。

明清时期，中医学术发展有了突破。李时珍著《本草纲目》，载药1892种，绘图千余幅，收方万余首，不仅丰富了我国医药学内容，而且奠定了植物学基础。据资料表明，该书翻译成约 38 种外文流传各国，而成为世界之最，他的贡献为我国及世界人民所称赞。吴又可创立了传染病病因学的"疠气学说"，提出了治疗传染病的学术见解，著成《温疫论》，为温病学说的形成奠定了基础。清代叶天士著《温热论》，首创卫气营血辨证；吴鞠通的《温病条辨》创三焦辨证，薛生白著《湿热病篇》，王孟英著《温热经纬》，对温热病的病因、传变、诊治进行了系统的总结，使以卫气营血辨证、三焦辨证为核心的温病学说和伤寒学说相辅相成，成为中医治疗外感热病的两大学术体系。

自中华人民共和国成立以来，在党的卫生工作方针和中医政策的指导下，中医事业得到了复兴和发展，全国成立了各级中医教育、临床和科研机构，整理了名老中医经验，培养和壮大了中医专业化队伍，出版了《中医大辞典》《中药志》《中医基础理论》等工具书、专著和教材，创办了各种中医期刊，开展了中医硕士、博士等高层次人才培养，开创了中西医结合专业研究。各种人才和现代实验设备进入中医科研领域，并取得了可喜的成果。如"阴阳学说"被认为是人体的"自稳系统"，针灸学的"子午流注"已被"生物节律"所证实，活血化瘀得到血液流变学理论的证实，"六淫"致病为气象医学所肯定等，进一步证明中医是科学的，中医是我国乃至世界医学的一大宝库。

第二节　中医学理论体系的特点

中医学理论体系是以中国古代哲学思想——精气、阴阳、五行学说为哲学基础，以整体观念为指导思想，以脏腑经络学说为理论核心，以辨证论治为诊疗特点。"四诊合参""审证求因""治病求本""三因制宜""治未病"等都是中医的特点，而最基本的特点，就是整体观念和辨证论治。

一、整体观念

整体观念，就是事物、现象和人体本身具有完整性、统一性和联系性。其对象包括整体与部分、部分与部分、整体与环境。在古代哲学"天人合一"思想的指导下，中医的整体思想是关于人体自身以及人与环境之间的完整性、统一性和联系性的认识。中医整体观念认为，人体表面与内部、结构和功能上密不可分，人体生老病死无不与大自然息息相关。中医整体观念与 20 世纪 60 年代才兴起的"生物 - 心理 - 社会"的现代医学模式不谋而合。

1. 人体整体联系的统一性　在结构上，人体是一个以心为主宰，五脏为中心的有机整体。人体是由肝、心、脾、肺、肾五脏，胆、胃、小肠、大肠、三焦、膀胱六腑，筋、脉、肉、皮毛、骨五体，以及目、舌、口、鼻、耳、前阴和肛门诸窍共同组成的。每一个组成部分都有其独特的功能，成为一个独立的器官。但是，所有的器官都是通过全身经络而互相联系起来的，而且这种联系有其独特的规律，即一脏、一腑、一体、一窍构成一个系统，如肝、胆、筋、目构成"肝系统"；心、小肠、脉、舌构成"心系统"；脾、胃、肉、口构成"脾系统"；肺、大肠、皮、鼻构成"肺系统"；肾、膀胱、骨、耳和二阴构成"肾系统"。每一个系统，皆以脏为统领，故五大系统以五脏为中心。五脏之中，又以心为最高统帅。如《素问·灵兰秘典论》说："心者，君主之官，神明出焉。"因此，在整个人体中，心对人的生命活动起着主宰作用。俗话说"牵一发而动全身""十指连心"，每一个脏器都是人体有机整体中的一个组成部分，都不可能脱离整体而独立存在；同时人体每一处局部也都包含着全局信息。如人的外耳，外形就像一个倒置的胎儿，在耳郭上划分许多区，如头区、眼区、胃区、子宫区等，基本上与人体脏腑位置一一对应，而在各个区上的穴位或敏感点上给予适当的刺激就能治疗人体全身各处的疾病，这就是耳穴疗法。这种现象，现代医学称为全息现象。与此相当的还有面针、手针、眼针、头皮针等。

在生理功能上，每个脏腑既有各自的功能，又在整体活动中分工合作。脏腑之间，既有协同作用，如心主血脉、肝藏血、脾统血，又有相反相成，如心肾相交、水火既济，各脏腑之间通过五行相生、相克关系互为因果，维系着功能上的动态平衡。在病理变化时，往往通过经络联系，发生母子及病、相乘相侮的负面影响，在以后的章节中将有详细的论述。如唇厚、四肢健壮的人表明其脾胃功能强，眼睛上火的起因是肝火重，而给骨质疏松的中年女性患者直接补充钙剂疗效明显不如中医补肾的效果。

在诊治疾病上，以整体观念为指导，通过审视五官、形体、舌脉和外在表现（症状和体征），就能推知体内脏腑的病变，进而确定治法。如中医望诊中的五色诊，根据脸部的病色就能推知内脏功能，如面色青者主惊风、疼痛、寒盛。又如脉结代见于心脏病，滑脉为痰证或已婚妇女有喜之象，都是中医整体观见微知著、内外合参、辨证求因的范例。在治疗局部病变，确立治法时，也必须从整体出发，消除疾病的根本原因。如，心开窍于舌，心与小肠相表里，所以可用清心热、泻小肠火的方法治疗口舌糜烂。《灵枢·终始》"病在上者下取之，病在下者高取之"等，都是在整体观指导下确定的治疗原则。

总之，人体是一个有机的整体，人体的脏腑器官之间相互联系，在生理上互相依赖，在病理上互为因果，所以在诊查疾病时不能以偏概全，盲人摸象。在治疗时要全面考虑，统筹兼顾，务必辨证求因，治病求本。

2. 人与外界环境的统一性

（1）人与自然环境的统一性。人生活于天地之间、六合之中、自然环境之内，是整个物质世界的一部分，人和自然是一个整体。故当自然环境发生变化时，人体也会随之发生相应的变化。《灵枢·邪客》说："人与天地相应也。"季节、地理、水土、风雨雷电等，对人亦对万事万物产生不可抗拒的影响。

季节对人体的影响非常明显。春天主生，草木生发，冬眠的动物开始苏醒活动。夏天主长，草木茂盛，动物活动活跃。秋天主收，草木凋零，果实丰硕。冬天主藏，天寒地冻，草木归根，万物闭藏。人体的脉象亦随着季节更替而变化，表现在脉象春浮、夏洪、秋蛰、冬潜。

昼夜晨昏自然界阳气消长盛衰，人体与之相应。如《素问·生气通天论》载："平旦人气生，日中而阳气隆，日西而阳气已虚，气门乃闭。"人体阴阳消长的变化，在体温的升降、精神的兴奋与抑制等方面，都能明显地表现出来。在病情方面，会有旦慧、昼安、夕加和夜甚的规律，都需要引起注意。

不同地区，由于气候、土质、水质不同，因而对人体产生不同的影响。如江南地区，地势低平，气候温暖而湿润，故人体的腠理多疏松，易招湿热为病；西北地区，地势高而多山，气候寒冷而干燥，故人体腠理多致密，多致风寒为病。生活在习惯的环境中，一旦易地而居，可能会感到不适，有的会出现胃肠功能紊乱、失眠等现象，待适应环境后才会好转。

每一次异常气候现象的发生，诸如地震、台风、海啸、水涝、干旱等都会给人类带来不可预料的灾害，野蛮对待环境或肆意破坏生态环境都将遭到大自然的报复。所以，保护环境，维护人与自然的和谐，远离人工环境，适应自然，归于自然，达到"天人合一"状态是中医养生学的最高境界。

（2）人与社会环境的统一性。人是社会最基本的元素之一，正常人不能逃避社会、脱离社会而存在。人能影响社会，社会更能影响人。社会政治与经济、物质与精神生活营造人的生存环境，诸如婚姻、家庭环境，职业、教育、兴趣和爱好，特别是一个人的世界观、人生观、价值观都会对一个人的心身健康产生积极或消极的影响。世界各国各地区的社会动乱、战争、恐怖活动，使人们流离失所，饥饱无常，劳逸无度，瘟疫流行，导致人群大量非正常死亡，就是人与社会环境失去和谐统一的恶果。《素问·上古天真论》曰："恬惔虚无，真气从之，精神内守，病安从来。"

二、辨证论治

辨证论治是中医诊断和治疗疾病的主要手段之一。与其他医学相比，辨病论治、辨证论治和对症治疗三种手段中，辨证论治独具特色与优势。

症，即症状，是疾病的具体表现，包括作为患者的不适的感觉，如头痛、呕吐、腹泻，还包括医者采集的体征，如眼压高、血压高、凹陷性水肿等。一般症状可以是多种疾病所共有的，作为诊断的伴随症，起佐证材料作用，如发热、头昏；某些症状对某一疾病的诊断具有特异性，如黄疸性病变中的目黄，哮病中的哮鸣音，痢疾中的里急后重、脓血黏液便。

证，即证候。是指疾病在发展过程中，某一阶段的病理概括。其反映的是疾病的原因

（如风寒、风热、瘀血、痰饮）、疾病的部位（表、里、何脏、何腑、何经络）、疾病的性质（如寒、热）及邪正关系（虚、实）。证比症状更深刻地揭示了疾病的本质，是辨证的结果，是制定治疗方案的依据。病，即病名。是指有特定已知病因、发病形式、病机、发展规律和转归的一种完整的过程。可用症状命名的，如咳嗽、汗证；可用病机命名的，如痰饮、瘀血等。病，从范围角度与症、证来区分，需要明确的是：病的集合最大，一个病可以包涵从发病到愈后多个阶段的多个证候，如温病的卫、气、营、血四个证，且不同的病可以具有相同的证候。咳嗽病中有肺阴虚火旺证型，而肺痨病中亦有肺阴虚火旺证型。证候又往往为一组特定的症状集合。反过来可以这样考虑，症状是证的元素，证又是病的元素，这就是三者之间的关系。

辨证论治分为辨证和论治两个阶段或过程。先辨证，再根据辨证的结果进行相应的治疗，即为论治。如何辨证？就是将四诊（望、闻、问、切）所收集的病案资料，包括症状和体征、个人史、家族史等，进行分析、综合、归纳和推理，达到辨清疾病原因、疾病性质、病变部位和邪正关系，概括、判断为某个证。辨证的方法有很多，最常用的有八纲辨证、脏腑辨证、气血津液辨证等。辨证论治的原则、基本环节及方法在本书的下几节会详细论述。

针对辨证的结果进行治疗是中医治病求本的关键。治疗是否有效也能反证辨证的结论是否正确。如小儿咳嗽伴呕吐食物、痰涎，用一般宣肺化痰止咳不能见效时，按照中医脏腑辨证应为胃咳，在治疗中重视健脾消食、和胃化痰，却能快速达到止咳的效果。体现中医辨证论治的形式有两种，即"同病异治"和"异病同治"。在同一疾病发展的不同阶段，其病理证型不同，要针对不同证型来治疗，即所谓"同病异治"。如肺痈初期证型为风热在表、肺热壅盛，治疗宜疏散风热、宣肺化痰，而在成痈期的证型为痰热蕴肺、热壅血瘀，治疗则为清热解毒、化瘀消痈，还有溃脓期和恢复期，病机有异，治疗各不相同。在不同疾病中如果出现相同的证型则可以"异病同治"，如胃下垂、肛门下垂、子宫下垂、重症肌无力，都可以用补气升提的补中益气汤来治疗，因为它们的证型都是中气下陷。

总之，尽管中医也常用辨病论治、对症治疗，但最有代表性的、最精粹的还是辨证论治。客观事物世界没有绝对的，只有相对的。因人制宜、因地制宜、因时制宜是辨证论治的又一延伸和升华，具有重要的指导意义。

第二章

中医学的哲学基础

　　哲学科学是关于世界观和方法论的学问，是研究自然界、社会和思维的普遍规律，对自然知识和社会知识进行概括和总结，是一种社会意识形态，具有理性的特点。古代朴素的唯物主义和辨证法对中医学的发展起到重要指导作用，并直接促进中华医药学理论体系发展为极具特色的东方医学。中医学告诉人们如何认识世界，解释生命活动规律，同时指导人们如何去适应和改造世界，防治疾病并延年益寿。一般认为中医学认识和研究生命的方法体系，可分为三个层次：一是中医古代哲学思想，包括整体观念、精气学说、阴阳学说和五行学说；二是中医一般思维方法，主要有比较、演绎、类比、以表知里、试探和反证；三是具体方法，包括脏腑、气血津液、经络、病因、发病、病机和预防治则。本章主要介绍精气学说和阴阳五行。

第一节　精气学说

　　精气学说，是研究和探讨物质世界生成本原、相互关系及发展变化的古代哲学理论，是中医学认识事物生成变化的本原说和中介说。精气是物质世界的本原，宇宙万物皆由精气所构成，宇宙自然界是一个万物相通、天地统一的有机整体。人体是由精气所构成的。

一、精的概念

　　精，又称"精气"，与气同义，均为宇宙万物生成的原始物质，但含有"气中之精粹"的意义。如《管子·内业》说："精也者，气之精者也。"

二、气的概念

　　气，指一切无形的、不断运动的物质。气极其细微而分散，用肉眼是看不见的，故古人称为"无形"，但是由于气的活动力很强，而且不断地运动，人们可以从事物的运动变化中测知气的存在。

三、精气学说的内容

1. 精气是构成宇宙的本原　精气学说认为宇宙的产生是精气运动的结果，天、地、水、火、日、月、时间、气候等世界万事万物都由精气的变化所致。如《素问·阴阳应象大论》曰："积阳为天""积阴为地"。精气为事物的起点，也是事物的终点，始终处于如环无端的循环之中。宇宙万物之气的存在形式不过两种，一种是无形的，一种是有形的。所谓"有形"，指无形的气凝聚而稳定的状态，就形成了看得见摸得着的实体，"有生于无"（《道德经·四十章》），称为"形质"，简称"形"；所谓"无形"，即精气处于弥散而运动的状态，充塞于无垠的宇宙空间，是精气的基本存在形式，此时有形化为无形，称为"无形"，简称"气"。如煤气的液化气、气化液过程，正如古人所云"阳化气，阴成形"。

2. 精气的运动与变化　精气的运动，称为气机。气机的运动形式多种多样，归纳为四种：升、降、出、入。升，即由下向上的趋势和运动；降，即由上向下的趋势和运动；出，即由内向外的趋势和运动；入，即由外向内的趋势和运动。这些运动，从不停息，正常情况下，以其自身协调的规律，始终保持升与降、出与入的相对的、动态的平衡。通过精气的运动，必然产生各种各样的变化，这些变化，称为气化。气化的表现十分复杂：如无形之气变为有质之形，有质之形化为无形之气，无形再变为另一种无形，有形再变为另一种有形，有形之体本身不断变化，共同构成世界万物之间的"气与形""气与气""形与形""形自变"四类气化形式。

气化过程分为"化"与"变"两种不同的类型。《素问·天元纪大论》说："物生谓之化，物极谓之变。"化，是指气的缓和的运动所促成的某些改变，类似于今之"量变"；变，是指气的剧烈的运动所促成的显著变化，类似于今之"质变"。不管化还是变，皆取决于气的运动。一旦气的运动停止，则各种变化也就终止。故说气的运动是产生气化过程的前提和条件，而在气化过程中又寓有气的各种形式的运动。气的运动维持气化过程是永恒的、不间断的，它们是宇宙万物发生、发展与变化的内在机制。故万物皆气化，气化生万物。如动物之生、长、壮、老、已；植物的生、长、化、收、藏，无不如此。气化，不知何时开始，但却永不停止。

气的运动和气化的关系十分密切，即必须通过气的运动才能产生气化。如果气的升降出入运动一旦停止，气化也就停止了。所以，气机是气化的前提，没有气机，就没有气化，也就没有世界一切变化。故《素问·六微旨大论》曰："出入废则神机化灭，升降息则气立孤危。"动物和植物的气化，必须在气机运动中才能得以顺利进行。精气构成整个世界，气机促使气化，世界因此成为永恒。万事万物，都是气机气化的具体表现。

3. 精气是天地万物相互联系的中介　每一物体相对独立，物体与物体之间似乎没有联系，其实物体与物体之间充满着精气，并相互作用，互相渗透，发生感应甚至是交换。因此，精气一是充当了天、地、万物之间的中介，将宇宙万事万物联系在一起成为一个整体；二是使万物得以相互感应，万物之间通过精气形成相通状态。《灵枢·岁露》说："人与天地相参，与日月相应也。"例如万有引力，磁石与地球极性，乐器之共振与和弦，日月潮汐与女子月经等不胜枚举。

4. 天地精气化生为人　人类由天地阴阳精气交感化合而生，人类不仅有生命，还有精神活动，都依赖精气及活动。《素问·宝命全形论》说："人以天地之气生，四时之法成。""天地合气，命之曰人。""人之生，气之聚也"，气聚则生，气散则死。天地之精气是构成人体的基本物质。

四、精气学说在中医学中的应用

1. 对精气生命理论构建的影响

（1）精气是人体生命的动力。精气是对人体有益之气，是生命活动的动力。人之五脏六腑、形体官窍、血和津液等，皆为有形属静之物质，必须在气的推动下才能活动。如心主行血，肺司呼吸，脾主运化水谷精微，肾司封藏先天之精气，肝主疏泄等生理功能，都是在气的推动下进行的。

（2）精气足，则生命活动正常。正常人于出生之前，在母体中已得到了父母给予的先天之精气；出生之后，通过肺吸入自然之清气，由脾胃吸收水谷之精气。三气相合，经过气化，化生人体之精气。这种气推动着人体脏腑、经络、形体和官窍的生理功能活动。精气充足，则生理活动正常，生命力旺盛；若精气不足，则气虚，推动全身或局部的生理功能活动无力，则出现全身或局部虚弱的征象。而补气治疗后，精气充足，诸症亦随之消失。

（3）人体的运动必须协调而通畅。人体气的运动和自然界一样，具有升、降、出、入四种形式。在正常情况下，升与降、出与入保持平衡状态。如失去平衡，则为病态。如升力不足为气陷，发为内脏下垂；下降不足则气逆，发为咳、呕等；气行不畅为气滞，发为胀、痛等，调整气机不畅状态则可以促使人体恢复健康。

2. 对中医学整体观念构建的影响

中医学的整体观念，即中医学对人体自身的完整性及人与自然、社会环境相统一的认识。它认为人体自身是一个有机整体；人生活在自然、社会环境中，必然受到自然与社会环境各种变化的影响，人类在适应自然与社会环境的斗争中维持着机体的生命活动。

古代哲学的精气学说认为，精气的概念涵盖了自然、社会、人类的各个层面，精气是自然、社会、人类及其道德精神获得统一的物质基础；精气是构成宇宙万物的本原，人类为自然万物之一，与自然万物有着共同的化生之源；运行于宇宙中的精气，充塞于各个有形之物间，具有传递信息的中介作用，使万物之间产生感应。这些哲学思想渗透到中医学中，促使中医学形成了同源性思维和相互联系的观点，构建了表达人体自身完整性及人与自然、社会、环境统一性的整体观念。中医学认为，人与自然、社会环境之间时刻进行着各种物质与信息的交流。通过肺、鼻及皮肤，体内外之气进行着交换；通过感官，感受与传递着自然与社会环境中的各种信息。因而通过气的中介作用，人与自然、社会环境相统一。自然、社会环境的各种变化，对人体的生理、病理则产生一定影响。剧烈的气候变化与社会动荡，则引致病邪的产生，侵犯人体而致疾病发生。中医学的整体观念，强调从宏观上、从自然与社会的不同角度，全方位研究人体的生理病理及疾病的防治。

第二节　阴阳学说

阴阳学说，是研究自然界事物的内在规律，并用以阐释宇宙间万事万物的发生、发展、运动和变化的一种古代哲学理论，是中国古代唯物论和辩证法，是古人认识自然和解释自然的世界观和方法论。

阴阳学说认为世界是物质性的整体，世界本身是阴阳二气对立统一的结果。阴阳二气的相互作用，促成了事物的发生并推动着事物的发展和变化。如《素问·阴阳应象大论》说："阴阳者，天地之道也，万物之纲纪，变化之父母，生杀之本始，神明之府也。"

阴阳学说作为中医学哲学基础之一，其特有的思维方法，广泛用来阐释人体的生命活动、疾病的发生原因和病理变化，并指导着疾病的诊断和防治，成为中医学理论体系中的重要组成部分。

一、阴阳的概念及属性

1. 阴阳的基本概念　阴阳，是中国古代哲学的一对范畴，是对自然界相互关联的某些事物或现象对立双方属性的概括，所谓"阴阳者，一分为二也"（《类经·阴阳类》）。阴阳最初是指日光的向背而言，朝向日光则为阳，背向日光则为阴。如《说文》说："阴，暗也。水之南，山之北也。""阳，高明也。"这时的阴阳含义是原始的、朴素的，仅指日光的向背，并不具备哲学上的含义。以后随着观察面的扩展，阴阳的朴素含义逐渐得到引申。如向日光处温暖、明亮；背日光处寒冷、晦暗。于是古人就以光明、黑暗、温暖、寒冷分阴阳。如此不断引申，就几乎把自然界所有的事物和现象都划分为阴与阳两个方面。这时的阴阳不再特指日光的向背，而变为一个概括自然界具有对立属性的事物和现象双方的抽象概念。

《周易》中的易卦由阴爻（－ －）和阳爻（—）组成。"－ －"表示阴；"—"表示阳。阴爻和阳爻分别以符号的形式标示了阴阳的概念。《国语·周语》记载伯阳父用阴阳来解释公元前 780 年陕西发生的大地震，是因为大地内部阴阳两种对立的物质势力运动的不协调所造成的。

春秋战国时期，哲学理论进入了快速发展时期，作为哲学理论的阴阳学说也逐渐形成。此时的哲学家们不但认识到事物内部存在着阴阳两种对立的势力，而且认识到这两种势力是运动变化的、相互作用的。阴阳的相互作用推动着宇宙中一切事物和现象的产生和变化。医学家开始将阴阳概念应用于医学理论之中。《左传·昭公元年》（公元前 417 年）记载秦名医医和在为晋侯诊病时说："天有六气，降生五味，发为五色，徵为五声，淫生六疾。六气曰阴、阳、风、雨、晦、明也。分为四时，序为五节，过则为菑（灾）。阴淫寒疾，阳淫热疾，风淫末疾，雨淫腹疾，晦淫惑疾，明淫心疾。"《黄帝内经》运用阴阳学说来阐释医学中的诸多问题以及人与自然界的关系，使阴阳学说与医学密切结合起来，成为中医学的重要思维方法之一。

2. 阴阳的属性　阴阳学说认为，宇宙间凡属相互关联且又相互对立的事物或现象，或同一事物内部相互对立的两个方面，都可以用阴阳来概括分析其各自的属性。前者如天与地、日与月、水与火等；后者如寒与热、升与降、明与暗等。划分阴阳的标准为"水火"标准。一般来说，凡是运动的、外向的、上升的、温热的、无形的、明亮的、兴奋的都属于阳；相对静止的、内守的、下降的、寒冷的、有形的、晦暗的、抑制的都属于阴。如以天地而言，则"天为阳，地为阴"，由于天气清轻向上故属阳，地气重浊凝滞故属阴。以水火而言，则"水为阴，火为阳"，由于水性寒而润下故属阴，火性热而炎上故属阳。以物质的运动变化而言，"阳化气，阴成形"，物质从有形化为无形的过程属于阳，由无形凝聚成有形的过程属于阴。阴和阳的相对属性引入医学领域，将人体中具有中空、外向、弥散、推动、温煦、兴奋、升举等特性的事物及现象统属于阳，而将具有实体、内守、凝聚、宁静、凉润、抑制、沉降等特性的事物和现象统属于阴。如脏为阴而腑为阳，精为阴而气为阳，营气为阴而卫气为阳。

3. 阴阳的特性　阴阳的特性可概括为阴阳的相关性、阴阳的普遍性、阴阳的相对性、阴阳的绝对性。事物的阴阳属性，既有绝对性的一面，又有相对性的一面。事物的阴阳属性，是根据事物或现象不同的运动趋势、不同的功能属性、不同的空间和时间等，通过相互比较而归纳得出的。

（1）阴阳的相关性。阴阳的相关性必须强调满足两个条件才能构成阴阳。一是事物个体本身具有对立相关的两个面，才具有阴阳属性。如物体的内部与外部、上面与下面。如果将内部与上面配对则不成阴阳关系。二是必须符合相互对立、相互制约的矛盾双方的事物才能构成阴阳关系。如进与退、朋友与敌人、正与邪、天与地。而朋友与面包、美女与蛇、太阳与树木，都是风马牛不相及的事物，不能用阴阳关系来划分。这也表明阴阳学说存在一定局限，不能完全用来解释世界上所有的关系和现象。

（2）阴阳的普遍性。阴阳的普遍性大到天和地，小到人体性别、男女及体内的气血；从抽象的方位之上下、左右、内外，到具体的水火、药物的四气五味，宇宙中万物的发展与联系，无一不是阴阳的体现。

（3）阴阳的绝对性。阴阳的绝对性亦可理解为阴阳的规定性。主要表现为其属阴或属阳的不可变性，即不可反称性。如上述划分阴阳的水火标准是绝对不可改变的。水与火，水属阴、火属阳，其阴阳属性是固定不变的，不可反称的。水不论多热，对火来说，仍属阴；火不论多弱，对水来说，仍属阳。其他如天与地、日与月、上与下、升与降、动与静、寒与热、明与暗、温煦与凉润、兴奋与抑制、推动与宁静、弥散与凝聚等，其阴阳属性具有不可变性和不可反称性，故说事物的阴阳属性在某种意义上是绝对的。

（4）阴阳的相对性。若事物的总体属性发生了改变，或比较的层次或对象变了（参照物改变了），则它的阴阳属性也随之改变，故事物阴阳属性在某种意义上说又是相对的。主要表现在以下三个方面：①阴阳属性互相转化。事物的阴阳属性在一定条件下可以发生相互转化，阴可以转化为阳，阳也可以转化为阴。如属阴的寒证在一定条件下可以转化为属阳的热证；属阳的热证在一定条件下也可以转化为属阴的寒证。病变的寒热性质变了，其证候的阴阳属性也随之改变。再如人体气化过程中，精属阴、气属阳：精代谢为能量（气），为阴转化为阳；消耗能量而获得营养物质（精）的产生，为阳转化为阴。②阴阳之中复有阴阳。阴阳具有无限可分性。属性相反的两种事物或一事物内部相互对立的两个方面可以划分阴阳，而其中的任何一方又可以再分阴阳，即所谓阴中有阳，阳中有阴。例如，昼为阳，夜为阴。而白天的上午与下午相对而言，则上午为阳中之阳，下午为阳中之阴；夜晚的前半夜与后半夜相对而言，则前半夜为阴中之阴，后半夜为阴中之阳。由此可见，自然界中相互关联又相互对立的事物可以概括为阴阳两类，一事物内部又可分为阴和阳两个方面，而每一事物内部的阴或阳的任何一方，还可以再分阴阳。事物这种既相互对立而又相互联系的现象，在自然界是无穷无尽的。故《素问·阴阳离合论》说："阴阳者，数之可十，推之可百，数之可千，推之可万，万之大，不可胜数，然其要一也。"③比较对象不同事物的阴阳属性往往是通过比较而划分的。若比较的对象发生了改变，那么事物的阴阳属性也可以发生改变。如一年四季中的春天，与冬天比较，其气候温而属阳；若与夏天比较，则其气候凉而属阴。

事物的阴阳属性，既有以阴阳两分法标示的，也有以阴阳三分法标示的。上述的昼夜时段分属于阳中之阴、阳中之阳、阴中之阴、阴中之阳，即属阴阳的两分法。《周易·系辞上》所谓"易有太极，是生两仪，两仪生四象，四象生八卦"，也是以阴阳两分法说明八卦的生成及其阴阳属性。以阴阳三分法表示事物的阴阳属性，是将一阴分为三阴——太阴、少阴、厥阴，一阳分为三阳——阳明、太阳、少阳，主要用以阐释自然界气候变化的规律、经脉及脏腑的阴阳属性和伤寒病的六经辨证体系。

4. 阴阳的结构　中医理论认为，人体生命存在的前提是阴阳能够相互交感、相互结合。根据"阳向外、向上，阴向内、向下"的运动属性，人体正常生命活动的前提是阴阳的结构关系应始终处于阳在内而阴在外的结构状态，即"内阳外阴"。这样按照阴阳的运动属性，阳从内趋外，阴从外趋内，二者才能够交感与结合，生命活动才能够产生与维系。正如《素问·生气通天论》曰："阴平阳秘，精神乃治。"

"内阳外阴"是阴阳关系的"体"，是指阴阳的相对结构；而一般认识的"内阴外阳"是阴阳关系的"用"，是指阴阳的运动走向，如《素问·阴阳应象大论》说："阴在内，阳之守也；阳在外，阴之使也。"只有体用合一，从"体"去理解"用"，才能真正理解阴阳运动的真实关系，所谓明体达用。

二、阴阳学说的基本内容

阴阳学说的基本内容，可以从阴阳对立制约、阴阳互根互用、阴阳交感与互藏、阴阳消长、阴阳转化和阴阳自和与平衡等几个方面加以说明。

1. 阴阳对立制约　阴阳对立制约，指阴阳双方具有相互制约、控制和相互排斥、对抗的特性。阴阳学说认为，自然界一切事物或现象都存在着相互对立的阴阳两个方面，如上与下、左与右、天与地、动与静、出与入、升与降、昼与夜、明与暗、寒与热、水与火等。阴阳双方既是对立的，好似矛盾双方，互不相容；同时由于对立互制的结局使事物和现象得到统一。如天与地构成自然，白天黑夜构成一日，一呼一吸维持生命，新陈代谢维持能量守恒。

阴阳的相互对立，主要表现为它们之间的相互斗争、相互制约。正是由于阴与阳之间的这种相互对立制约才维持了阴阳之间的动态平衡，因而促进了事物的发生、发展和变化。如春、夏、秋、冬四季有温、热、凉、寒的气候变化，春夏之所以温热，是因为春夏阳气上升抑制了秋冬的寒凉之气；秋冬之所以寒冷，是因为秋冬阴气下降抑制了春夏的温热之气的缘故。这是自然界阴阳相互制约、相互消长的结果。人体处于正常生理状态下，相互对立着的阴阳两方面，也不是平平静静各不相干地共处于一个统一体中，而是处在相互制约、相互排斥、相互消长的动态之中的。人体阴阳之间的动态平衡，是阴阳双方相互对立、相互制约的结果。如人体中的阳气能推动和促进机体的生命活动，加快新陈代谢，而人体中的阴气能调控和抑制机体的代谢和各种生命活动，阴阳双方相互制约而达到协调平衡，则人体生命活动健康有序。即《素问·生气通天论》所谓"阴平阳秘，精神乃治"。

如果阴阳之间的对立制约关系失调，动态平衡遭到了破坏，则标志着疾病的产生。阴阳双方中的一方过于亢盛，则过度制约另一方而致其不足，即《素问·阴阳应象大论》所谓"阴胜则阳病，阳胜则阴病"，可称为"制约太过"。阴阳双方中的一方过于虚弱，无力抑制另一方而致其相对偏盛，即通常所说的"阳虚则阴盛""阴虚则阳亢"，或"阳虚则寒""阴虚则热",可称为"制约不及"。

2. 阴阳互根互用　阴阳互根,即阴和阳任何一方都不能脱离另一方而单独存在,每一方都以相对的另一方的存在作为自己存在的前提和条件。阴阳学说认为一切事物或现象中相互对立着的阴阳两个方面,具有相互依存、互为根本的关系。如没有上也就无所谓下,没有下也就无所谓上。没有热也就无所谓寒,没有寒也就无所谓热等。所以说阳依存于阴,阴依存于阳。阴阳的这种相互依存关系,称之为"互根"。

阴阳互用,是指阴阳双方具有相互资生、促进和助长的关系。王冰注《素问·生气通天论》说:"阳气根于阴,阴气根于阳,无阴则阳无以生,无阳则阴无以化。"

阴阳学说运用阴阳互根互用关系,广泛地用来阐释自然界的气候变化和人体的生命活动。如春夏阳气生而渐旺,阴气也随之增长,天气虽热而雨水增多;秋冬阳气衰而渐少,阴气随之潜藏,天气虽寒而降水较少。如此维持自然界气候的相对稳定,即《素问·阴阳应象大论》所谓"阳生阴长,阳杀阴藏"。就构成人体和维持人体生命活动基本物质的精与气而言,精有形而属阴,气无形而属阳。精能化气,精是气的化生本原;气能生精,气的运动促使精的产生;气还能摄精,使精藏于脏腑之中而不妄泄。精与气之间存在着相互资生和相互促进的关系。又如兴奋与抑制,没有兴奋就没有抑制,没有抑制也就没有兴奋。人与自然界相统一,白天兴奋功能占主导地位,但须以夜晚充足的睡眠为前提;夜晚人体阳气衰少而阴气渐盛,抑制功能占主导地位,但须以白天的充分兴奋为条件。列宁说"不懂得休息,就不懂得工作",谚语说"失败是成功之母"。阳依赖于阴而存在,阴也依赖于阳而存在。如果阴和阳之间的互根关系遭到破坏,轻者出现"阳损及阴"或"阴损及阳"的病理变化,重者就会导致"孤阴不生,独阳不长",甚则"阴阳离决,精气乃绝"(《素问·生气通天论》)而死亡。

3. 阴阳消长　阴阳消长,即阴阳双方不是一成不变的,而是处于不断的增长和消减变化之中,双方在彼此消长的运动过程中保持着动态平衡。其表现形式有阴长阳消、阳长阴消、皆消皆长、此长彼亦长和此消彼亦消。

（1）阴阳互为消长。在阴阳双方彼此对立制约的过程中,阴与阳之间可出现某一方增长而另一方消减,或某一方消减而另一方增长的互为消长的变化。前者称为阳长阴消或阴长阳消,后者称为阳消阴长或阴消阳长。如以四时气候变化而言,从冬至春及夏,气候从寒冷逐渐转暖变热,这是"阳长阴消"的过程;由夏至秋及冬,气候由炎热逐渐转凉变寒,这是"阴长阳消"的过程。四时气候的变迁、寒暑的更易,反映了阴阳消长的过程,但从一年的总体来说,阴阳还是处于相对的动态平衡状态的。以人体的生理活动而言,白天阳气盛,故机体的生理功能以兴奋为主;夜晚阴气盛,故机体的生理功能以抑制为主。子夜一阳生,日中阳气隆,机体的生理功能由抑制逐渐转向兴奋,这是"阳长阴消"的过程;日中至黄昏,阴气渐生,阳气渐衰,机体的生理功能也由兴奋逐渐转向抑制,这是

"阴长阳消"的过程。由此可以看出，阴与阳之间的互为消长是不断进行着的，是绝对的；而阴与阳之间的平衡则是相对的，是动态的平衡。

（2）阴阳皆消皆长。在阴阳双方互根互用的过程中，阴与阳之间又会出现某一方增长而另一方亦增长，或某一方消减而另一方亦消减的皆消皆长的消长变化。前者称为阴随阳长或阳随阴长，后者称为阴随阳消或阳随阴消。如上述的四季气候变化中，随着春夏气温的逐渐升高而降雨量逐渐增多，随着秋冬气候的转凉而降雨量逐渐减少，即是阴阳皆长与皆消的消长变化。人体生理活动中，饥饿时出现的气力不足，即是由于阴（精）不足不能化生阳（气）而导致阳的不足，属阳随阴消的阴阳皆消的消长变化；而补充营养物质（阴），产生能量，增加了气力，则属阳随阴长的阴阳皆长的消长变化。

阴阳消长只是阴阳变化的过程和形式，而导致这种过程和形式出现的根本原因则是阴阳的对立制约与互根互用。世界上的事物十分复杂，变化万千，性质各异，因而各类事物中的阴阳关系亦各有侧重。某些事物中的阴阳关系以互根互用为主，如精与气、气与血等；另一些事物中的阴阳关系却以对立制约为主，如寒与热、水与火等。诚如明代张介宾《景岳全书·补略》所说："以精气分阴阳，则阴阳不可离；以寒热分阴阳，则阴阳不可混。"正因为如此，一旦出现阴阳消长变化失常，前者多表现为此消彼亦消、此长彼亦长，而后者多表现为此消彼长、此长彼消。

阴阳双方在一定限度内的消长变化，反映了事物之间对立制约和互根互用关系的协调平衡，在自然界可表现为气候的正常变化，在人体则表现为生命过程的协调有序。若阴阳的消长变化超越了正常的限度，在自然界表现为异常的气候变化，在人体则表现为疾病的发生。前述的"阳胜则阴病""阴盛则阳病"及"阳虚阴盛""阴虚阳亢"，皆属阴阳对立制约关系失常而出现的超过正常限度的此长彼消或此消彼长，而"精气两虚""气血两虚"，则属阴阳互根互用关系失常而出现的异常的阴阳皆消。

4. 阴阳转化　指在一定条件下阴阳双方可以向其各自相反的方向转化，即阳可以转化为阴，阴可以转化为阳。例如一年四季气候的变化，属阳的夏天可以转化为属阴的冬天，属阴的冬天又可以转化成属阳的夏天。人体的病证，属阳的热证可以转化为属阴的寒证，属阴的寒证又可以转化为属阳的热证。

阴阳相互转化，一般都产生于事物发展变化的"物极"阶段，即所谓"物极必反"。如果说阴阳消长是一个量变的过程，那么阴阳转化则是在量变基础上的质变。

《内经》以"重阴必阳，重阳必阴""寒极生热，热极生寒"（《素问·阴阳应象大论》）和"物生谓之化，物极谓之变"（《素问·天元纪大论》）来阐释阴阳转化的机理。生、化、极、变，是事物发生发展的规律。事物的发生发展规律总是由小到大，由盛而衰，即是说事物发展到极点就要向它的反面转化。《素问·天元纪大论》所说的"物生谓之化"，是指事物由小到大的发展阶段；"物极谓之变"，是指事物发展到极点，由盛到衰，向它反面

15

转化的阶段。由此可见，任何事物在发展过程中都存在着"物极必反"的规律。"重阴必阳，重阳必阴"的"重"，"寒极生热，热极生寒"的"极"，以及"寒甚则热，热甚则寒"（《灵枢·论疾诊尺》）的"甚"，即阴阳消长变化发展到"极"的程度，是事物的阴阳总体属性发生转化的内在因素和必备条件。当旧的阴阳平衡被彻底打破，新的一轮阴阳的动态平衡重新建立，推动事物不断变化和发展。

阴阳的相互转化，既可以表现为渐变形式，又可以表现为突变形式。如一年四季之中的寒暑交替、一天之中的昼夜转化等，即属于"渐变"的形式；夏季酷热天气的骤冷和下冰雹，急性热病中由高热突然出现体温下降、四肢厥冷等，即属于"突变"的形式。

在疾病的发展过程中，阴阳的转化常常表现为在一定条件下表证与里证、寒证与热证、虚证与实证的相互转化。如邪热壅肺的患者，表现为高热、面红、咳喘、气粗、烦渴、脉数有力等，属于阳实热证。邪热极盛，耗伤正气，可致正不敌邪，而突然出现面色苍白、四肢厥冷、精神萎靡、脉微欲绝等一派虚寒表现的阴证。再如寒饮中阻的患者，本为阴证，但寒饮停留日久，郁滞不行，可以化热，转为阳证。上述两个病例中，前者的热毒极重，后者的寒饮停久，即是促成阴阳相互转化的内在必备条件。

综上所述，阴阳的对立制约、互根互用、消长转化和相互转化，是从不同角度来说明阴阳之间的相互关系及其运动规律的，表达了阴阳之间的对立统一关系。阴阳之间的这些关系及其运动规律并不是孤立的，而是彼此互相联系的。阴阳的对立、互根是阴阳最普遍的规律，从静态角度说明了事物之间既相反又相成的关系。事物之间的阴阳两个方面通过对立制约而取得了平衡协调，通过互根互用而互相促进，不可分离。阴阳的消长和转化是从动态的角度来阐述阴阳运动的形式。阴阳消长是在阴阳对立制约、互根互用基础上表现出的量变过程，阴阳转化则是在量变基础上的质变，是阴阳消长的结果。阴阳之间通过对立制约、互根互用及其消长转化来维系平衡，而当这一动态协调平衡遭到了破坏，导致阴阳失调，在自然界就会出现反常现象，在人体就会进入疾病状态。当阴阳严重失调，甚至出现阴阳离绝时可导致死亡。

三、阴阳学说在中医学中的应用

在中医学理论体系中，阴阳学说被用来阐释人体的组织结构、生理功能及病理变化，并用于指导疾病的诊断和治疗。

1. 说明人体的组织结构 人体是一个有机整体，人体内部充满着阴阳对立统一的关系，这种关系总体上是一种阳在内、阴在外的结构状态。中医学根据阴阳学说来"解剖"人体结构，执简驭繁，简单实用。从人体部位来说，上部为阳，下部为阴；体表为阳，体内为阴；背属阳，腹属阴；四肢外侧为阳，四肢内侧为阴。以脏腑来分，五脏（心、肝、脾、肺、肾）属阴，因其功能以静为主；六腑（胆、胃、小肠、大肠、膀胱、三焦）属阳，因其功能以动为主。五脏之中又可根据其位置分为阳脏（心、肺）和阴脏（肝、脾、肾），每一脏腑之中又可将其功能归为阳，而其物质归为阴。此外，经络亦可分为阳经、阴经等。

2. 概括人体的生理功能 中医学认为人体的正常生命活动是阴阳两个方面保持着对立统一的协调关系的结果。所谓健康就是阳在内、阴在外的相互交感的动态平衡状态。人体的物质基础属阴，而生理功能活动属阳，二者互相依存。生理活动以物质为基础，而生理活动的结果又不断促进物质的新陈代谢。如果人体的阴阳不能相互依存、相互为用，人的生命就会中止。

3. 阐释人的病理变化 阴阳学说还被中医学用来说明人体的病理变化，认为疾病的发生是人体阴阳在由"体"到"用"的升降出入过程中，超过了正常范围，脱离本位，导致阴阳交感异常，机体处于不同程度的超过常态的"外阳"或"内阴"的异常状态。

阴阳失调的表现形式很多，可归纳为阴或阳的偏盛偏衰，以及对另一方的累及等，这些可统称为"阴阳不和"。许多情况下，疾病发生、发展的过程，就是正邪抗争，各有胜负的过程。这一过程可以用阴阳偏盛、阴阳偏衰、阴阳互损、阴阳转化作概括性解释。

阴阳偏盛包括阴偏盛和阳偏盛，是指在邪气作用下（或本身机能病理性亢奋）所致的阴或阳的任何一方高于正常水平的病变，《素问·阴阳应象大论》说："阴胜则阳病，阳胜则阴病；阳胜则热，阴胜则寒。"

阴阳偏衰包括阴偏衰（阴虚）和阳偏衰（阳虚），指阴或阳低于正常水平的病理变化。《素问·调经论》指出："阳虚则外寒，阴虚则内热。"由于阳虚，不能制约阴寒，可出现虚寒征象，即阳消阴长，"阳虚则寒"；阴虚，无力制约阳，可出现虚热征象，即阴消阳长，"阴虚则热"。

阴阳互损指体内的正气，特别是阴液与阳气之间的病理关系，包括阴损及阳和阳损及阴。阴阳互损体现了阴阳互根互用的关系。阴阳互损的最终表现为"阴阳俱损""阴阳两虚"。

阴阳转化指阴阳失调所表现出的病理现象，在一定条件下可以相互转化，《素问·阴阳应象大论》中的"重寒则热，重热则寒""重阴必阳，重阳必阴"就是说明这类病理情况。

4. 指导疾病的诊断和治疗 由于中医认为疾病发生发展的原因是阴阳失调，所以对于任何疾病，无论其病情如何复杂多变，都可以用阴阳学说加以诊断。中医诊断疾病首先要分清阴阳，既可以用阴阳来概括证型，又可以用阴阳来分析四诊。如望诊色泽鲜明者属阳，晦暗者属阴；闻诊声音洪亮者属阳，语声低微者属阴；脉象浮、数、洪大者属阳，沉、迟、细小者属阴等。从证型来看，病位在表属阳，实证属阳，热证属阳；而病位在里属阴，虚证属阴，寒证属阴等。

在决定治疗原则和临床用药时，中医学也是以阴阳学说作为指导的。如对于阳邪过盛所致的实热证，以热者寒之的原则用寒凉药物清热；对于阴盛所致的寒实证，则应以寒者热之的原则用温热药来祛寒。而对于阴虚所致的虚热证，要以滋阴药以补虚；对于阳虚引起的虚寒证，则要以温阳药以补阳。在阴阳两虚的情况下，就必须阴阳两补，如气血双补。六味地黄丸之山茱萸之"阳中求阴"就是根据阴阳互根互用原理制定的。

阴阳学说还可用来概括中药的性味，并用以指导临床使用。一般来说，寒、凉药属阴，温、热药属阳；味酸、苦、咸者属阴，味辛、甘、淡者属阳；具有收敛、沉降作用者属阴，而具发散、升浮作用者属阳。在临床用药时，应当根据疾病的阴阳性质决定治疗原则，再根据药物的阴阳属性来决定用药。

第三节　五行学说

"五"指木、火、土、金、水五种物质；"行"指运动变化，生生不息之意。"五行"又称"五材"，中国古代人民在长期的生活和生产实践中认识到木、火、土、金、水是构成世界必不可少的最基本物质，认为宇宙万物都是五类属性物质发生、发展、运动、变化的结果，五行之间存在着既相互资生又相互制约的因果关系，在不断的相生相克运动中维持着动态平衡，这就是五行学说的基本含义。

中医学把五行学说应用于医学领域，以五行学说来阐释人体局部与局部、局部与整体、体表与内脏的有机联系以及人体与外在环境的统一。五行学说作为一种思维方法贯穿于中医学理论体系的各个方面，用以说明人体的生理病理，并指导疾病的诊断和治疗，成为中医学理论体系的重要组成部分。

一、五行学说的基本内容

1. **五行特性**　古人对木、火、土、金、水五种物质进行悉心观察，在发现各自特性的基础上，引申为更广泛、更抽象的含义，这实际上已超越了五种具体物质本身，而是五类事物的象征。一般认为，《尚书·洪范》所说的"水曰润下，火曰炎上，木曰曲直，金曰从革，土爱稼穑"是对五行特性的经典性概括。

"木曰曲直"："曲"，屈也；"直"，伸也。曲直，是指树木的枝条具有生长、柔和，能屈又能伸的特性，引申为凡具有生长、升发、条达、舒畅等性质或作用的事物和现象，归属于木。

"火曰炎上"："炎"，是焚烧、炎热、光明之义；"上"，是上升。炎上，是指火具有炎热、上升、光明的特性。引申为凡具有温热、上升、光明等性质或作用的事物和现象，归属于火。

"土爱稼穑"："爱"，通"曰"；"稼"，即种植谷物；"穑"，即收获谷物。稼穑，泛指人类种植和收获谷物的农事活动。引申为凡具有养育、生化、承载、受纳性质或作用的事物和现象，归属于土。故有"土载四行""万物土中生""万物土中灭"和"土为万物之母"说。

"金曰从革"："从"，顺也；"革"，即变革。是指金有刚柔相济之性：金之质地虽刚硬，可做兵器以杀戮，但有随人意而更改的柔和之性。引申为凡具有沉降、肃杀、收敛等性质或作用的事物和现象，归属于金。

"水曰润下"："润"，即滋润、濡润；"下"即向下、下行。润下，是指水具有滋润、下行的特性。引申为凡具有滋润、下行、寒凉、闭藏等性质或作用的事物和现象，归属于水。从上述五行的特性可以看出，五行学说中的木、火、土、金、水，已经不是这五种具体物质本身，而是五种物质不同属性的概括。

2. 五行属性　五行学说依据五行各自的特性，对自然界的各种事物和现象进行归类，从而构建了五行系统。事物和现象五行归类的方法，主要有取象比类法和推演络绎法两种。

（1）取象比类法。"取象"是从事物的形象（形态、作用、性质）中找出能反映本质的特有征象；"比类"，即是以五行各自的抽象属性为基准，与某种事物所特有的征象相比较，以确定其五行归属。事物或现象的某一特征与木的特性相类似，则将其归属于木；与水的特性相类似，则将其归属于水；其他以此类推。例如，以方位配五行：日出东方，与木升发特性相似，故东方归属于木；南方炎热，与火特性相类似，故南方归属于火；日落于西方，与金之沉降相类似，故西方归属于金；北方寒冷，与水之特性相类似，故北方归属于水；中原地带土地肥沃，万物繁茂，与土之特性相类似，故中央归属于土。

（2）推演络绎法。即根据已知的某些事物的五行归属，推演归纳其他相关的事物，从而确定这些事物的五行归属。例如，已知肝属木（大前提），由于肝合胆、主筋、其华在爪、开窍于目（小前提），因此，可推演络绎胆、筋、爪、目皆属于木；同理，心属火，则小肠、脉、面、舌与心相关，故亦属于火；脾属土，胃、肌肉、唇、口与脾相关，故亦属于土；肺属金，大肠、皮肤、毛发、鼻与肺相关，故亦属于金；肾属水，膀胱、骨、发、耳、二阴与肾相关，故亦属于水。

3. 五行相生与相克　五行之间并不是静止的、孤立的关系，而是存在着生、克、乘、侮的相互联系、相互制约和协调的平衡关系。五行的相生相克关系可以解释事物之间的正常现象，而五行的相乘相侮则可以用来表示事物之间平衡被打破后的异常现象。

（1）相生是指木、火、土、金、水之间存在着有序的递相资生、助长和促进的关系。

五行相生次序是：木生火，火生土，土生金，金生水，水生木。在五行相生关系中，任何一行都具有"生我"和"我生"两方面的关系，有如母子关系。"生我"者为母，"我生"者为子。以火为例，"生我"者为木，木为火之"母"；由于火生土，故"我生"者为土，土为火之"子"。木与火是母子关系，火与土也是母子关系。

（2）相克是指木、火、土、金、水之间存在互相制约、抑制、克伐的关系。

五行相克次序是：木克土、土克水、水克火、火克金、金克木。在五行相克关系中，任何一行都具有"克我"和"我克"两方面的关系。又称为"所胜""所不胜"关系，其中"克我"者为"所不胜"，"我克"者为"所胜"。以木为例，由于木克土，故"我克"者为土，土为木之"所胜"；由于金克木，故"克我"者为金，金为木之"所不胜"。

相生相克是密不可分的，没有生，事物就无法发生和生长；而没有克，事物无所约束，就无法维持正常的协调关系。只有保持相生相克的动态平衡，才能使事物正常地发生与发展。如果五行相生相克太过或不及，就会破坏正常的生克关系，而出现相乘或相侮的情况。

4. 五行制化与胜复

（1）五行制化是指五行之间既相互资生，又相互制约，维持平衡协调，推动事物间稳定有序的变化与发展。

五行制化，首见于《素问·六微旨大论》"亢则害，承乃制，制则生化"之说，是五行中存在相生与相克相结合的自我调节、自我平衡功能。五行的相生和相克是不可分割的，没有生，就没有事物的发生和成长；没有克，就不能维持事物间的正常协调关系。因此，必须生中有克，克中有生，相反相成，才能维持事物间的平衡协调，促进稳定有序的变化与发展。

五行制化的规律是：五行中一行亢盛时，必然随之有制约，以防止亢甚为害。即在相生中有克制，在克制中求发展。具体地说，即木生火，火生土，而木又克土；火生土，土生金，而火又克金；土生金，金生水，而土又克水；金生水，水生木，而金又克木；水生木，木生火，而水又克火。如此循环往复。

（2）五行胜复是指五行中存在一行亢盛（即胜气），引起其所不胜（即复气）的报复性制约，从而使五行之间复归于协调和稳定。

五行胜复是五行之间按相克规律的自我调节功能。胜气的出现，有两种情况：一是由于五行中一行的太过，即绝对亢盛；二是由于五行中一行的不足而致其所不胜的相对偏盛。复气则是因为胜气的出现而产生，即先出现胜气，而后有复气产生，以对胜气进行"报复"，使胜气复平。这个过程关系到克我者、我、我克者三行。胜气，相当于我；复气即胜气的所不胜，相当于克我者。若胜气为木，则复气为金；胜气为火，则复气为水；胜气为土，则复气为木；胜气为金，则复气为火；胜气为水，则复气为土。

五行胜复的规律是："有胜则复"。五行中一行亢盛（包括绝对亢盛或相对亢盛），则按相克次序克制，引起其所不胜（即复气）旺盛，以制约该行的亢盛，使之复归于常。如以木行亢盛为例：木旺克土引起土衰，土衰则制水不及而致水盛，水盛克火而使火衰，火衰则制金不及而致金旺，金旺则克木，使木行亢盛得以平复。此处木行偏亢为胜气，而金行（克我者）旺盛为复气，金行旺盛是对木行亢盛的报复。其他四行的胜复依此类推。

五行胜复，又称"子复母仇"。因五行中的复气，又恰为其所胜之子。复气之母受胜气所害，复气制约胜气，为母复仇，故称"子复母仇"。如木克土，金之母"土"为木所害，而金能克木，使木行亢盛得以平复，则为子复母仇。当五行系统在局部出现不平衡的情况下，通过胜复调节机制自行调节以维持其整体的协调平衡。

5. 五行相乘与相侮

（1）相乘是指五行中一行对其所胜的制约或克制过度。好比恃强凌弱，趁火打劫，又称"倍克"。

五行相乘的次序：木乘土，土乘水，水乘火，火乘金，金乘木，与相克相同。五行相乘属于五行关系失去正常的现象。其原因有"太过"和"不及"两种。

太过导致的相乘指某一行过于亢盛，对其所胜行过分的克制，引起其所胜行的虚弱，五行之间的协调关系失常。如以木克土为例：正常情况下，木能克土，土为木之所胜。若木气过于亢盛，对土克制太过，可致土伤，称为"木旺乘土"。

不及所致的相乘是指某一行过于虚弱，难以抵御其所不胜的正常克制，使损其本身更显虚弱。仍以木克土为例，正常情况下，木能制约土，若土气不足，土难以承受木的克制，因而造成木乘虚侵袭，使土更加虚弱，称为"土虚木乘"。相乘与相克虽然在次序上相同，但本质上是有区别的。相克是正常情况下五行之间的制约关系，相乘则是五行之间的异常制约现象。在人体，相克表示生理现象，相乘表示病理变化。

（2）五行相侮是指五行中一行对其所不胜的反向制约和克制，又称"反克"。

五行相侮的次序：木侮金，金侮火，火侮水，水侮土，土侮木。导致五行相侮的原因，亦有"太过"和"不及"两种情况。

太过所致的相侮是指五行中的某一行过于强盛，使原来克制它的一行不仅不能克制它反而受到它的反向克制。例如木气过于亢盛，其所不胜行金不仅不能克木，反而受到木的欺侮，出现"木反侮金"的逆向克制现象，这种现象称为"木亢侮金"。

不及所致的相侮是指五行中某一行过于虚弱，不仅不能制约其所胜的一行，反而受到其所胜行的"反克"。如正常情况下，金克木，木克土，但当木过度虚弱时，则不仅金来乘木，而且土也会因木的衰弱而"反克"之。这种现象，称为"木虚土侮"。

五行的相乘和相侮，都是不正常的相克现象。相乘与相侮的主要区别是：前者是按五行的相克次序发生过度的克制，后者是与五行相克次序发生相反方向的克制现象。两者之间联系是：在发生相乘时，也可同时发生相侮；发生相侮时，也可同时发生相乘。例如，木过强时，木既可以乘土，又可以侮金；金虚时，既可受到木侮，又可受到火乘。因而相乘与相侮之间存在着密切的联系。《素问·五运行大论》曰："气有余，则制己所胜而侮所不胜；其不及，则己所不胜，侮而乘之，己所胜，轻而侮之。"

6. 五行的母子相及

（1）母病及子是指五行中的一行异常，可累及其子行，导致母子两行皆异常。

母病及子的一般规律是：母行虚，引起子行亦虚，终致母子两行皆虚。例如，水生木，水为母，木为子。若水不足，不能生木，导致木亦虚弱，终致水竭木枯，母子俱衰。

（2）子病及母是指五行中的一行异常，可累及其母行，终致子母两行皆异常。

子病及母的一般规律有两种：一是子行亢盛，引起母行亦亢盛，结果是子母两行皆亢盛，一般称为"子病犯母"。如火旺导致木亢，终至木火皆亢。二是子行虚弱，上累母行，引起母行亦虚弱，终致子母俱虚弱，一般称为"子盗母气"。

二、五行学说在中医学中的应用

五行学说在中医学领域中的应用，被广泛用于认识和解决生命健康和疾病问题。包括以下三个方面。

1. 说明五脏生理功能及其相互关系

（1）说明五脏的生理特点。五行学说将人体五脏分别归属于五行，并以五行的特性来说明五脏的生理功能。①肝木，木有生长、升发、舒畅、条达的特性，肝喜条达而恶抑郁，有疏通气血、调畅情志的功能，故以肝属木。②心火，火有温热、向上、光明的特性，心主血脉以维持体温恒定，心主神明以为脏腑之主，故以心属火。③脾土，土性敦厚，有生化万物的特性，脾主运化水谷、化生精微以营养脏腑形体，为气血生化之源，故以脾属土。④肺金，金性清肃、收敛，肺具有清肃之性，以清肃下降为顺，故以肺属金。⑤肾水，水具有滋润、下行、闭藏的特性，肾有藏精、主水功能，故以肾属水。

（2）构建天人一体的五脏系统。五行学说除以五行特性类比五脏的生理特点外，还以五脏为中心，推演络绎整个人体的各种组织结构与功能，将人体的形体、官窍、精神、情志等分归于五脏，构建以五脏为中心的生理病理系统。并将自然界的五方、五气、五色、五味等与人体的五脏联系起来，建立了以五脏为中心的天人一体的五脏系统，将人体内外环境联结成一个密切联系的整体。如"东方生风，风生木，木生酸，酸生肝，肝生筋……肝主目"这样把自然界的东方、春季、青色、风气、酸味等，通过五行的木与人体的肝、筋、目联系起来，构筑了联系人体内外的肝木系统，体现了天人相应的整体观念。

（3）说明五脏之间的生理联系。五脏的功能活动不是孤立的，而是互相联系的。①五行相生阐述五脏间的资生关系，肝生心即木生火，如肝藏血以济心，肝之疏泄以助心行血；心生脾即火生土，如心阳温煦脾土，助脾运化；脾生肺即土生金，如脾气运化，化气以充肺；肺生肾即金生水，如肺之精津下行以滋肾精，肺气肃降以助肾纳气；肾生肝即水生木，如肾藏精以滋养肝血，肾阴资助肝阴以防肝阳上亢。②五行相克阐述五脏间的制约关系，肾制约心即水克火，如肾水上济于心，可以防止心火之亢烈；心制约肺即火克金，如心火之阳热，可以抑制肺气清肃太过；肺制约肝即金克木，如肺气清肃，可以抑制肝阳的上亢；肝制约脾即木克土，如肝气条达，可疏泄脾气之壅滞；脾制约肾即土克水，如脾气之运化水液，可防肾水泛滥。③五行制化阐述五脏间的协调平衡，依据五行学说，五脏中的每一脏都具有生我、我生和克我、我克的生理联系。五脏之间的生克制化，说明每一脏在功能上因有他脏的资助而不至于虚损，又因有他脏的制约和克制，而不致于过亢；本脏之气太盛，则有他脏之气制约；本脏之气虚损，则又可由他脏之气补之。如脾（土）之气，其虚，则有心（火）生之，其亢，则有肝（木）克之；肺（金）气不足，脾（土）可生之；肾（水）气过亢，脾（土）可克之。

2. 说明五脏病变的传变规律

（1）相生关系的传变。包括"母病及子"和"子病及母"两个方面。

母病及子，即母脏之病传及子脏。如肾属水，肝属木，水能生木，故肾为母脏，肝为子脏。肾病及肝，即属母病及子。如因肾精不足不能资助肝血而致的肝肾精血亏虚证，肾阴不足不能涵养肝木而致的肝阳上亢证，肾阳不足不能资助肝阳而致的少腹冷痛证，皆属母病及子的传变。

子病及母，是指疾病的传变，从子脏传及母脏。如肝属木，心属火，木能生火，故肝为母脏，心为子脏。心病及肝，即是子病及母。临床常见的因心血不足累及肝血亏虚而致的心肝血虚证，因心火旺盛引动肝火而形成心肝火旺证，皆属子病及母。子病及母，既有子脏虚引起母脏也虚的虚证，又有子脏盛导致母脏也盛的实证。另外，还有子脏盛导致母脏虚的虚实夹杂病变，即所谓"子盗母气"，如肝火亢盛，下劫肾阴，以致肾阴亏虚的病变即是。

（2）相克关系的传变。包括"相乘"和"相侮"两个方面。

相乘，是相克太过致病。如以肝木和脾土之间的相克关系而言，相乘传变就有"木旺乘土"（即肝气乘脾）和"土虚木乘"（即脾虚肝乘）两种情况。由于肝气郁结或肝气上逆，影响脾胃的运化功能而出现胸胁苦满、脘腹胀痛、泛酸、泄泻等表现时，称为"木旺乘土"。反之，先有脾胃虚弱，不能耐受肝气的克伐，而出现头晕乏力、纳呆嗳气、胸胁胀满、腹痛泄泻等表现时，称为"土虚木乘"。

相侮，是反向克制致病。如肺金本能克制肝木，由于暴怒而致肝火亢盛，肺金不仅无力制约肝木，反遭肝火之反向克制，而出现急躁易怒、面红目赤，甚则咳逆上气、咯血等肝木反侮肺金的症状，称为"木火刑金"。不及相侮，是指由于某脏虚损，导致其所胜之脏出现反克的病理现象。如脾土虚衰不能制约肾水，出现全身水肿，称为"土虚水侮"。

此外，运用五行学说还可以阐释五脏发病与季节的关系。五脏外应五时，春天多发肝病，夏天多发心病，长夏多发脾病，秋天多发肺病，冬天多发肾病。

3. 指导疾病的诊断 根据整体观念，当人体内脏有病变时，必定在体表会出现相应的反应，出现色泽、声音、形态、脉象等诸方面的各种变化，即所谓"有诸内者，必形诸外"（《孟子·告子下》）。五行学说将人体五脏与自然界的五色、五音、五味等一一对应，构成了"天人一体"的五脏系统，通过观察分析望、闻、问、切四诊所搜集的外在表现，依据五行属性及生克乘侮规律，可确定五脏病变的部位，推断病情进展和判断疾病的预后。

（1）指导五脏病变定位。根据五行属性归类和生克乘侮规律确定五脏病变的部位，参照色、味、脉来诊断本脏之病和五脏相兼病变。如面见青色，喜食酸味，脉见弦象，可以诊断为肝病；面见赤色，口味苦，脉象洪，是心火亢盛之病。

（2）判断疾病的传变趋势。根据五行生克理论，从脉象与面色的五行属性，判断疾病的传变趋势。若脾虚患者，如面见青色，为木来乘土，是肝气犯脾；心脏病人，如面见黑色，为水来乘火，多见于肾水上凌于心。

（3）推测疾病的预后转归。根据五色之间的生克关系可推测疾病的预后转归。"主色"是指五脏的本色，"客色"为应时之色。"主色"胜"客色"，其病为逆；反之，"客色"胜"主色"，其病为顺。清代吴谦《医宗金鉴·四诊心法要诀》说："肝青心赤，脾脏色黄，肺白肾黑，五脏之常。脏色为主，时色为客。春青夏赤，秋白冬黑，长夏四季色黄。常则客胜主善，主胜客恶。"

五行学说还将色诊和脉诊结合起来，即色脉合参，结合五行生克规律来推断疾病的预后。如肝病色青而见弦脉，色脉相符；如果不得弦脉而反见浮脉，则属相胜之脉，即克色之脉，为逆，预后不佳；若得沉脉，则属相生之脉，即生色之脉，为顺，预后较好。

4. 指导疾病的治疗

（1）指导脏腑用药。不同的药物可分为青、赤、黄、白、黑"五色"，及酸、苦、甘、辛、咸"五味"，按照五行归属来确定药物性能。青色、酸味入肝，赤色、苦味入心，黄色、甘味入脾，白色、辛味入肺，黑色、咸味入肾。如白芍药、山茱萸味酸入肝经，以补肝之精血；丹参味苦色赤入心经，以活血安神；石膏色白味辛入肺经，以清肺热；白术色黄味甘，以补益脾气；玄参、生地色黑味咸入肾经，以滋养肾阴等。

（2）控制疾病的传变。根据五行生克乘侮理论，五脏中一脏有病，可以传及其他四脏而发生传变。如肝有病可以影响到心、肺、脾、肾等脏。心、肺、脾、肾有病也可以影响肝脏。因此，治疗时除治疗本脏腑，还要依据生克乘侮规律，照顾其他脏腑，预防传变。《难经·七十七难》说："见肝之病，则知肝当传之于脾，故先实其脾气。"这里的"实其脾气"，是指在治疗肝病的基础上佐以补脾、健脾。

（3）确定治则治法。

①依据五行相生规律确定治则和治法——虚则补其母，实则泻其子。

补母，适用于母子关系的虚证。如肝血不足，除须用补肝血的药物（如白芍药等）外，还可以用补肾益精（如何首乌等）的方法，通过"水生木"的作用促使肝血的恢复。

泻子，适用于母子关系的实证。如肝火炽盛，除须用清泻肝火的药物（如龙胆草、柴胡等）外，还可用清泻心火（如生地黄、木通等）的方法，通过"心受气于肝""肝气舍于心"的机理，以消除亢盛的肝火。

依据五行相生规律确定的治法，常用的有滋水涵木法、益火补土法、培土生金法和金水相生法四种。

滋水涵木法：是滋肾阴以养肝阴的治法，又称滋肾养肝法、滋补肝肾法。适用于肾阴亏损而肝阴不足，甚或肝阳上亢之证。

益火补土法：是温肾阳以补脾阳的治法，又称温肾健脾法、温补脾肾法。适用于肾阳衰微而致脾阳不振之证。必须说明的是，按五行生克次序来说，心属火，脾属土，故益火补土应为温心阳以暖脾土。但自命门学说兴起以来，多认为命门之火具有温煦脾土的作用。因此，目前临床上多将"益火补土"法用于肾阳（命门之火）衰微而致脾失健运之证，而少指心火与脾阳的关系。

培土生金法：是健脾生气以补益肺气的治法。主要用于脾气虚衰，生气无源，以致肺气虚弱之证，若肺气虚衰，兼见脾运不健者，亦可应用。金水相生法是滋养肺肾之阴的治法，亦称滋养肺肾法。主要用于肺阴亏虚，不能滋养肾阴，或肾阴亏虚，不能滋养肺阴的肺肾阴虚证。

②依据五行相克规律确定治则和治法——抑强扶弱。人体五脏相克关系异常而出现的相乘、相侮等病理变化的原因，不外乎"太过"和"不及"两个方面。

抑强，适用于相克太过引起的相乘和相侮。如肝气横逆，乘脾犯胃，出现肝脾不调、肝胃不和之证，称为"木旺乘土"，治疗应以疏肝平肝为主。又如木本克土，若土气壅滞，或脾胃湿热或寒湿壅脾，不但不受木之所克，反而侮木，致使肝气不得疏达，称为"土壅木郁"，治疗应以运脾祛邪除湿为主。抑其强者，则其弱者的功能自然易于恢复。

扶弱，适用于相克不及引起的相乘和相侮。如脾胃虚弱，肝气乘虚而入，导致肝脾不和之证，称为"土虚木乘"或"土虚木贼"，治疗应以健脾益气为主。又如土本制水，但由于脾气虚弱，不仅不能制水，反遭肾水之反克而出现水湿泛滥之证，称为"土虚水侮"，治疗应以健脾为主。扶助弱者，加强其力量，可以恢复脏腑的正常功能。

依据五行相克规律确定的治法，常用的有抑木扶土法、培土制水法、佐金平木法和泻南补北法四种。

抑木扶土法：是疏肝健脾或平肝和胃以治疗肝脾不和或肝气犯胃病证的治法，又称疏肝健脾法、调理肝脾法（或平肝和胃法）。适用于木旺乘土或土虚木乘之证。临床应用时，应依据具体情况的不同而对抑木和扶土法有所侧重。如用于木旺乘土之证，则以抑木为主，扶土为辅；若用于土虚木乘之证，则应以扶土为主，抑木为辅。

培土制水法：是健脾利水以治疗水湿停聚病证的治法，又称为敦土利水法。适用于脾虚不运，水湿泛滥而致水肿胀满之证。

佐金平木法：是滋肺阴清肝火以治疗肝火犯肺病证的治法，也可称为"滋肺清肝法"。适用于肺阴不足，右降不及的肝火犯肺证。若属肝火亢盛，左升太过，上炎侮肺，耗伤肺阴的肝火犯肺证，当清肝平木为主，兼以滋肺阴以肃降肺气为治。

泻南补北法：是泻心火补肾水以治疗心肾不交病证的治法，又称为泻火补水法、滋阴降火法。适用于肾阴不足，心火偏旺，水火不济，心肾不交之证。因心主火，火属南方，肾主水，水属北方，故称泻南补北法。若由于心火独亢于上，不能下交于肾，则应以泻心火为主；若因肾水不足，不能上奉于心，则应以滋肾水为主。但必须指出，肾为水火之宅，肾阴虚亦可致相火偏旺，也称为水不制火，这属于一脏本身水火阴阳的偏盛偏衰，不能与五行生克中水不克火混为一谈。

（4）指导针灸选穴。在针灸疗法中，针灸学家将手足十二经近手足末端的井、荥、输、经、合"五输穴"，分别配属于木、火、土、金、水五行。在治疗脏腑病证时，根据不同的病情以五行的生克规律进行选穴治疗。如治疗肝虚证时，根据"虚则补其母"的原则，取肾经的合穴（水穴）阴谷，或本经合穴（水穴）曲泉进行治疗。若治疗肝实证，根据"实则泻其子"的原则，取心经荥穴（火穴）少府，或本经荥穴（火穴）行间治疗，以达到补虚泻实，恢复脏腑正常功能之效。

（5）指导情志疾病的治疗。情志不遂，可伤相应内脏。肝在志为怒、心在志为喜、脾在志为思、肺在志为悲、肾在志为恐。由于五脏之间存在相生相克的关系，故人的情志变化也有相互抑制作用。临床上可以运用不同情志变化的相互抑制关系来达到治疗目的。如"怒伤肝，悲胜怒……喜伤心，恐胜喜……思伤脾，怒胜思……忧伤肺，喜胜忧……恐伤肾，思胜恐"（《素问·阴阳应象大论》）。这就是情志病治疗中的所谓"以情胜情"之法。

三、阴阳与五行的关系

中医学的方法论是阴阳学说、五行学说。阴阳学说认为，天地万物包括人体在内，都是由阴和阳两种基本力量构成的，且这两种力量是对立统一的。五行学说认为，天地万物包括人体在内，存在着五种基本运行模式，或说五大功能系统。五行，又是阴阳在运动中构成的五种不同的交感形式，即木、火、土、金、水五大形式。因此，中医理论的核心问题就是阴阳关系问题。在中医学里，二者皆以脏腑、经络、气血津液等为其物质基础；都是从宏观自然现象以及人体的变化规律，用取象比类的方法，来分析、研究、解释人体的生理活动和病理变化及人体内外的各种关系，并指导临床辨证与治疗。

中医临床常见病的分类、命名及特点

一、中医临床常见疾病的分类

中医临床常见病是以风、寒、暑、湿、燥、火等病因，脏腑、经络、气血津液等生理系统，产生的病理因素等，以及疾病的临床表现等来区分疾病的类型，根据易感人群的不同、性别的差异以及外界的因素等，分为内、外、妇、儿四大类疾病，但相互渗透。

二、中医临床常见疾病的命名

中医临床常见病是根据中医基础理论体系确定的，其命名原则主要以症状、主症、病位、病理产物、体征、病机、年龄、性别特点等为依据，如根据症状命名的疾病有哮病、泄泻、眩晕、水肿等；根据主症及病位命名的疾病有头痛、胁痛、胸痹、胃痛、痛经等；根据疾病的主要病理产物命名的有痰饮、带下病等；根据主要体征命名的有黄疸、丹毒、蛇串疮、水痘、手足口病等；根据其年龄差异而命名的是咳嗽、肺炎喘嗽等；根据其性别的特征，可有痛经、闭经、带下病、胎动不安、产后恶露不绝等。由于中医对疾病的认识方法有其特殊性，对疾病的命名也有自身的特点，多以临床症状和体征来命名，在中医基础理论的指导下，已逐步形成了与病名相应的包括病因病机、临床特点、类证鉴别、发展演变、转归预后的系统认识，以及辨证论治的具体治法、方药和预后调护，并能够有效地指导临床运用。

三、中医临床常见疾病的特点

内科疾病的病因主要为饮食、劳倦、情志失调等，导致脏腑经络、气血阴阳失调，病理可分为虚、实二证。气、血、阴、阳虚以及气血两虚、阴阳俱虚等以正气不足为主要矛盾的皆属虚证；气滞、血瘀、水停、湿热、痰饮等均属实证。在病情的发展过程中，可见因虚致实、因实致虚，正所谓"大实有羸状，至虚有盛候"。

外科疾病的病因主要为外感六淫、情志内伤、饮食不节、劳伤虚损、痰饮瘀血等为主，尤以"热毒""火毒"最为常见。常见的病机可见：气血凝滞，表现为疼痛、肿胀、结节等，气血凝滞，郁而化热，热盛肉腐而成脓；经络阻塞，是外科疾病总的发病机理之一；邪正盛衰，"邪气盛则实""精气夺则虚"，直接影响疾病的预后和转归；脏腑失和，"诸痛痒疮，皆属于心"，外科疾病的发生与脏腑功能失调有关，这与内科疾病是不谋而合的，正如《三因极一病证方论》将疾病的病因分为外因、内因、不内外因，外科疾病的发生发展、转归预后，亦与内因有关。

因妇女在脏器方面有胞宫，在生理上有月经、胎孕、产育和哺乳等特有的功能，必然在病理上就会发生经、带、胎、产、杂等特有的疾病。如唐代孙思邈《千金要方·妇人方》说："妇人之别有方者，以其胎妊、生产、崩伤之异故也……所以妇人别立方也。"由此说明，妇女脏腑、经络、气血的活动有其特殊的方面。女性的经、孕、产、乳等特殊功能，主要是脏腑、经络、气血乃至天癸的化生功能作用于胞宫的表现。按照中医学的理论，胞宫是行经和孕育胎儿的器官；天癸是肾中产生的一种能促进人体生长、发育和生殖的物质；气血是行经、养胎、哺乳的物质基础；脏腑是气血生化之源；经络是联络脏腑、运行气血的通路。因此，研究妇女的生理特点，必须以脏腑、经络为基础，深入了解脏腑、经络、气血、天癸与胞宫的整体关系，尤其要着重了解肾、肝、脾胃和冲、任二脉在妇女生理上的作用。导致妇女疾病的因素有淫邪、情志、生活和体质。淫邪因素之中以寒、热、湿为多发；情志因素方面以怒、思、恐为常见；生活因素主要指早婚多产、房事不节、饮食失调、劳逸过度、跌仆损伤等；体质因素（包括先天因素）是指人的体质强弱而言，即脏腑、经络、气血活动的盛衰。妇科病证则常是由脏腑、气血、冲任督带四脉和胞宫功能盛衰来决定的。《素问·评热病论》说："邪之所凑，其气必虚。"正说明了外因是变化的条件，内因（体质）是变化的根据，外因通过内因而起作用。妇科疾病的病理机转，可以概括为三个大方面：脏腑功能失常影响冲任为病；气血失调影响冲任为病；直接损伤胞宫影响冲任为病。妇科病机与内科、外科等其他各科病机的不同点，就在于妇科病机必须是损伤冲任（督带）。在生理上胞宫通过冲任（督带）和整个经脉联系在一起，在病理上脏腑功能失常、气血失调等只有损伤了冲任（督带）的功能时，才能导致胞宫发生经、带、胎、产、杂诸病。《诸病源候论》论妇人病，凡月水不调候五论、带下候九论、漏下候七论、崩中候五论，全部以损伤冲任立论；《校注妇人良方》称："妇人病有三十六种，皆由冲任劳损而致，盖冲任之脉为十二经之会海。"《医学源流论》说："凡治妇人，必先明冲任之脉……冲任脉皆起于胞中，上循背里，为经脉之海，此皆血之所从生，而胎之所由系，明于冲任之故，则本源洞悉，而候所生之病，则千条万绪，以可知其所从起。"李时珍更明确地说："医不知此，罔控病机。"说明必须突出"冲任损伤"在妇科病机中的核心地位。

　　小儿疾病与其特有的生理、病理特点密不可分，其生理特点：其一，脏腑娇嫩、形气未充，表现为肺脏娇嫩、脾常不足、肾常虚的特点；其二，生机蓬勃，发育迅速，小儿在生长发育过程中，无论是机体的形态结构，还是各种生理功能活动，都在迅速地、不断地向着成熟、完善方面发展。由于其不同于成人的生理特点，故在发病情况、疾病种类及病情演变上亦与成人有很大差异，表现在：发病容易、传变迅速，具体体现在御邪能力较弱，抗病能力不强，加之幼儿寒暖不自调，乳食不知自节，故而发病，且传变迅速，易虚易实，易寒易热；脏气清灵，易趋康复，具体体现在因其体禀纯阳，生机蓬勃，脏腑清灵，活力充沛，对各种治疗反应灵敏，且小儿宿疾较少，病因相对单纯，疾病过程中情志因素的干扰和影响相对较少。故小儿疾病的发生多因六淫及疫疠之邪，内多伤于乳食以及先天因素。

第 四 章

中医临床辨证论治的基本规律

中医学是研究人体生理、病理以及疾病的诊断和防治等的一门科学，中医学的理论体系受到古代的唯物论和辩证法思想——阴阳五行学说的深刻影响，以整体观念为主导思想，以脏腑经络的生理和病理为基础，以辨证论治为诊疗特点。辨证论治，是运用中医基本理论和诊断方法对疾病进行检查诊断、观察分析，并遣方用药治疗疾病的原则和方法，是中医学的精髓所在，是理、法、方、药的集中体现和具体实施，应在学习中医相关基础课程，如《中医基础理论》《中医诊断学》《中药学》《方剂学》等课程后，掌握其辨证论治的基本规律，从而更好地掌握中医临床常见病的诊治。

第一节　辨证论治的基本原则

辨证论治，是运用中医学理论辨析有关疾病的资料以确立证候，论证其治则、治法、方药并付诸实施的思维和实践过程。辨证是在认识疾病的过程中确立证候的思维和实践过程，即将四诊（望、闻、问、切）所收集的有关疾病的所有资料，包括症状和体征，运用中医学理论进行分析、综合，辨清疾病的原因、性质、部位及发展趋向，然后概括、判断为某种性质的证候的过程。论治是在通过辨证思维得出证候诊断的基础上，确立相应的治疗原则和方法，选择适当的治疗手段和措施来处理疾病的思维和实践过程。

一、把握疾病的病因、发病、病机

病因，即导致疾病发生的原因；病因学说，即研究各种病因的概念、形成、性质、致病特点及其所致病证临床表现的学说。现代的病因分类法：外感病因，即六淫（风、寒、暑、湿、燥、火）、疠气；内伤病因，即七情（喜、怒、忧、思、悲、恐、惊）、劳逸失常、饮食失宜；病理产物形成的病因，包括水湿痰饮、瘀血、结石；其他病因，如外伤、寄生虫、药邪、医过、先天因素等。

发病，是正气与邪气相争的结果。在人体的生命活动中，正气具有抵御外邪、驱除病邪、修复调节、维持脏腑经络功能协调的作用，邪气能导致生理机能失常、造成脏腑组织的形质损害、改变体质类型；邪正相搏的胜负决定发病与不发病，故有"正胜邪却则不发病、邪胜正负则发病"；而正气不足是疾病发生的内在因素，故有"正虚生邪而发病"。那正气与邪气的中医本质是什么呢？《黄帝内经》认为"在其位则正，非其位则邪"。"阳在内、阴在外"是人体阴阳的正常"本位"，即健康状态结构。因此，阴和阳在各自的本位范围内就是"正"，不在自己本位范围内就是"邪"，维持"阳在内、阴在外"结构的力量就是"正气"，反之则为"邪气"。"疾病"的本质是人体阴阳在由"体"到"用"的升降出入过程中，超出了正常范围，脱离本位，导致阴阳交感异常，机体处于不同程度的超过常态的"外阳"或"内阴"的异常状态。

病机，是指疾病发生、发展与变化的机理。中医学中，病机被分为不同的层次：第一层次为基本病机，是从整体角度研究疾病发生发展变化及转归的机理，如邪正盛衰、阴阳失调、气血失常、津液代谢失常、内生五邪等；第二层次为系统病机，是从系统角度研究疾病发生发展变化及转归的机理，如脏腑病机、经络病机等；第三层次是从疾病的角度研究疾病发生发展变化及转归的机理，如腹痛病机、胃痛病机等；第四层次是从证候的角度研究疾病发生发展变化及转归的机理，如心火上炎、心脉痹阻等；第五层次是症状发生的机理，从症状的角度研究其发生发展变化的机理。

二、辨病与辨证相结合

病，即疾病，是致病邪气作用于人体。人体正气与之抗争而引起的机体阴阳失调、脏腑组织损伤或生理功能障碍的一个完整的生命过程。

证，即证候，是疾病过程中某一阶段或某一类型的病理体征概括，一般由一组相对固定的、有内在联系的，能揭示疾病某一阶段或某一类型病变本质的症状和体征构成。

症，即症状和体征的总称，是疾病过程中表现出的个别、孤立的现象，可以是患者异常的主观感觉或行为表现。

同病异治，指同一种病，由于发病的时间、地域不同，或所处的疾病的阶段或类型不同，或患者的体质有异，故反映出的证候不同，因而治疗也就有异。

异病同治，指几种不同的疾病，在其发展变化过程中出现了大致相同的病机，大致相同的证，故可用大致相同的治法和方药来治疗。如胃下垂、子宫下垂、脱肛等不同的病变，在其发展变化过程中，可能出现大致相同的"中气下陷"的病机，表现为大致相同的证候，故皆可用补中益气的方法来治疗。

第二节　辨证论治的基本环节

辨证论治的基本环节主要有：诊察病情、辨病因、辨病位、辨病名、辨病性、辨病势、辨病机、立法论治。

一、诊察病情

诊察病情就是四诊合参，以望、闻、问、切四诊全面系统地搜集病情资料。诊察的内容，首先抓主症，患者就诊，必有所苦，而其最痛苦的症状往往是患者就诊的主要原因。因此，应四诊合参，细心诊察抓住病的主要表现。中医认为"有诸内者，必形诸外"，疾病的本质虽然藏于内，但在外必有相应的临床表现。医者通过对这些资料的分析归纳，运用"司外揣内""见微知著""以常达变"的方法判断病情，作为辨证、立法、处方用药的依据。这是中医辨证论治的第一步，也是最重要的一个环节。同时，不能忽略西医学的一些实验室和影像学检查结果，这也是病情资料的一个重要部分，对疾病的诊断和鉴别起着重要的作用，如血糖检测、血常规、尿常规、X线检查等。搜集病情资料是否全面、准确、客观，与辨证准确与否有着密切的关系。在进行四诊时，不但要做到全面系统，还要做到重点突出，围绕病情做详细全面的诊察，要防止无条理的问，无目的的望，不必要的闻，避免当问不问、当切未切，使四诊资料更好地为辨证提供依据。

二、辨病因

辨病因就是辨明引起疾病的原因，病因分内外，外因主要为感受风、寒、暑、湿、燥、火（热）六淫之邪，内因主要是七情和饮食劳倦所伤，造成气滞、血瘀、痰饮和食积等。某些病因，如外感六淫，可直接通过询问病史了解；如患者自觉受寒后出现发热微恶寒、恶风、汗出、脉浮缓等症状和体征，辨别病因为外感风寒。然而，临床很多疾病，不能直接找到病因，只能根据疾病的临床表现，推断病因。

三、辨病位

辨病位就是辨明疾病发生的部位。定位是辨证论治中一个很重要的问题，病位不同，病证性质随之改变，治疗措施也就不同。中医疾病的病位，如何定位，首先是根据患者临床表现部位上的特点进行定位，这主要根据脏腑的归属及经络循行部位来进行，以肝为例，由于肝归属于肋下，其经络循行部位主要经巅顶、两胁肋，入少腹，绕阴器，因此患者症状如表现在上述部位时，例如两侧头痛、巅顶痛、两胁肋疼痛、睾丸痛等均可以定位在肝；其次是根据脏腑功能上的特点进行定位，以脾为例，由于脾在功能上的特点主要是主运化、布津液，因此凡属临床表现以上述功能失调为特点者，例如食欲不振、吐泻、水肿、腹水、消渴等，均可定位在脾；再其次是根据体征上的特点进行定位，以肺为例，根据中医学理论，肺合皮毛，开窍于鼻，在声为哭，在志为悲，在变动为咳、喘、哮，色白，脉毛，因此凡患者见上述体征，例如皮毛枯槁、汗出异常、自汗或无汗、咳喘哮、精神反常表现为喜哭善悲、脉浮等，均可定位在肺。

四、辨病性

辨病性就是辨清疾病的寒热虚实属性。疾病的发生，根本在于邪正斗争引起的阴阳失调。寒证和热证，是人体阴阳偏盛偏衰的反映。阳盛则热，阴盛则寒，阳虚则从寒化，阴虚则从热化。寒证是由于感受寒邪或人体阳气虚衰所致，热证是由于感受热邪或人体阴精亏耗、阳气亢盛所致，因此有实热、虚热、实寒、虚寒之分，甚至还可能有寒热错杂、寒热真假等。虚证和实证，是人体正气、病邪消长的反映。"邪气盛则实，精气夺则虚"，而"实"指邪气亢盛，如外感六淫、气滞、血瘀、蓄水、热盛、寒凝等；"虚"指正气亏虚，如人体气、血、阴、阳的亏虚，脏腑、经络、津液的亏虚。虚实在疾病的发展过程中也不是一成不变的，尤其在病程长、病情重时，往往会形成正虚邪实、虚实交错的复杂证候。在病情危重时，还可能表现出"大实有羸状""至虚有盛候"。寒、热、虚、实是一切病变中最基本的性质，各种疾病都离不开这四个方面，是辨证中的一项重要内容。寒热虚实在临证中又变化多端，多有相互兼夹，还可能真假难辨。临床辨证应舌、脉、症合参，全面分析，只有抓住反映疾病本质特征的证候，才能得出正确的结论，避免被假象迷惑。

五、辨病名

病名就是根据四诊收集的疾病资料，辨清疾病的类别，辨明是何种疾病。根据四诊收集的临床资料，辨明病名、辨清病种，就能更深入地认识疾病的本质特征，明确疾病的发生、发展、预后、转归，治疗也就更有针对性。

六、辨病势

辨病势就是分析疾病的发展趋势，进而判断预后转归。一般来说，阳证、实证、热证，预后较好；阴证、虚证、寒证，预后较差。阳实证转化为虚寒证为病情加重，虚寒证转化为阳实证为病情缓解。正、邪之间的斗争，尤其是正气的盛衰，决定着疾病的变化、转归和预后。正盛邪退，疾病渐趋好转、痊愈；正气大亏或邪气极盛，正不胜邪则病情趋向恶化，甚至预后不良。如外感疾病中的外感热病，如果汗出热退，脉静身凉，则正气渐复，邪气渐退，疾病将愈；如果邪气内陷，神昏谵语，动风抽搐，则邪气亢盛，正不胜邪，病情加重。胃气的强盛与否与病情的转归、预后有极大的关系，但此"胃气"不独指胃中的水谷精气，而是涵盖人体的"精、气、神"，指舌有苔、脉有根、眼有神，这些都是人体气血津液外在的表现。

七、辨病机

辨病机就是对病因、病位、病性、病势等内容的归纳综合，以辨明疾病发展变化的机理。致病因素侵袭人体后，因气候、环境、体质等因素影响，在人体内不同的器官组织中产生不同的邪正盛衰、阴阳失衡、升降失常的病理变化，因而发展成为不同的疾病。因此，不同的疾病有其特征性的发病机理，只有清楚了疾病的发病机理，才能真正完整地认识疾病的本质，才能针对疾病的演变过程，确立正确的治疗原则和治疗方法。

八、论治

又称施治，是根据辨证的结果确立相应的治疗原则和方法及方药，选择适当的治疗手段和措施来处理疾病的思维和实践过程。论治过程一般分以下几个步骤：

因证立法，即依据证而确立治则治法。证是辨证的结果，也是论治的依据。只有确立疾病某阶段或某类型的证，才能针对该证的性质确定具体的治疗方法。如风寒表证，当用辛温解表法；风热表证，当用辛凉解表法。

随法选方，即依据治则治法选择相应的处方。治疗手段，包括药物疗法和非药物疗法，药物疗法又有内服和外用之分，非药物疗法很多，包括针灸、推拿等。处方，是指开出符合治法要求的方剂及其药物组成，并注明剂量、制作方法、服用时间等。

据方施治，即按照处方，对治疗方法予以实施。治疗实施一般应由医务人员执行。

第三节 中医临床常见病辨证方法

临床常用的辨证方法大概有以下几种，八纲辨证、气血津液辨证、脏腑辨证、六经辨证、卫气营血辨证、三焦辨证、经络辨证。

一、八纲辨证

中医学在历史上所形成的辨证分类方法有多种，其中最基本的方法就是八纲辨证。八纲是辨证的总纲，包括阴、阳、表、里、寒、热、虚、实。八纲辨证就是运用八纲通过四诊所掌握的各种临床资料进行分析综合，以辨别病变的部位、性质、邪正盛衰及病症类别等情况，从而归纳为表证、里证、寒证、热证、虚证、实证、阴证、阳证。比如一个患者主诉头痛，那么首先要分清头痛的性质，是虚性头痛还是实性头痛，是外邪侵犯引起的头痛还是脏腑本身病变引起的头痛。阴和阳是八纲的总纲，当见到属于抑制、沉静、衰退、晦暗等表现的里证、寒证、虚证，一般归属为阴证，比如面色白或黯淡、精神萎靡、倦怠乏力、畏寒肢冷、气短声低、口淡不渴、小便清长、大便稀溏、舌淡胖嫩、舌苔白、脉象沉迟无力；而当临床上见到兴奋、躁动、亢进、明亮等表现时，多为体内热邪壅盛或脏腑阳气偏亢，诸如面红目赤、烦躁不安、发热、口渴喜冷饮、声高气粗、大便秘结、小便短赤、舌红苔黄、脉象洪数有力这一组症状。表和里用以概括病证表现部位的深浅和病势的轻重，表证病情较轻，多表现为体表等表浅的症状，比如鼻塞流涕、咳嗽咽痒；里证病情较重，多表现为脏腑等严重的症状，如腹胀疼痛、便秘或腹泻。寒和热是指疾病的性质，寒证大多是人体的生理机能衰退或对有害因素的适应性反应能力低下的表现，比如畏寒喜暖、痰涎清稀；热证大多是对致病因素反应能力旺盛的表现，诸如发热、烦躁、痰涎黄稠。虚和实是人体与致病因子相互斗争状态的反映，虚证表现为正气（指一般物理机能和防御机能）不足，是全身机能或某种重要脏器功能衰弱的表现；实证是邪气有余，多表现急剧、显著，为机体与致病因素剧烈斗争的反映。八纲辨证有以下几个特点：第一，六纲可分属于阴阳，八纲应以阴阳为总纲；第二，八纲病证可互相兼见，如表寒里热、表实里虚、正虚邪实等；第三，八纲病证可在一定条件下向对立面转化，一般有阴证转阳（表示病情好转）、阳证转阴（表示病情恶化），由里出表（表示病势向愈），由表入里（表示病势发展），由虚转实（预后良好），由实转虚（预后较差），热证变寒（表示正虚），寒证变热（多为邪实）。

二、气血津液辨证

气血津液是脏腑正常生理活动的产物，受脏腑支配，同时它们又是人体生命活动的物质基础，一旦气血津液发生病变，它不仅会影响脏腑的功能，亦会影响人体的生命活动。反之，脏腑发生病变，必然也会影响气血津液的变化。气血津液辨证可分为气病辨证、血病辨证和津液辨证。气病辨证一般概括为气虚、气陷、气滞、气逆四种。气虚证，是指体内营养物质受损或脏腑功能活动衰退所出现的证候。夏天很多人都有这样的经历，如自汗、神疲乏力，头晕目眩，这些症状在活动后加重，这是典型的气虚证，这是因为暑湿耗气，可以适当采取防暑降温的措施，当然空调并不是唯一的解决办法，可以用一些中药代茶饮，如荷叶（鲜品最佳）、香薷等清暑、益气的药品。血病的常见证候，可概括为血虚证、血瘀证和血热证。以血瘀证为例，凡体内血行受阻，血液瘀滞，或血离于经而瘀阻于体内所引起的病变，均属血瘀证，可表现为局部痛如针刺，部位固定，拒按，或有肿块，或见出血，血色紫暗，有血块，而色晦暗，口唇及皮肤甲错，舌质紫暗，或有瘀斑、脉涩等。这组症状的出现多见于疾病的后期。各种原因所致水液代谢障碍，或津液耗损证候，均可称之为津液病。津液病变，一般可概括为津液不足和水液停聚两方面，以水液停聚证为例，水液停聚多由肺、脾、肾和三焦等脏腑功能失常，使津液代谢发生障碍，造成水湿潴留，而形成痰、饮、水肿等病证。"饮"是中医特有的病名，指积存于体内的津液变化为对人体有害的物质，停积于不同部位而有不同的证候。以溢饮为例，溢饮是由于阳气不振，脾肺输布失职，水湿成饮，流溢于四肢肌肉所造成的一组证候。症见肢体疼痛而沉重，甚则肢体浮肿、小便不利，或见发热恶寒而无汗，咳喘痰多上逆，胸满气促，倚息不得平卧，浮肿多见于面部，痰多而色白，苔白腻，脉弦紧。

三、脏腑辨证

脏腑辨证是临床最常用的辨证方法，就是结合八纲、气血津液辨证等其他辨证方法，对疾病的症状、体征及有关的病情资料进行分析归纳，从而确定病变的脏腑部位、性质等，并据此制定正确的治疗方案。这种方法主要用于内伤杂病，亦为其他各科辨证的基础。以心为例，当我们见到心慌、胸闷气短、面色淡白、脉虚或结代，基本断定这是心系的一组证候，如果是心气虚，则还有神疲乏力，活动后症状加重；如果是心阳虚，还有畏寒肢冷、舌淡胖等症状；心血虚则加上失眠多梦、头晕眼花、面色萎黄。但脏腑辨证不是简单的叠加，要四诊合参，才能做出正确的判断。脏腑辨证大致可以分为单独脏病、单独腑病、脏腑兼病。腑病中以胃为例，胃脘灼痛、消谷善饥（有强烈的饥饿感）、反酸、口渴喜冷饮，或有口臭、牙龈肿痛出血、大便秘结、小便短赤、舌红苔黄、脉象滑数，中医将这一组症状称为胃热证。脏腑兼病就是同时出现两个脏腑的不同症状，心慌、健忘、失眠多梦、头晕健忘、食欲不振、腹胀、大便稀溏、神疲乏力、面色萎黄，既有心血虚的症状，又有脾气亏损的症状，这样同时并存的两脏证候称为心脾两虚证。这样脏腑辨证像一张疏而不漏的大网，将各自独立的症状连接起来，利于临床治疗。

四、六经辨证

六经辨证，是东汉张仲景在《素问·热论》所谓"伤寒一日，巨阳受之……二日阳明受之……三日少阳受之……四日太阴受之……五日少阴受之……六日厥阴受之……"的认识基础上，结合外感病的临床特点而总结出来的，为中医临床辨证之首创，为后世种种辨证方法的形成奠定了基础。六经辨证，将外感病发生、发展过程中所表现的各种不同证候，按疾病的不同性质分为三阳病证和三阴病证六个证型，实际上是以阴阳为纲。三阳指太阳病证、阳明病证、少阳病证，三阴指太阴病证、厥阴病证、少阴病证。通俗来讲，凡是抗病力强、病势亢盛的是三阳病证；反之，抗病力衰减、病势虚弱的为三阴病证。外感风寒邪气，首先从皮毛和肌肤侵犯人体，沿着经络由表及里传达至脏腑。症见发热、头痛、出汗、怕风、脉象浮缓，这就是太阳病证，《伤寒论》中最经典的方剂"桂枝汤"，是治疗太阳病证的有效方剂。以"太阳经病"为例，太阳主表，为诸经脉的藩篱。太阳经脉循行于项背，统摄营卫之气。太阳之腑为膀胱，贮藏水液，经气化由小便排出。风寒侵袭人体，多先伤及体表，正邪抗争于肤表浅层所表现的证候，即太阳经证，是伤寒病的初起阶段；若太阳经病不愈，病邪可循经入腑，而发生太阳腑证。腑证有蓄水、蓄血之分。太阳，亦称"隆阳"，是阳气旺盛之经。太阳的防卫作用，主要靠命门之火温煦，以启动膀胱的气化。盖阳气循膀胱经脉达于肌表，敷布于全身。又太阳处于他经之外，故主表。脏腑之俞穴均位于足太阳经上，卫阳借助俞穴以统各经营卫的运行，故太阳可统摄营卫。由于太阳经气行于一身之外，犹如院落之篱笆，所以称太阳为六经之藩篱。"太阳"只是一个名称，太阳主表，肺亦主表，二者关系密切。太阳主表是因阳气敷布于外，而肺之所以主表，主要在于肺津滋养于皮毛。体表的阳气与津液相辅相成，共同发挥卫外的作用。太阳病的发生主要来自两个方面：一是邪自外入，一是病由内发，且二者往往互为因果和转化。邪自外入者，多因卫阳不足，风寒等邪乘虚而入，太阳首当其冲，卫气奋起抗邪，卫邪相争于肌表，致太阳经气不利，营卫失调而发病；病由内发者，系在一定的条件下，疾病由阴转阳，或由里出表。所谓由阴转阳，是指少阴病阳复太过，病转太阳之腑，因太阳与少阴相表里；由里出表多指阳明兼太阳病证。太阳病以邪气实为主，故其性质按八纲归类属表证、实证、阳证。所以说，六经辨证是分别从邪正斗争关系、病变部位、病势进退缓急等方面阐述外感病各阶段的病变特点的一种辨证方法，并且作为指导治疗的一种辨证方法。

五、卫气营血辨证

卫气营血辨证是六经辨证的发展，也是外感热病常用的一种辨证方法，它代表病证深浅的四个不同层次或阶段，用以说明某些温热病发展过程中的病情轻重、病变部位、各阶段病理变化和疾病的变化规律。这就是中医常说的"卫之后方言气，营之后方言血"的道理。温病的发展，一般是按卫、气、营、血这四个阶段传变的。病在卫分或气分为病浅，病在营分或血分则为病深。中医把感染性热性病统称为温热病。温热病的发病特点是起病急、发展快、变化多，如常见的感冒、流感、麻疹、肺炎、流脑、乙脑、伤寒、流行性出血热等许多传染病、流行病多属该病范畴，中医多按卫、气、营、血来进行辨证论治。比如下列证候：发热、恶风寒、头痛身痛、体倦、咳嗽、鼻塞、无汗或汗少、口渴或不渴、舌边尖红、舌苔薄白或薄黄、脉浮数或浮紧，此类证候属卫分证候，多见于感冒、流感或其他感染性疾病的早期。"卫"主一身之表（体表的防卫力），是温热病的初期阶段。虽由于季节和气候的不同，卫分证候的表现可不一样，但都有其共同的主要证候，如风温、暑温、湿温、秋燥等的表证，都有发热恶寒、热重寒轻、苔白、口微渴或不渴、咳嗽、脉浮或濡数等证候。气分病的出现多晚于卫分证，症见高热、皮肤出血，出现与某个传染病相对应的特异性病变。营分病是温病气分证继续发展的结果，此时的病情更为严重，可能出现内脏出血、严重的精神症状。血分病是温热病的危重阶段，其病变的主要表现是不可逆的神志不清，心、肺、肝、肾等多种脏器的损害则更为严重，人体反应性和抵抗力明显减弱。卫、气、营、血本来是人体正常组织和功能的一部分，患温热病时，卫、气、营、血可先后发生相应的病理改变，且有一定的变化规律。故中医借用卫、气、营、血来概括温热病四个不同阶段的证候，用以说明温热病发展过程中病位的深浅、病情的轻重、病势的进退，并为治疗提供依据。所以，温热病的卫气营血辨证，与此四者在生理上的含义是不相同的，它指的是温病由表及里、由轻至重的四个分期，也提示了人患疾病时，病理与生理的错综复杂关系，是现代病理生理学的雏型，也更与现代医学的分病期阶段的诊断法相类似。

六、三焦辨证

三焦辨证是依据《内经》关于三焦所属部位的概念，在《伤寒论》及叶天士卫气营血辨证的基础上，结合温病传变规律的特点而总结出来的，着重阐述了三焦所属脏腑在温病过程中的病理变化、证候特点及其传变的规律。三焦辨证认为，温病一般始于上焦手太阴肺，然后传入中焦脾胃，终于下焦肝肾。但是，由于温病有风温、春温、暑温、湿温、秋燥、伏暑、瘟疫等不同种类。因此，它们的发病和传变规律不尽相同。如暑温初起，即可表现为中焦病证。此外，三焦病证亦可以相兼互见，如湿温初起，多上、中二焦同时发病。

七、经络辨证

经络辨证，是以经络学说为理论依据，对患者所表现的症状、体征进行分析综合，以判断病属何经、何脏、何腑，并进而确定发病原因、病变性质及其病机的一种辨证方法。划分病变所在的经络病位，源于《内经》，后世多有发挥。《灵枢·经脉》载有十二经病证，而奇经八脉病证则以《素问·骨空论》《难经·二十九难》及李时珍《奇经八脉考》论述甚详，至今仍为经络辨证的主要依据。经络分布周身，运行全身气血，联络脏腑肢节，沟通上下内外，使人体各部相互协调，共同完成各种生理活动。当人体患病时，经络又是病邪传递的途径。外邪从皮毛、口鼻侵入人体，首先导致经络之气失调，进而内传脏腑。反之，如果脏腑发生病变时，同样也循经络反映于体表，在体表经络循行的部位，特别是经气聚集的腧穴之处，出现各种异常反应，如麻木、酸胀、疼痛、对冷热等刺激的敏感度异常、皮肤色泽改变等。这样，便可辨别病变所在的经络、脏腑。如肺脏病证，常在肺俞、中府等穴位出现压痛感；又如《素问·脏气法时论》说："肝病者，两胁下痛引少腹。"就是由于肝经循行于胁肋、少腹的缘故。十二经脉包括手、足三阴与三阳经，各经病证包括经脉循行和所属脏腑的病变。它们的临床表现有三个特点：一是经脉受邪，经气不利，出现的病症多与其循行部位有关，如足太阳膀胱经受邪，可见项背、腰脊、腘窝、足跟等处疼痛；二是脏腑病候与经脉所属部位的症状相兼，如手太阴肺经病证可见咳喘气逆、胸满、臑臂内侧前缘疼痛等；三是一经受邪可影响其他经脉，表现多经合病的症状，如脾经有病可见胃脘疼痛、食后作呕等胃经病症；足厥阴肝经受病出现的胸胁满、呕逆、飧泄、癃闭等病症。奇经八脉，即冲、任、督、带、阳维、阴维、阳跷、阴跷诸脉，具有联系十二经脉，调节人体阴阳气血的作用。奇经八脉的病证，由其所循行的部位和所具有的特殊功能所决定。其中督脉总督一身之阳，任脉总任一身之阴，冲脉为十二经之海，三脉皆起于下极而一源三歧，与足阳明胃经、足少阴肾经联系密切，所以冲、任、督脉的病证常与人的先、后天真气有关，并常表现为生殖功能的异常，如调理冲任可以治疗妇女月经不调、不孕、滑胎流产等，温养督任可以治疗生殖机能衰退等，均为临床所常用。带脉环绕腰腹，其病常见腰脊绕腹而痛、子宫脱垂、赤白带下等。阳跷为足太阳之别，阴跷为足少阴之别，能使机关跷健，其病多表现为肢体痿痹无力、运动障碍。阳维脉起于诸阳会，以维系诸阳经，阴维脉起于诸阴交，以维系诸阴经，所以为全身之纲维。阳维脉为病，多见寒热；阴维脉为病，多见心胸、脘腹、阴中疼痛。

第四节　辨证诊察的特殊性

一、中医外科疾病辨证

1. 阴阳辨证　见表 4-1。

表 4-1　中医外科疾病的阴阳辨证

以局部症状辨别阴阳	阳证	阴证
发病缓急、病程长短	急性发作、病程较短	慢性发作、病程较长
皮肤颜色、温度	红赤、焮热	苍白或紫暗、凉或不热
肿胀形式	高肿突起	平坦凹陷
肿胀范围	跟盘收束	跟盘散漫
肿块硬度	软硬适度	坚硬如石或柔软如棉
全身症状	初期常伴恶寒发热、口渴纳呆、大便秘结、小便短赤	初期无明显症状，酿脓时有虚热症状
舌苔脉象	舌红、苔黄、脉有余	舌淡、苔少、脉不足
预后顺逆	易消、易溃、易敛、多顺	难消、难溃、难敛、多逆

2. 部位辨证　分为上、中、下三部，上部多以风温、风热为主，中部多以气郁、火郁为主，下部多以寒湿、湿热为主。

3. 局部辨证　辨肿，肿而色红，皮光泽，焮热疼痛，肿势急剧，为热肿；肿而不硬，皮色不泽，苍白或紫暗，皮肤清冷，常伴有酸痛，得暖则舒，为寒肿；发病急骤，漫肿宣浮，或游走不定，不红微热，或轻微疼痛，为风肿；皮肉重垂胀急，深按凹陷，如烂棉不起，浅则水亮如水疱，搔破流黄水，浸淫皮肤，为湿肿；肿势或软如棉，或硬如馒，大小不一，形态各异，无处不生，不红不热，皮色不变，为痰肿；皮紧内软，按之凹陷，复手即起，似皮下藏气，富有弹性，不红不热，常随喜怒消长，为气肿；肿而胀急，病程较快，色初暗褐，后转青紫，逐渐变黄消退，为血肿。

辨痛，痛是因气血凝滞、阻滞不通所致。热痛表现为皮色焮红、灼热疼痛，遇冷则痛减，见于阳证疮疡；寒痛表现为皮色不红、不热，酸痛，得温则痛缓，见于脱疽、寒痹等；风痛表现为痛无定处，忽彼忽此，遇风则剧，见于行痹等；气痛则表现为攻窜无常，时感抽掣，喜缓怒甚，见于乳癖等；湿痛表现为痛而酸胀，肢体沉重，按之出现可凹水肿或见糜烂流滋，见于臁疮、股肿等；痰痛表现为疼痛轻微，或隐隐作痛，皮色不变，压之酸痛，见于脂瘤、肉瘤；化脓痛表现为痛势急胀，痛无止时，如同鸡啄，按之中软应指，见于疮疡成脓期；瘀血痛表现为初起隐痛、胀痛，皮色不变或皮色暗褐，或见皮色青紫瘀斑，见于创伤。

辨痒，中医认为"热微则痒"，即痒是因风、湿、热、虫之邪客于皮肤肌表，引起皮肉间气血不和，郁而生热所致；或由于血虚风燥阻于皮肤，肤失濡养，内生虚热而发。风胜，则表现为走窜无定，遍体作痒，抓破血溢，随破随收，不致化腐，多为干性，如牛皮、瘾疹等；湿胜，则表现为漫淫四窜，黄水淋漓，易沿表皮蚀烂，越腐越痒，或有传染性，如急性湿疮、脓疱疮等；热胜，则表现为皮肤瘾疹，焮红灼热，甚则糜烂、滋水淋漓，结痂成片，常不传染，如接触性皮炎等；虫淫，表现为浸淫蔓延，黄水频流，状如虫行皮中，其痒尤甚，最易传染，如手足癣、疥疮等；血虚，则表现为皮肤变厚、干燥、脱屑、作痒，很少烂滋水，如牛皮癣等。

二、中医妇科疾病辨证

月经的周期、经期、经量发生异常，或以伴随月经周期出现的各种症状为特征，或在绝经前后出现一系列症状的疾病，统称为月经病。以月经期、量、色、质的变化结合全身症状、舌脉，作为辨证的依据。月经经量多、色淡、质稀，多属气虚；经量少、色淡黯、质稀，多肾阳虚；经量少、色淡红、质稀，多为血虚；经量多、色深红、质稠，多为血热；经量少、色鲜红、质稠，多为阴虚血热；经量时多时少，色紫暗有块，多属血瘀、气郁。

带下病是指带下量明显增多或减少，量、色、质、气味发生异常，或伴有全身或局部症状者。带下明显增多者称为带下过多；带下明显减少者称为带下过少。以带下量、色、质、气味的变化结合全身症状、舌脉作为依据。带下量多，色白质清者多为脾虚、肾虚；带下量少失润，多为津液不足；带下色赤，黏稠如脓，多为湿热或热毒；带下色黄量多，质黏稠，多为湿热。

妊娠期间，发生与妊娠有关的疾病统称为"妊娠病"。首先要辨明是胎病还是母病；其次要辨别胎之可安与不可安；最后结合脏腑气血进行辨证论治。

产妇在产褥期内发生与分娩或产褥有关的疾病，称之为产后病。多虚多瘀为产后病的病机特点，应用四诊采集病史、体征资料，进行八纲、脏腑、气血辨证，同时还必须根据新产后的生理、病因病机特点进行"三审"，即先审小腹痛与不痛，以辨有无恶露停滞；次审大便通与不通，以验津液的盛衰；再审乳汁的行与不行和饮食多少，以察胃气的强弱。同时还应根据病证，了解产妇体质，产前、产时、产后情况，参以脉证，必要时配合妇科检查及相应的实验室和辅助检查进行全面综合的分析，才能做出正确的判断，从而救治。产后用药应注意的三个原则：禁止用药发汗、攻下、利小便。《景岳全书》卷三十九曰："产后三禁……谓不可汗，不可下，不可利小便。"此因产后气血本亏，如若再发汗太过则亡阳伤气，攻下太过则亡阴伤血，利小便太过则损伤津液，故临床上应予注意，灵活掌握，但也并非绝对禁用。

产后因感染、恶露不下等原因引起的三种危重证候，即"败血冲心""败血冲胃""败血冲肺"，合称"三冲"，这里的"败血"主要是指当下而不下的恶露。"产后三病"是指产后常见的三种疾病，《金匮要略·妇人产后病脉证并治》曰："新产妇人有三病，一者病痉，二者病郁冒，三者大便难。"因新产之后，气血亏虚，汗出体弱，易中风邪，血虚不能濡养筋脉，风邪易于化燥伤津，故令病痉；气虚腠理不密，寒邪乘虚侵袭，正气内虚不能驱邪外达，逆而上冲，故令郁冒；亡血伤津，肠胃失濡，故大便难。"产后三急"指妇女产后出现呕吐不止、盗汗和泄泻频频等能迅速伤津耗气的三种急症，尤以三者并见为危重。"产妇盗汗不止，遂致废寐，神思疲甚，口干引饮，余谓血虚有热"，产后营阴素弱，又加产时失血过多，阴血更虚，阴虚内热，阳浮不敛，迫汗外泄，而致盗汗。《傅青主女科》云："产后劳伤脏腑，寒邪易乘于胃肠，则气逆呕吐而不下食也。此证多是由于产妇素体虚寒，因产后气血虚弱，伤及脏腑，又加饮食不节，过食生冷，寒邪乘虚犯胃，以致胃失和降，上逆而致产后呕吐。《傅青主女科》云："有因饮食过多，伤脾成泄，气臭如败卵，以食积治之。"此证因产伤脏腑，气血俱虚，脾胃虚弱，若新产后暴饮暴食，或嗜食肥甘不洁之食物，或恣食生冷，停滞中焦，重伤胃肠，腐熟和运化功能失职，胃肠不和，致水谷相杂而下，发生泄泻，简称"伤食泄泻"。《妇人大全良方》云："产后腹痛泻利，因肠胃虚怯，寒邪乘袭，或水谷不化，洞泄肠鸣。"此证乃素体脾虚，因产伤脏腑，脾气益虚，复感寒邪，脾阳失运，寒湿内盛，则发生产后寒湿泄泻，简称"寒湿泄泻"。临床表现为产后腹痛，肠鸣泄泻，胸闷少食，四肢倦怠无力，舌质红，苔白腻，脉濡缓。治宜温中理脾、燥湿止泻。《张氏医通》云："因新产烦渴，恣饮水谷混乱。"此证因产后感受暑湿之邪，湿热交蒸，伤及胃肠，传化失常，则生泄泻，简称"湿热泄泻"。

三、中医儿科特有的诊察方法

由于小儿的生理、病理特点，四诊应用有其特殊情况。闻诊诊查范围有限；婴幼儿不会叙说病情，较大儿童的主诉也不一定可靠；切脉按诊易因小儿啼哭叫闹而受到影响。所以，历来儿科医家在四诊中最重视望诊。

1. **望诊** 即医生通过视觉观察病情。望诊的内容包括就全身状况诊察的整体望诊，如望神色、望形态；就局部状况诊察的分部望诊，如审苗窍、辨斑疹、察二便、看指纹。望诊诊查的结果一般比较客观可靠。但是也要注意，儿科望诊时，要尽量使小儿安静，在光线充足的地方进行，诊查既全面又有重点，细心而又敏锐，才能提高诊查的效果。

（1）望神色。包括望精神状态和面部气色。神色望诊，可以对小儿患病状况有一个初步的了解。神，是人体生命活动的总称，又指人的精神意识与思维活动。神是脏腑气血精津阴阳是否充足、和调的外在表现，在小儿尤为重要。望神包括望精神、意识、体态、面目等。目为五脏六腑精气之所主，目内通于脑，为肝之窍、心之使，故望神以察目最为重要。

望神主要辨得神与失神。若形体壮实，动作灵活自如，活动睡眠如常，表情活泼，反应灵敏，面色红润光泽，目睛明润灵动，呼吸平顺调匀，语声啼哭清亮，是为得神，表明正气尚充，脏腑功能未衰，无病或病轻。若形体羸弱，精神萎靡不振，反应迟钝，动作迟缓或不由自主，表情淡漠，哭笑反常，面色晦暗，目睛呆滞不活，呼吸浅弱或气促不匀，寡言声轻含糊或惊啼谵语，是为失神，表明正气不足，脏腑功能衰败，病重或病危。

望色主要望面部气色。中国小儿的常色为色微黄，透红润，显光泽。面部气色有五色之偏，所主证候各有区别。面色青，因气血不畅，经脉阻滞所致，多见于惊风、寒证、痛证、血瘀证。惊风欲作或已作，常见眉间、鼻梁淡青，唇周、爪甲青紫，是为肝风。寒证分虚实，青灰晦暗为阳气虚，乍青乍白为里寒甚。痛证色青多见于腹部中寒，常伴啼哭不宁。血瘀证色青见口唇青紫、面色青灰，乃心阳不振，血脉瘀阻。面色赤，因血液充盈面部皮肤络脉所致，多为热证，又有实、虚之分。外感热证，表热常见面红目赤，恶寒发热；里热常见面赤气粗，高热烦渴；虚热常见潮红颧红，低热绵延。若病重者见面红如妆或两颧艳红，多为虚阳上越的戴阳证。小儿也有因衣被过暖，活动过度，日晒烤火、啼哭不宁等原因而面红者，不属病态。面色黄而非常色者，常因脾虚失运，水谷、水湿不化所致，多为虚证、湿证。黄疸属湿证，黄而鲜明如橘色是湿热，黄而晦暗如烟熏是寒湿。面色萎黄，是脾胃气虚；面黄浮肿，是脾虚湿滞；面色枯黄，是气血枯竭。有因过食胡萝卜、南瓜、西红柿等食物或阿的平等药物而面黄者，当另作判断。面色白，是气血不荣，络脉空虚所致，多为虚证、寒证。外感起初，面白无汗，是风寒外束；阵阵面白，啼哭不宁，常为中寒腹痛；突然苍白，肢冷汗出，多是气阳暴脱；面白无华，爪甲苍白，多为营血亏虚；面白色滞，肢面浮肿，多属阳虚水泛。若小儿少见风日，面肤白皙，又当别论。面色黑，常因阳气虚衰，水湿不化，气血凝滞所致，主虚寒证、水饮证、血瘀证。小儿面色青黑，四肢厥冷，是阴寒内盛；面色灰黑暗滞，多是肾气虚衰；面唇黧黑，多是心阳久衰；唇指紫黑多是心阳虚衰，血脉瘀滞；面黑浅淡虚浮，常是肾阳亏虚，水饮内停。若因经常日晒风吹，肤色红黑，不属病态。

（2）望形态。指望形体和望姿态，通过神、色、形、态的望诊，可以初步推断病证的性质。

形，指形体、外形，包括头囟、躯体、四肢、肌肤、筋骨、指趾等。从小儿外形的壮弱，可以测知五脏的盛衰，分析疾病的发生发展及预后。凡小儿身高正常、胖瘦适中、皮肤柔嫩、肌肉壮实、筋骨强健、身材匀称、毛发黑泽，是先天禀赋充足，发育营养良好的外形表现。若形体矮小、肌肉瘠薄、筋骨不坚、毛发稀细萎黄，是先天禀赋不足，后天调养失宜的发育营养不良表现。头大囟开、颈不能举，常为肾虚水积之解颅；鸡胸龟背、筋弱肢软，多为肝肾亏虚之弱证；面浮肢肿，按之凹陷，是为水湿潴留；形体肥胖、躯脂满盈，是为痰湿郁滞；皮肤松弛、肌肉不实，是为脾胃气虚；肌肤干瘦、肤色苍黄，是为气血两虚；四肢枯细、肚腹膨大，是为脾虚夹积。

态，指动静姿态。动静姿态反映人体脏腑阴阳总体的平衡协调状态。多动少静为阴亏阳盛，多静少动为阴盛阳虚。凡坐卧不宁，烦闹不安，是肝阳心火内盛；嗜卧少坐，懒动无力，阳虚阴寒内盛。身体蜷缩，喜偎母怀，常为风寒外感；仰卧伸足，揭衣弃被，常为热势炽盛；鼻扇气喘，端坐难卧，是肺气上逆；喘促气短，动则喘甚，是肺脾气虚或肾不纳气；伏卧抚腹，睡卧不安，多是积滞腹痛；身振目直，四肢抽搐，是为肝风；撮空循摸，谵语妄动，是为心神蒙蔽；背曲肩随，转摇不能，行则振掉，肾气将惫。将患儿具有的动作能力与该年龄组儿童应具备的动作能力相对照，可以及早发现五迟之类发育迟缓的病证。

（3）审苗窍。苗窍指五官九窍，舌为心之苗，肝开窍于目，肺开窍于鼻，脾开窍于口，肾开窍于耳及前后二阴。脏腑病变，每能在苗窍上有所反映。儿科疾病，有些有苗窍的特别表现。

察舌：正常小儿的舌象表现为舌体灵活，伸缩自如，舌质淡红而润，舌苔薄白。小儿舌常伸出口外，久不回缩，称为吐舌；舌反复伸出舐唇，旋即回缩，称为弄舌。吐舌常因心脾有热，弄舌可为惊风先兆，二者又皆可见于先天禀赋异常、智能低下者。正常舌色淡红。舌质淡白为气血虚亏；舌质绛红为热入营血；舌红质干为热伤阴津；舌质紫暗为气血瘀滞；舌起粗大红刺，状如杨梅，称杨梅舌，常见于丹痧。舌苔由胃气所生，新生儿多见薄白苔，少数舌红无苔者常于48小时内转为淡红舌，长出白苔；舌苔白腻为寒湿内滞或食积内停；舌苔黄腻为湿热内蕴或食积化热；舌苔花剥，经久不愈，状如地图，多为胃之气阴不足所致；若舌苔厚腻垢浊不化，伴便秘腹胀者，称"霉酱苔"，为宿食内停，中焦气机阻滞。小儿常有因服药、进食而染苔者，如吃橄榄、乌梅、铁剂等可使舌苔染黑，服青黛可使舌苔染青，喝牛乳、豆浆可使舌苔染白，喝橘子水、吃蛋黄可使舌苔染黄等，不可误认为病苔。

察目：黑睛等圆，目珠灵活，目光有神，眼睑张合自如，是为肝肾精血充沛。眼睑浮肿，是风水相搏；眼睑开合无力，是元气虚惫；寐时睑开不闭，是脾虚之露睛；寤时睑不能开，是肾虚之睑废。两目呆滞，转动迟钝，是肾精不足；两目直视，瞪目不活，是肝风内动。白睛发黄，是湿热熏蒸；目赤肿痛，是风热上攻。目眶凹陷，啼哭无泪，是阴津大伤；瞳孔散大，对光反射消失，是正气衰亡。

察鼻：鼻塞流清涕，为外感风邪；鼻流黄浊涕，为风热客肺；长期鼻流浊涕，气味腥臭，为肺经郁热；鼻衄鲜血，为肺热迫血妄行；鼻孔干燥，为肺热伤阴；鼻翼扇动，气急喘促，为肺气闭郁。

察口：口，包括口唇、口腔、齿龈、咽喉，舌象已另作专论。唇色淡白为气血亏虚；唇色淡青为风寒束表；唇色红赤为热；唇色红紫为瘀热互结。环口发青为惊风先兆；面颊潮红，唯口唇周围苍白，是丹痧征象。口腔内要全面诊查。黏膜色淡为虚为寒；黏膜色红为实为热。口腔破溃糜烂，为心脾积热；口内白屑成片，为鹅口疮毒。上下臼齿间腮腺管口红肿如粟粒，按摩腮部无脓水流出者，为痄腮；有脓水流出者为发颐。齿为骨之余，龈为胃之络。牙齿萌出延迟，为肾气不足；齿衄龈痛，为胃火上冲；寐中磨牙，是肝火内炕；牙龈红肿，是胃热熏蒸。外感时咽红为风热；色淡多风寒。咽部疱疹色红，为外感邪毒；咽部滤泡增生，为瘀热壅结。乳蛾红肿，是肺胃热结；乳蛾溢脓，是热壅肉腐；乳蛾大而不红，称为肥大，多为阴伤瘀热未尽或肺脾气虚不敛。咽喉部有灰白色伪膜，拭之不去，重擦出血，常为白喉。

察耳：小儿耳壳丰厚，颜色红润，是先天肾气充沛的表现；耳壳薄软，耳舟不清，是先天肾气未充的证候。耳内疼痛流脓，因风热犯咽传耳或肝胆火盛上炎；耳垂周围漫肿，乃风温邪毒传于少阳经络之痄腮。

察二阴：阴囊紧缩不弛，为外感风寒或肾气不足；阴囊弛而不张，为气虚体弱或外感热病。阴囊睾丸肿大不红，照之透红，为鞘膜积液之水疝；阴囊肿物时大时小，上推可消，为小肠下坠之狐疝。阴囊通体肿大光亮阴凉，常见于阳虚阴水；阴囊肿痛阴部潮红灼热，常见于湿热下注。肛门周围黏膜皮肤色红为热，色淡为虚。肛周灼热燥褐为阳明里热伤津；糜烂潮红为大肠湿热下注。肛口弛而不张为元气不足；直肠脱出肛外为中气下陷。肛门瘙痒，会阴部搔痕潮湿，常是蛲虫病。

（4）辨斑疹。一般说来，点大成片，不高出皮肤，压之不褪色者，称为斑；点小量多，高出皮肤，压之褪色者，称为疹。斑疹在儿科多见于外感时行疾病，如麻疹、奶麻、风痧、丹痧、水痘等，也可见于内伤疾病，如紫癜。

斑分阴阳，阳斑指热毒阳证发斑，多见于温病热入营血，其斑大小不一，色泽鲜红或紫红，伴发热等症。阴斑多因伤或者伴有外感而发，色淡红者多气不摄血，色淡紫者多阴虚内热，色紫红者多血热夹瘀。

疹有疱疹、丘疹，以疹内是否有液体而区分。疱疹内液色清，见于水痘；疱疹内液混浊，见于脓疱疮。丘疹细小暗红，先稀后密，面部尤多，常见于麻疹；疹细稠密，色如玫瑰，热退出疹，常见于奶麻；疹点稀疏，色泽淡红，身热不甚，常见于风痧；肤红如锦，稠布疹点，身热舌绛，常见于丹痧；斑丘疹大小不一，如云出没，瘙痒难忍，常见于荨麻疹。

（5）察二便。新生儿生后3～4天内，大便呈黏稠糊状，墨绿色，无臭气，日行2～3次，称为胎粪。

母乳喂养之小儿大便呈卵黄色，偶带绿色，稍有酸臭气，稠度均匀，日行3次左右。牛乳、羊乳喂养为主者，大便色淡黄，质较干硬，有臭气，日行1～2次。小儿饮食过渡到与成人相同时，大便亦与成人相似。

大便性状变稀，次数、数量、容积增加，是为泄泻。大便稀薄如水，色黄夹黏液，气味臭秽，为湿热蕴结肠腑；大便质稀色清，夹泡沫，臭气轻，腹痛重，为风寒湿滞大肠；大便稀薄色淡，夹乳片，气味酸臭，为伤乳积滞泄泻；大便稀薄色黄，夹未消化食物残渣，气味腐臭，为伤食积滞泄泻；大便质稀溏，夹未消化物，色淡不臭，食后易泻，为脾虚食滞不化；大便清稀，完谷不化，滑泄不止，为脾肾阳虚失煦。便泄赤白黏冻，伴里急后重，多为湿热下痢；大便色泽灰白不黄，多系胆道阻滞。

小便清澈量多为寒，包括外感寒邪或阳虚内寒；小便色黄量少为热，包括邪热伤津或阴虚内热。尿色深黄，为湿热内蕴；黄褐如浓茶，见于湿热黄疸。尿色红或镜检红细胞增多为尿血，可由多种病证引起，大体鲜红为血热妄行，淡红为气不摄血，红褐为瘀热内结，暗红为阴虚血热。

（6）看指纹。指纹是指食指桡侧的浅表静脉。婴幼儿皮肤薄嫩，络脉易于显露，故儿科对于3岁以下小儿常以看指纹作为望诊内容之一。

指纹分三关，自虎口向指端，第1节为风关，第2节为气关，第3节为命关（图4-1）。

看指纹时，要将小儿抱于向光处，检查者用左手食指、拇指握住小儿食指末端，用右手拇指在小儿食指桡侧从命关向风关轻轻按

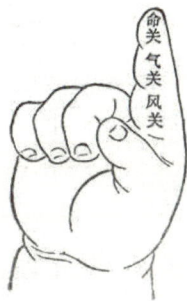
图4-1　小儿指纹望诊

推几次，使指纹显露。

指纹辨证纲要，可以归纳为"浮沉分表里，红紫辨寒热，淡滞定虚实，三关测轻重"。浮，指指纹浮现，显露于外，主病邪在表；沉，指指纹沉伏，深而不显，主病邪在里。纹色鲜红浮露，多为外感风寒；纹色紫红，多为邪热郁滞；纹色淡红，多为内有虚寒；纹色青紫，多为瘀热内结；纹色深紫，多为瘀滞络闭，病情深重。指纹色淡，推之流畅，主气血亏虚；指纹色紫，推之滞涩，复盈缓慢，主实邪内滞，如食积、痰湿、瘀热等。三关是就指纹长短而言，纹在风关，示病邪初入，病情轻浅；纹达气关，示病邪入里，病情较重；纹进命关，示病邪深入，病情加重；纹达指尖，称透关射甲，若非一向如此，则可能提示病情危重。但需注意到，望指纹应当结合患儿无病时的指纹状况，以及患病后的其他各种临床表现，全面加以分析，才能准确辨证。

2. 闻诊、问诊 闻诊，是医生运用听觉、嗅觉诊察病情的方法。听声音包括听小儿的啼哭、呼吸、咳嗽、言语等，嗅气味包括嗅口气、大小便臭气等。

儿科问诊通常以询问患儿亲属或保育者为主，年龄较大的患儿也可以作为问诊的对象，但对其所诉是否可靠要加以分析。儿科问诊要注意询问一般情况和个人史，尤其是个人史中的生产史、喂养史、生长发育史、预防接种史。

3. 切诊 切诊是医生用手指切按患者体表以诊察疾病的方法。切诊包括按诊和脉诊两部分，都应尽可能在患儿安静的状态下进行。按诊与大人无异。小儿脉诊，一般用于3岁以上儿童。小儿寸口脉位短，切脉时可以用"一指定三关"法，即以医生右手的食指或拇指一指指腹按于患儿寸口部切脉。

在此特别讨论小儿诊脉，正常小儿脉象平和，较成人细软而快。年龄越小，脉搏越快。若按成人正常呼吸定息计算，初生婴儿一息7～8至，一到三岁6～7至，四到七岁约6至，八到十三岁约5至。若因活动、啼哭等而使脉搏加快，不可认作病态。小儿病理脉象分类，一般比成人简化，儿科基本脉象分浮、沉、迟、数、有力、无力6种。浮脉主表证，沉脉主里证，迟脉主寒证，数脉主热证，有力主实证，无力主虚证。6种脉象可以兼见，如浮数主外感风热，沉迟主阳气虚弱，脉数有力主实热证，脉数无力主虚热证等。当然，除以上6种脉象之外，其他脉象在儿科也可见到，如滑脉见于热盛、痰湿、食滞，洪脉见于气分热盛，结脉见于气血亏虚或寒凝瘀滞，代脉见于气血虚衰，弦脉见于惊风、腹痛、痰饮积滞等。

中医临床常见病预防调护的基本规律

一、预防

中医重视"治未病"，强调防患于未然，即以预防为主，可以有效降低疾病的发病率、复发率和病死率。"上工治未病"是中医学防治疾病的重要思想，包括四个方面：未病养生，防病于先；欲病救萌，防微杜渐；已病早治，防其传变；瘥后调摄，防其复发。

1. 未病养生，防病于先　即对于健康无病之人，重在养生调摄，预防疾病的发生。如《素问·上古天真论》所说"虚邪贼风，避之有时；恬淡虚无，真气从之；精神内守，病安从来？"强调对外邪要注重防御，尤其在疾病流行期间，要尽量躲避外邪的侵袭；而平素则应调畅情志，养生健体，对于卫表体虚者，亦可服玉屏风散等药物提高机体抵抗力，以防止疾病的发生。

2. 欲病救萌，防微杜渐　欲病指欲作未发，包括病情潜隐，尚未显露，几乎无自觉症状，或指病情轻浅，仅有先兆表现。对于这些欲病未病状态，要求医生有精湛的诊疗技术，详审细察，见微知著，救其萌芽。欲病是未病的重要阶段，只有及时治疗，防患于未然，才不致发展为已病。

3. 已病早治，防其传变　包括三个方面的内容。首先，帮助患者树立战胜疾病的信心，克服悲观情绪，积极配合疾病的治疗。其次，在起病之初，就要时刻注意病情的发展趋向，抓紧诊治，掌握主动权，以防病势步步深入。最后，对于一些间歇性发作或有缓解期的疾病，把握未发作这一有利时机进行治疗，往往会取得事半功倍的效果，因为此时邪气已衰，正气来复，用药攻伐邪气，扶助正气，可使正盛邪退，疾病向愈或减少复发。

4. 瘥后调摄，防其复发　对于慢性病及大病新瘥的恢复期，由于正气不足体质尚虚，或兼有余邪未净，极易引起原有疾病的复发或引发新的疾病，因此要采取一定的措施以资预防。病情好转后应注意长期随访，定期复查。

二、调护

恰当的调护，有利于正气的恢复、邪气的祛除和促进患者早日康复。忽视调摄护理，不仅会延误康复时间，还会出现"食复""劳复"等情况，以致病情反复。因此，必须重视调摄护理。对于疾病的调护主要有以下四个方面。

1. 调摄情志 情志是机体对外界环境刺激的不同情绪反应。其中有代表性的七种正常情志活动，即喜、怒、忧、思、悲、惊、恐，称为"七情"。《内经》所言："怒则气上，喜则气缓，悲则气消，恐则气下，惊则气乱，思则气结。"又曰："怒伤肝，喜伤心，思伤脾，忧伤肺，恐伤肾。"因此，愤怒时要控制，以宽容心对待；过喜时要收敛，以平常心对待；悲伤时转移情绪；忧伤时要学会释放；惊慌时要镇定，保持乐观向上的良好心态。

2. 合理运动 《吕氏春秋》中指出："流水不腐，户枢不蠹，动也。形气亦然，形不动则精不流，精不流则气郁。"这句话充分说明了运动的重要性。运动要讲究因地而异、因人而异、因时而异、因病而异等原则。合适的运动如舞蹈、散步、引导、按摩等可促进精气流通、气血畅达，增强抗御病邪的能力。

3. 饮食调护 汉代张仲景说："所食之味，有与病相宜，有与身为害。若得宜则益体，害则成疾。"因此，必须保证均衡营养、合理膳食。合理的膳食对于已有发病倾向者，可在一定程度上防止疾病的发生；对已患病者可在一定程度上起到增强体质、治疗疾病或缓解症状的作用，从而加速患者身心的全面康复，促进健康，延年益寿。

4. 保持良好生活习惯 随着现代社会的进步，生活节奏不断加快，人们承受的社会压力越来越大，许多人为了缓解压力而形成了一些不良的生活习惯，其中吸烟、酗酒、熬夜、缺少运动等是危害较大的不良生活方式。吸烟有害健康是已经证实的科学结论。适量饮酒可促进循环，扩张血管，解除疲劳，但长期过量饮酒，则加大了心脑血管及脾胃等疾病发生的危险。充足的睡眠可以帮助机体消除疲劳并增强免疫力。因此，戒烟、限酒、保证充足睡眠、坚持适当运动对维持机体的健康有重要的积极作用。

各 论

第 六 章
中医内科常见病

扫一扫，看课件

第一节 感 冒

感冒是感受触冒风邪，导致邪犯肺卫的常见外感疾病，临床表现为恶寒、发热、鼻塞、流涕、喷嚏、咳嗽、头痛、脉浮等。

【病因】

1. 外感六淫，风邪为主　风为六淫之邪，流动于四时之中，故外感为病，常以风邪为先导。因四时六气各有偏盛，故风邪常与当令之气相合伤人，而表现为不同证型。如深秋、冬令季节，风与寒合，多为风寒证；春夏温暖之时，风与热合，多见风热证；夏秋之交，暑多夹湿，每又表现为风暑夹湿证。但一般以风寒、风热证多见，暑湿证次之。至于梅雨季节之夹湿、秋季兼燥等，亦每可见之。

2. 时行疫毒　气候突变、寒温失常，如春季应暖而反寒，冬季应寒而反温等，非时之气夹时行疫毒伤人，多具有病情重和有流行性、传染性等特点，发病不限于季节。

【病位】

感冒的病位主要在肺卫，在表。

【病机】

感冒的基本病机是邪犯肺卫，营卫失和。外邪通过口鼻、皮毛两种途径侵犯肺卫，是否发病取决于卫气与邪气的相对强弱。卫气强则能抵御邪气的侵袭，保持营卫调和而不发病；邪气盛则导致营卫失和而发病。

【诊断要点】

1.病史　四季皆可发病，而以冬、春两季为多，多有风吹、受凉、淋雨、接触时行疫毒人群等病史。

2.临床特征　可出现发热、恶寒、恶风、鼻塞、流涕、喷嚏、语声重浊或声嘶、头痛等，若夹暑、夹湿、夹燥，还可见相关兼症。时行感冒多突然起病，恶寒、高热，伴有周身肌肉关节酸痛、极度疲乏、食欲减退等全身症状，病情较普通感冒重，具有流行性、传染性，可传变入里。

3.辅助检查　血常规示白细胞总数、淋巴细胞升高；严重者胸部X线摄片可见肺纹理增粗。

【鉴别诊断】

普通感冒与时行感冒：普通感冒病情较轻，全身症状不重，少有传变，在气候变化时发病率可以升高，但无明显流行特点，若感冒1周以上不愈，发热不退或反见加重，应考虑感冒继发他病，传变入里；时行感冒病情较重，发病急，全身症状显著，易发生传变，化热入里，继发或合并他病，具有传染性、流行性。

【辨证论治】

本病辨证应区别风寒、风热和暑湿兼夹之证，还需注意虚体感冒的特殊性。治疗原则为调和营卫，因势利导，从表而解。

1.风寒束表证

证候：恶寒重，发热轻，无汗，头痛，肢节酸疼，鼻塞声重，时流清涕，喉痒，咳嗽，痰稀薄色白，舌淡红，苔薄白，脉浮或浮紧。

证机概要：风寒外束，卫气被郁，腠理闭塞，肺失宣降。

治法：辛温解表。

代表方：荆防达表汤或荆防败毒散。

常用药：荆芥、防风、柴胡、薄荷解表疏风；羌活、独活散寒除湿，为治肢体疼痛之要药；川芎活血散风止痛；枳壳、前胡、桔梗宣肺利气；甘草化痰和中。

2. 风热犯表证

证候：发热重，微恶风寒，流稠涕，头痛，口渴咽干，咽喉疼痛，咳嗽，痰稠，舌红，苔薄黄，脉浮数。

证机概要：风热犯表，热郁肌腠，营卫失和，肺失清肃。

治法：辛凉解表。

代表方：银翘散或葱豉桔梗汤。

常用药：金银花、连翘辛凉透表、清热解毒；薄荷、荆芥、淡豆豉疏风解表；桔梗、牛蒡子、甘草宣肺祛痰、利咽散结；竹叶、芦根甘凉轻清，清热生津止渴。

3. 暑湿伤表证

证候：发生于夏季，面垢身热汗出，但汗出不畅，恶风，身热不扬，身重倦怠，头昏困重，或有鼻塞流涕，咳嗽痰黄，胸闷欲呕，小便短赤，舌红苔薄黄而腻，脉濡数。

证机概要：风邪夹暑湿阻遏卫表，营卫不和，肺气不清。

治法：清暑祛湿解表。

代表方：新加香薷饮。

常用药：香薷发汗解表；金银花、连翘、鲜荷叶、鲜芦根清热解暑；厚朴、扁豆和中化湿。

4. 时行感冒

证候：突然寒战、高热、头痛、全身酸痛、疲乏无力、鼻塞、流涕、干咳、胸痛、恶心、食欲不振，小便赤，大便干，舌红或绛，苔薄黄而干，脉数。

证机概要：时行疫毒之邪阻遏卫表，营卫不和，肺气不清，甚则伤及他脏。

治法：清热解毒，疏风透表。

代表方：防风通圣散。

常用药：防风、荆芥、薄荷、麻黄轻浮升散，解表散寒；大黄、芒硝破结通幽；栀子、滑石、黄芩、连翘清热解毒；桔梗、石膏清肺泻胃；川芎、当归、芍药和血补肝；甘草缓峻而和中；白术健脾而燥温。

【中医适宜技术】

1. 单方验方

（1）姜葱糖水：生姜 10～30g，将其捣烂，加适量红糖、葱白 2 段，水煎煮，趁热服，服后盖被取微汗出，每日 1 剂。适用于风寒感冒。

（2）紫苏叶茶：紫苏叶 16g，晒干揉成粗末，沸水冲泡，加红糖适量，代茶频饮。适用于风寒感冒初期。

（3）藿荷饮：鲜藿香叶 10g，鲜荷叶 15g，冰糖适量，煎水饮。适用于暑湿感冒。

（4）金菊薄荷茶：金银花 15g，菊花 10g，薄荷 3g，放入茶杯中，用沸水冲泡，焖泡 10 ～ 15 分钟即可，代茶频饮。适用于风热感冒。

2. 中成药

（1）感冒清热颗粒：疏风散寒、解表清热。适用于风寒感冒。

（2）九味羌活丸：解表、散寒、除湿。适用于外感风寒夹湿证。

（3）银翘解毒丸：辛凉解表、清热解毒。适用于风热感冒。

（4）双黄连口服液：疏风解表、清热解毒。适用于风热感冒。

（5）藿香正气丸：解表化湿、理气和中。适用于暑湿感冒。

3. 简易治疗技术

（1）刮痧疗法：头部、项肩部、背部刮痧，适用于风寒、风热、暑湿感冒。

（2）拔火罐法：督脉和膀胱经，闪火法拔罐并走罐，适用于风寒感冒。

（3）针灸疗法：取穴风门、风池、列缺、合谷等，毫针刺，用泻法，每日 1 次，每次留针 20 ～ 30 分钟，适用于风寒感冒；取大椎、曲池、合谷、鱼际、外关穴等，毫针刺，用泻法，每日 1 次，每次留针 20 ～ 30 分钟，适用于风热感冒；取大椎、肺俞或足三里艾灸，适用于经常感冒者。

（4）穴位敷贴疗法：细辛、甘遂、延胡索、白芥子四药等份研细末，和匀制作药饼并蒸透，趁热置于穴位上，敷以温灸膏固定，3 ～ 6 小时后取下。取穴身柱、魄户（双）、玉堂、中脘、气海、天枢（左），每周 1 次，连续敷贴 6 次；适用于肺脾亏虚，反复感冒。

【转归预后】

风寒感冒，寒热不退，邪气可化热而见口干欲饮、痰转黄稠、咽痛等症状。风热感冒日久不愈，损伤肺阴，可出现干咳少痰、口干欲饮等症状。反复感冒，正气耗散，可由实转虚，或在素体亏虚的基础上反复感邪，以致正气愈亏，而成本虚标实之证。感冒未及时控制亦有转化为咳嗽、心悸、水肿等其他疾病者。

一般而言，感冒预后良好，病程较短而易愈。老年人、婴幼儿、体弱患者和时行感冒重症者易诱发其他宿疾而使病情恶化甚至出现严重后果。

【预防调护】

（1）加强体育锻炼，增强机体适应气候变化的调节能力，在气候变化时适时增减衣服，注意防寒保暖。

（2）在时行感冒流行的季节，预防服药可使感冒的发病率降低，常用药物有贯众、大青叶、板蓝根、鱼腥草、葛根、金银花、连翘、黄芪、黄芩、荆芥等。

（3）感冒患者应适当休息，避免过度劳累，多饮水，饮食以素食流质为宜，慎食油腻难消化之物，更忌生冷不洁食物。

（4）卧室空气应流通，但不可直接吹风。

（5）为保留芳香挥发有效物质，药物煎煮时间宜短，无汗者宜服药后进食热粥或覆被以促汗出解表，汗后及时更换干燥洁净衣服以免再次受邪。

📖 案例选粹

患者某，女，32岁。

2005年春天突感发热恶寒，体温高达40℃以上。经医院中西医结合治疗1周余，诸症未减。诊察时身热如火又恶寒明显，头痛在头额、两侧及后头项部，满脑皆痛，一身疼痛明显，口渴，口苦，自汗，舌苔黄白相兼，脉弦数有力。中医诊断：感冒（寒热夹杂）。治疗：宜寒热同治，方用柴葛解肌汤。诸症速平。

按语：患者身热如火又恶寒明显，深合前人所谓"有一分恶寒（发热），便有一分表证"，病属"感冒"无疑。头痛前额属阳明，两侧属少阳，后脑部属太阳，"三阳"均见头痛，三阳为表，舌苔白，此为寒邪遏表；口渴，口苦，汗出，脉弦数，舌苔兼黄，此为热邪。本案当属寒热夹杂之感冒。治疗宜寒热同治，方用柴葛解肌汤，诸症速平。[龙玲，李点，姚欣艳，等.熊继柏教授辨治感冒经验.中华中医药杂志，2014，29(07)：2253.]

练习题

A1 型题

1. 感冒的病位在（　　　）

   A. 心　　　　　B. 肺卫　　　　　C. 肝　　　　　D. 脾　　　　　E. 肾

2. 感冒的基本病机是（　　　）

   A. 邪犯于肺，肺气上逆　　　　　B. 卫表不和，肺失宣肃

   C. 风热犯表，卫表失和　　　　　D. 风寒外束，卫阳被郁

   E. 暑湿遏表，卫表不和

3. 下列各项，对于鉴别普通感冒与时行感冒无意义的是（　　　）

   A. 病情轻重　　　　　B. 有无流行性　　　　　C. 有无传变

   D. 病程长短及预后　　　　　E. 有无发热

A2 型题

1. 朱某，男，41岁。鼻塞，流黄浊涕，发热1天，体温39℃。微恶风，头胀痛，咳

嗽咳痰，痰黄黏，咽喉红肿疼痛，口干欲饮，舌苔薄白微黄，舌边尖红，脉浮数。其诊断是（　　　）

  A. 常人感冒风寒束表证   B. 常人感冒暑湿伤表证

  C. 常人感冒风热犯表证   D. 虚体感冒气虚感冒证

  E. 虚体感冒阴虚感冒证

  2. 王某，男，45岁。发热1天，微恶风，汗少，肢体酸重，头昏重胀痛，咳嗽痰黏，鼻流浊涕，心烦口渴，渴不多饮，胸闷脘痞，泛恶，腹胀便溏，舌苔薄黄而腻，脉濡数。其治疗应首选的方剂是（　　　）

  A. 银翘散 B. 加减葳蕤汤 C. 荆防达表汤 D. 新加香薷饮 E. 参苏饮

  3. 李某，女，25岁。发热恶寒1天，无汗，头痛身痛，鼻塞声重，时流清涕，咽痒咳嗽，咳痰稀薄色白，舌苔薄白而润，脉浮紧。此病证的证机概要是（　　　）

  A. 风热犯表，热郁肌腠，卫表失和，肺失清肃

  B. 暑湿遏表，湿热伤中，表卫不和，肺气不清

  C. 气虚卫弱，风寒乘袭，气虚无力达邪

  D. 阴亏津少，外受风热，表卫失和，津液不能作汗

  E. 风寒外束，卫阳被郁，腠理闭塞，肺气不宣

B1 型题

  A. 恶寒重，发热轻，鼻涕、痰液清稀色白，咽不痛

  B. 身热不扬，恶风少汗，头昏身重，胸闷纳呆

  C. 恶寒轻，发热重，鼻涕、痰液稠厚色黄，咽痛

  D. 除感冒症状外，兼有平素神疲体弱、气短懒言

  E. 除感冒症状外，兼有口干咽燥、干咳少痰，舌红少苔

1. 常人感冒暑湿伤表证主症特点是（　　　）

2. 虚体感冒气虚感冒证主症特点是（　　　）

第二节　咳　嗽

  咳嗽是因外感六淫或内邪犯肺，肺失宣降，上逆作声，咳吐痰液而为病。分别言之，有声无痰为咳，有痰无声为嗽，一般多为痰声并见，难以截然分开，故以咳嗽并称。

【病因】

  1. 外感六淫 外感咳嗽多因起居不慎，寒温失宜，或过度疲劳，肺的卫外功能减退或失调，以致在天气冷热失常，气候突变的情况下，六淫之邪，从口鼻或皮毛而入，侵袭肺

卫，肺失宣降，导致咳嗽。故《河间六书·咳嗽论》谓："寒、暑、燥、湿、风、火六气，皆令人咳。"由于四时主气不同因而人体所感受的致病外邪亦有区别。风为六淫之首，其他外邪多随风邪侵袭人体，所以外感咳嗽常以风为先导，或夹寒，或夹热，或夹燥，表现为风寒、风热、风燥相合为病。张景岳认为："六气皆令人咳，风寒为主。"

2. 内邪犯肺　内伤咳嗽总由脏腑功能失调、内邪犯肺所致，可分为他脏犯肺和肺脏自病两端。他脏犯肺可因嗜烟好酒，烟酒辛温燥烈，熏灼肺胃；或因过食肥甘辛辣炙煿，酿湿生痰；或因平素脾运不健，饮食精微不归正化，变生痰浊，肺脉连胃，痰邪上干，乃生咳嗽；或由情志不遂，郁怒伤肝，肝失条达，气机不畅，日久气郁化火，因肝脉布胁而上注于肺，故气火循经犯肺，发为咳嗽。肺脏自病者，常因肺系疾病迁延不愈，阴伤气耗，肺的主气功能失常，以致肃降无权，肺气上逆作咳。

【病位】

咳嗽的病位主要在肺，与肝脾有关，久病及肾。

【病机】

咳嗽基本病机是邪犯于肺，肺气上逆。因肺主气，司呼吸，上连气道、喉咙，开窍于鼻，外合皮毛，内为五脏华盖，其气贯百脉而通他脏，不耐寒热，称为"娇脏"，故肺易受内外之邪侵袭而致宣肃失司。肺脏为了祛除病邪外达，以致肺气上逆，冲激声门而发为咳嗽。

【诊断要点】

1. 病史　外感咳嗽，多为新病，起病急，病程短；内伤咳嗽，多为久病，反复发作，病程长。

2. 临床特征　外感咳嗽，常伴恶寒、发热、头痛等肺卫表证。内伤咳嗽，可伴脾虚不运、内热、阴亏等他脏证候。

3. 辅助检查　血常规示白细胞总数升高；严重者胸部 X 线摄片可见肺纹理增粗。

【鉴别诊断】

咳嗽与咳喘：咳嗽仅以咳嗽为主要临床表现，不伴喘证；咳喘则咳而伴喘，常因咳嗽反复发作，由咳致喘，临床以咳喘并作为特点。

【辨证论治】

咳嗽的辨证，首当区别外感与内伤。外感当分风寒、风热、风燥的不同；内伤当区分定位不同的脏腑与区分虚实。治疗应分清邪正虚实。外感咳嗽多是新病，起病急，病程短，常伴肺卫表证，属于邪实，治以祛邪利肺；内伤咳嗽多为久病，常反复发作，病程长，可伴见他脏形证，多属邪实正虚，治当祛邪止咳、扶正补虚，标本兼顾，分清虚实主次处理。

1. 外感咳嗽

（1）风寒袭肺证

证候：咳嗽声重，气急，咽痒，咳痰稀薄色白，常伴鼻塞，流清涕，头痛，肢体酸楚，或见恶寒发热，无汗等表证，舌苔薄白，脉浮或浮紧。

证机概要：风寒袭肺，肺气失宣。

治法：疏风散寒，宣肺止咳。

代表方：三拗汤、小青龙汤。

常用药：麻黄宣肺散寒；杏仁、桔梗、前胡、甘草、橘皮等宣肺利气、化痰止咳。

（2）风热犯肺证

证候：咳嗽频剧，气粗或咳声嘶哑，喉燥咽痛，咳痰不爽，痰黏稠或黄，咳时汗出，常伴鼻流黄涕，口渴，头痛，或见恶风、身热等表证，舌薄黄，脉浮数或浮滑。

证机概要：风热犯肺，肺失清肃。

治法：疏风清热，宣肺止咳。

代表方：桑菊饮。

常用药：桑叶、菊花、薄荷、连翘疏风清热；前胡、牛蒡子、杏仁、桔梗、大贝母、枇杷叶清肃肺气、化痰止咳。

（3）风燥伤肺证

证候：干咳，连声作呛，喉痒，咽喉干痛，唇鼻干燥，无痰或痰少而粘连成丝，不易咯出，或痰中带有血丝，口干，初起或伴鼻塞、头痛、微寒、身热等表证，舌质红干而少津，苔薄白或薄黄，脉浮数或小数。

证机概要：风燥伤肺，肺失清润。

治法：疏风清肺，润燥止咳。

代表方：桑杏汤。

常用药：桑叶、薄荷、豆豉疏风解表；杏仁、前胡、牛蒡子肃肺止咳；南沙参、贝母、天花粉、梨皮、芦根生津润燥。

2. 内伤咳嗽

（1）痰湿蕴肺证

证候：咳嗽反复发作，咳声重浊，痰多，因痰而咳，痰出咳平，痰黏腻或稠厚成块色白，每于早晨或食后则咳甚痰多，进食甘甜油腻食物加重，胸闷脘痞，呕恶食少，体倦，大便时溏，舌苔白腻，脉象濡滑。

证机概要：脾湿生痰，上渍于肺，壅遏肺气。

治法：燥湿化痰，理气止咳。

代表方：二陈平胃散合三子养亲汤。

常用药：半夏、陈皮、茯苓、苍术、厚朴燥湿化痰；杏仁、紫苑、款冬花温肺降气。

（2）痰热郁肺证

证候：咳嗽，气息粗促，或喉中有痰声，多质黏厚或稠黄，咳吐不爽，或有热腥味，或咳血，胸胁胀满，咳时引痛，面赤，或有身热，口干而黏，欲饮水，舌质红舌苔薄黄腻，脉滑数。

证机概要：痰热壅肺，肺失清肃。

治法：清热肃肺，化痰止咳。

代表方：清金化痰汤。

常用药：黄芩、山栀子、知母、桑白皮清泄肺热；杏仁、贝母、瓜蒌、海蛤壳、竹沥、半夏、射干清肺化痰。

（3）肝火犯肺证

证候：上气咳逆阵作，咳时面赤，咽干口苦，常感痰滞咽喉而咳之难出，量少质黏，或如絮条，胸胁胀痛，咳时引痛，症状可随情绪波动而增减，舌红，苔薄黄少津，脉弦数。

证机概要：肝郁化火，上逆侮肺。

治法：清肺泄肝，顺气降火。

代表方：黛蛤散加泻白散。

常用药：桑白皮、地骨皮、黄芩清肺热；山栀子、丹皮泻肝火；青黛、海蛤壳化痰热；梗米、甘草和胃气；苏子、竹茹、枇杷叶降逆气。

（4）肺阴亏耗证

证候：干咳，咳声短促，痰少黏白，或痰中带血丝，或声音逐渐嘶哑，口干舌燥或午后潮热，颧红，盗汗，口干，日渐消瘦，神疲，舌红少苔，脉细数。

证机概要：肺阴亏虚，虚热内灼，肺失润降。

治法：滋阴润肺，化痰止咳。

代表方：沙参麦冬汤。

常用药：沙参、麦冬、花粉、玉竹、百合滋养肺阴；甘草甘缓和中；贝母、杏仁润肺化痰；桑白皮、地骨皮清肺泄热。

【中医适宜技术】

1. 单方验方

（1）紫苏、陈皮各10g，白萝卜汁12g，加水120mL，煎成60mL，加红糖10g，趁热温服。用于风寒咳嗽。

（2）枇杷叶、桑白皮各 10g，桔梗、白前各 6g，水煎服。用于痰热咳嗽。

（3）川贝母 6g，雪梨 1 个，冰糖 15g，蒸服。用于阴虚咳嗽。

2. 中成药

（1）风寒咳嗽颗粒：疏风散寒，宣肺解表。适用于风寒咳嗽。

（2）桑菊感冒片：解表清热，宣肺止咳。适用于风热咳嗽。

（3）川贝枇杷糖浆：疏风清肺，润燥止咳。适用于风燥咳嗽。

（4）橘红痰咳液：燥湿化痰，理气止咳。适用于痰湿咳嗽。

（5）清肺宁嗽丸：清热豁痰止咳。适用于痰热咳嗽。

3. 简易治疗技术

（1）刮痧疗法：肩部、背部刮痧，适用于风寒、风热、痰湿咳嗽。

（2）拔火罐法：于膀胱经闪火法拔罐并走罐，适用于风寒咳嗽。

（3）针灸疗法：外感咳嗽以列缺、合谷、肺俞为主穴。风寒加风门；风热加大椎、风池；咽喉痛加少商放血。内伤咳嗽以太渊、三阴交、肺俞、中府为主穴；痰湿侵肺加阴陵泉、丰隆；肝火灼肺加行间、鱼际；肺阴亏损加膏育、太溪。咳血加孔最；胸痛配膻中；胁痛加阳陵泉；咽喉干痒加太溪；盗汗加阴郄；面肢浮肿、小便不利加阴陵泉、中极；气短乏力加足三里、气海。

（4）耳尖放血：耳尖穴常规消毒后，用消毒针头点刺耳尖令其出血，并不断挤压，两耳交替，3～4 天放血 1 次，适用于风热咳嗽患者。

【转归预后】

外感咳嗽其病尚浅而易治，但燥与湿二者为病者较为缠绵。内伤咳嗽多呈反复发作，其病较深，治疗难取速效。如痰湿咳嗽之部分老年患者，病久肺脾两伤，可出现痰从寒化为饮、病延及肾的转归，表现为寒饮伏肺或肺气虚寒之痰饮咳喘。而肺阴亏虚咳嗽，如延误失治，可成为劳损。部分患者病情逐渐加重，病变由肺、脾、肾累及于心。

【预防调护】

（1）加强锻炼，增强抗病能力。注意气候变化，防止受凉，特别秋冬季节，注意胸、背、腹部保暖，以防外感。

（2）咳嗽患者应注意保持室内空气流通，避免煤气、尘烟等刺激。咳嗽期间，适当休息，多饮水，饮食宜清淡，避免腥、辣、油腻之品。

📚 案例选粹

患者某，女，42岁。

2008年12月10日初诊。主诉：患者咳嗽、咽痒10周。曾自购西瓜霜润喉片、蜜炼川贝枇杷膏等服用，也曾在当地医院静滴抗生素等治疗10余天，服麻杏甘石汤合止咳散加减治疗，咳嗽时轻时重，咽痒则咳。刻下症见：咳嗽咽痒，夜间及清晨咳嗽较频，痰白黏量少，稍感鼻塞，口干欲温饮，纳食一般，遇风受凉则咳甚，大便不干结，舌质红略暗，舌苔白腻微黄，两寸脉稍浮。中医诊断：咳嗽（寒邪滞肺证）。治疗：温肺煎合二陈汤加减。诸症速平。

按语：本例患者内有阳气虚弱，易招致外邪"直入手太阴肺"，尤以风寒为首位。临证观察发现病程数月的患者就诊时仍有外感征象者不少，可能与正虚祛邪乏力或外邪反复侵袭有关。风寒之邪未及时温宣、温散，致夹湿化热，留恋于肺系，气机不利，咳嗽不止。治疗重在温宣、温散，使寒湿之邪有出路，郁热自清。最后可通过增强机体和气道的防御能力，从根本上防止本病的复发。［张元兵，胡春媚，王丽华. 国医大师洪广祥教授辨治慢性咳嗽经验探要. 中华中医药杂志，2014, 29(11): 3446.］

练习题

A1 型题

1. 外感咳嗽治疗原则是（　　　）

　　A. 祛邪利肺　　　B. 疏风散寒　　　C. 调和营卫　　　D. 解表发汗　　　E. 祛风化痰

2. 治疗痰热郁肺咳嗽的主方是（　　　）

　　A. 桑菊饮　　　B. 麻杏石甘汤　C. 泻白散　　　D. 清金化痰汤　E. 清肺汤

3. 咳嗽肺阴亏耗证与肺痨肺阴亏损证的鉴别点在于有无（　　　）

　　A. 干咳　　　B. 咳血　　　C. 潮热　　　D. 胸部隐痛　　　E. 痰少而黏

A2 型题

1. 患者，女，32岁。1个月前感冒后咳嗽，服药后无明显好转。现干咳，咳血，咽燥，盗汗，午后潮热，面色颧红，舌红少津，脉细数。其辨证为（　　　）

　　A. 肺气虚　　　B. 肺阴虚　　　C. 气阴两虚　　　D. 心阴虚　　　E. 肾阴虚

2. 本病证型为（　　　）

　　A. 风热犯肺　　　B. 风燥伤肺　　　C. 肝火犯肺　　　D. 肺阴亏虚　　　E. 痰热郁肺

3. 本病当诊断为（　　　）

　　A. 感冒　　　B. 咳嗽　　　C. 肺痨　　　D. 肺胀　　　E. 肺痿

B1 型题

A. 麻黄汤　　　B. 杏苏散　　　C. 射干麻黄汤　　　D. 桑杏汤　　　E. 三拗汤

1. 风寒咳嗽常用方是（　　　）
2. 风燥咳嗽常用方是（　　　）

第三节　哮　病

哮病是因先天禀赋不足，或后天久病失养，肺、脾、肾三脏失和，产生宿痰，伏于肺中，诱因引触，阻塞气道，痰气搏击所引起的一种发作性肺系病证，临床主要表现为喉中哮鸣有声、呼吸急促困难，甚至喘息不能平卧。

【病因】

1. **外邪侵袭**　外感六淫之邪或吸入花粉、烟尘、异味气体等，肺失肃降，气不布津，聚液成痰，或引触宿痰。

2. **饮食不当**　过食生冷、嗜食肥甘厚味或具有特异体质的人误食海鱼、蟹、虾等食物，而致脾失健运，痰浊内生。

3. **体虚病后**　先天禀赋不足，或久病失养，以致肺失肃降，脾失健运，肾失温煦，气不化津，积湿成痰；或病后阴虚火旺，蒸液成痰，痰热胶固，伏于肺中。禀赋不足者多以肾虚为主，而病后失养者多以肺、脾虚为主。

【病位】

哮病的病位主要在肺、脾、肾。

【病机】

哮病是因先天禀赋不足，或后天久病失养，肺、脾、肾三脏失和，肺不能布散津液，脾不能运化精微，肾不能蒸化水液，以致津液凝聚成痰，伏藏于肺，成为发病的"夙根"，再因各种诱因而引发，痰随气升，气因痰阻，痰气壅塞于气道，气道狭窄挛急，通畅不利，痰气搏击发为本病。哮病为本虚标实之病，标实为痰浊，本虚为肺脾肾虚。本虚与标实互为因果，相互影响，故本病难以速愈和根治。

【诊断要点】

1. **病史**　多有过敏史，家族中可有哮病史，常由气候突变、饮食不当、情志失调、劳累等诱发。

2. **临床特征**　发作前有鼻痒、喷嚏、咳嗽、胸闷等先兆；发作时喉中哮鸣有声，呼吸困难，甚至张口抬肩，不能平卧，唇甲发绀，两肺可闻及哮鸣音，或伴有湿啰音。呈反复发作性。

3. 辅助检查　周围血象中嗜酸性粒细胞增高，痰液涂片可见嗜酸细胞，支气管激发试验或运动试验阳性，支气管扩张试验阳性。

【鉴别诊断】

1. 哮病与喘证　两者都有呼吸急促的表现，哮必兼喘，而喘未必兼哮。喘以气息言，以呼吸急促困难为主要特征；哮以声响言，以发作时喉中哮鸣有声为主要临床特征。哮病为一种反复发作的独立性疾病，喘证并发于急慢性疾病过程中。

2. 哮病与支饮　支饮虽然也有痰鸣气喘的症状，但多系部分慢性咳嗽经久不愈，逐渐加重而成，病势时轻时重，发作与间歇界限不清，咳和喘重于哮鸣；而哮病间歇发作，突然发病，迅速缓解，哮鸣重而咳轻，或不咳，两者有显著的不同。

【辨证论治】

哮病当先辨虚实，发作时以邪实为主，未发时以正虚为主，但久病正虚者，发时每多虚实错杂；再辨痰之寒热以及是否兼有表证。治疗原则为"发时治标，缓时治本"。

1. 发作期

（1）冷哮证

证候：喉中痰鸣如水鸡声，呼吸急促，喘憋气逆，胸膈满闷如塞，咳不甚，痰少咳吐不爽，白色黏痰，面色晦暗，口不渴，或渴喜热饮，天冷或遇寒而发，形寒怕冷，舌淡苔白滑，脉弦紧或浮紧。

证机概要：寒痰伏肺，遇寒触发，痰升气阻，肺失宣降。

治法：宣肺散寒，化痰平喘。

代表方：射干麻黄汤或小青龙汤。

常用药：射干、麻黄宣肺平喘、豁痰利咽；细辛、半夏、生姜温肺蠲饮降逆；紫菀、款冬花、甘草化痰止咳；五味子收敛肺气；大枣和中。

（2）热哮证

证候：气粗息涌，喉中痰鸣如吼，胸高胁胀，张口抬肩，咳呛阵作，咯痰色黄或白，黏浊稠厚，排吐不利，烦闷不安，汗出，面赤，口苦，口渴喜饮，舌质红，苔黄腻，脉弦数或滑数。

证机概要：痰热壅肺，壅阻气道，肺失清肃。

治法：清热宣肺，化痰定喘。

代表方：定喘汤。

常用药：麻黄、杏仁宣降肺气以平喘止哮；黄芩、桑白皮清肺热而止哮平喘；半夏、款冬花、苏子化痰止咳、降逆平喘；白果敛肺气以定喘，且可防麻黄过于耗散之弊；甘草和中，调和诸药。

（3）寒包热哮证

证候：喉中痰鸣有声，胸膈烦闷，呼吸急促，喘咳气逆，咳痰不爽，痰稠色黄，或黄白相间，烦躁，发热恶寒，无汗身痛，口干欲饮，大便偏干，舌苔白腻罩黄，脉弦紧。

证机概要：痰热壅肺，复感风寒，客寒包火，肺失宣降。

治法：解表散寒，清化痰热。

代表方：小青龙加石膏汤或厚朴麻黄汤。

常用药：麻黄散寒解表、宣肺平喘；石膏清泄肺热；厚朴、杏仁平喘止哮；生姜、半夏化痰降逆；甘草、大枣调和诸药。

（4）风痰哮证

证候：喉中痰盛，声如拽锯，或鸣声如吹笛，喘急胸满，但坐不得卧，痰白带泡，寒热不显，面色青黯，起病多急，发病前自觉有鼻、咽、眼、耳发痒，鼻塞流涕，喷嚏，胸闷，舌苔厚浊，脉滑实。

证机概要：痰浊伏肺，风邪引触，肺气郁闭，升降失司。

治法：祛风涤痰，降气平喘。

代表方：三子养亲汤。

常用药：白芥子温肺利气涤痰；苏子、杏仁降气化痰、止咳平喘；莱菔子行气祛痰；麻黄宣肺平喘；僵蚕祛风化痰；厚朴、半夏、陈皮燥湿化痰；茯苓健脾化痰。

（5）虚哮证

证候：喉中痰鸣如鼾，声低，气短息促，动则喘甚，发作频繁，甚则持续喘哮，口唇、爪甲青紫，咳痰无力，痰稀或质黏起沫，口不渴或咽干口渴，形寒肢冷或烦热，舌质淡或偏红，或紫黯，脉沉细或细数。

证机概要：哮病久发，痰气瘀阻，肺肾两虚，摄纳失常。

治法：补肺纳肾，降气化痰。

代表方：平喘固本汤。

常用药：党参、黄芪补益肺气；胡桃肉、沉香、脐带、冬虫夏草、五味子补肾纳气；苏子、半夏、款冬、橘皮降气化痰。

2. 缓解期

（1）肺脾气虚证

证候：气短声低，时有轻度哮鸣，痰多质稀色白，自汗怕风，常易感冒，倦怠无力，食少便溏，舌质淡，苔白，脉细弱。

证机概要：哮病日久，肺脾两虚，痰饮蕴肺，肺气上逆。

治法：健脾养肺，生津化痰。

代表方：六君子汤。

常用药：党参、白术健脾益气；山药、薏苡仁、茯苓甘淡补脾；半夏、橘皮燥湿化痰；五味子生津敛肺；甘草补气调中。

（2）脾肾两虚证

证候：短气息促，动则为甚，吸气不利，咳痰质黏起泡，脑转耳鸣，腰酸腿软，心慌，不耐劳累，或五心烦热，颧红，口干，舌红少苔，脉细数；或畏寒肢冷，面色苍白，舌胖，苔淡白，脉沉细。

证机概要：哮病久发，肺肾亏虚，气不归原，津凝为痰。

治法：补肺益肾。

代表方：生脉地黄汤合金水六君煎。

常用药：五味子、熟地、山萸肉、胡桃肉补肾纳气；人参、麦冬补益肺之气阴；茯苓、甘草益气健脾；半夏、陈皮理气化痰。

【中医适宜技术】

1. 单方验方

（1）胎盘粉：每次 3g，每日 2 次。适用于平时治本，可以减少发作。

（2）干地龙粉：每次 3g，每日 2 次，装胶囊开水吞服。适用于热哮治疗。

（3）平哮汤：炙麻黄 6～9g，炒杏仁 12g，桑白皮 20g，地龙 12g，蝉蜕 6g，蜈蚣 1～2 条，当归 12g，石韦 20g，细辛 5g，徐长卿 20g，生甘草 6g，每日 1 剂，水煎服。适用于支气管哮喘发作期及持续期，寒热不甚明显者。

2. 中成药

（1）蠲哮片：泻肺除壅，涤痰祛瘀，利气平喘。适用于以气喘痰壅瘀滞为主要表现的哮病实证。

（2）桂龙咳喘宁胶囊：止咳化痰，降气平喘。适用于寒哮及风痰哮。

（3）玉屏风颗粒：益气，固表，止汗。适用于表虚不固，自汗恶风，或体虚易感风邪者。

（4）平喘抗炎胶囊：降气化痰，止咳平喘。适用于热哮见咽喉肿痛、咳嗽气喘、胸满痰多者。

3. 简易治疗技术

（1）穴位敷贴疗法：白芥子、延胡索各 21g，细辛、甘遂各 12g，共研细末，分 3 次姜汁调成膏状，夏季三伏、冬季三九贴于肺俞、心俞、膈俞。适用于发作日久的虚寒性哮病。

（2）穴位埋线疗法：取穴列缺、肺俞、大椎、风门、膻中、关元、肾俞、太溪、丰隆、中脘、足三里，穴位埋线治疗；适用于支气管哮喘。

（3）针灸疗法：实证可针刺大椎、肺俞、定喘、丰隆、天突等穴；虚证宜灸大椎、命门、肺俞、脾俞、肾俞、三阴交、足三里等。

【转归预后】

哮病难治，迄今仍无特效的根治方法，强健体魄对缓解病情有肯定的疗效。若体质强，邪浊不重，治疗及时得当，一般服药后哮鸣、胸闷症状即可减轻，病情缓解。部分患者异地生活可以自愈。部分儿童及青少年至成年时，肾气日盛，正气渐充，可以终止发作。若反复发作，病由肺影响脾、肾、心，则易转为肺胀。若哮喘大发作，持续不解，可能转为喘脱或内闭外脱，预后较差，应及时行中西医结合救治。

【预防调护】

（1）注意气候变化，做好防寒保暖，防止外邪诱发。

（2）戒烟酒，避免接触刺激性气体，易致过敏的灰尘、花粉、食物、药物和其他可疑异物。

（3）饮食宜清淡而富有营养，忌生冷、肥甘、辛辣食物及海腥发物，以免伤脾生痰。

（4）鼓励患者根据个人身体情况进行适当的体育锻炼，增强体质，降低本病发作频率。

（5）保持心情舒畅，避免不良情绪的影响，劳逸适当，防止过度疲劳。

（6）哮喘发作时，应密切观察哮鸣、喘息、咳嗽、咯痰等病情的变化，哮鸣咳嗽痰多或痰黏难咳者，用拍背、雾化吸入等法，可助痰排出，心中悸动者，应限制活动，防止喘脱。

案例选粹

沃某，女性，69岁。

因"反复发作性哮鸣气喘20余年，加重5天"于2009年6月17日入院。患者20余年哮鸣气喘反复发作，每次发作均为重症哮喘，长期维持激素治疗效果不佳。既往有糖尿病、高血压病病史。症见：喉间哮鸣，喘促，不能平卧，咳嗽，咯白稀痰，胸闷，口唇紫绀，动则尤甚，语不能续，精神疲倦，面色苍白，冷汗出，四末欠温，大便3天未解，舌淡，苔白腻，脉弦数，尺脉无力。急查血气分析（吸氧状态下）：pH7.427，$PCO_2$30.3 mmHg，$PO_2$65 mmHg，BE-ecf1.5

mmol/L。胸部 X 线摄片：慢支肺气肿。中医诊断：哮证（冷哮）。西医诊断：支气管哮喘急性发作（重症）。入院后，中医方面治以温肺散寒疏风、化痰止哮平喘为法。予黄龙疏喘汤加减：麻黄 6g，地龙 10g，紫苏子 10g，炙枇杷叶 10g，炙款冬花 15g，细辛 3g，五味子 6g，桂枝 10g，干姜 10g，法半夏 10g，炙甘草 5g，熟附子 10g，白术 15g，党参 15g。每日 1 剂，水煎服。此外，予喘可治注射液肌肉注射以温肾纳气平喘，并根据肺与大肠相表里理论，予大黄粉调酒敷神阙穴通腑气、降肺气，针刺双侧足三里穴健脾益气扶正。经治疗后患者气促明显减轻，哮鸣音减少。6 天后上症好转，予加强健脾益肾固肺之力，在原方上加北芪 30g，补骨脂 15g，肉桂（焗服）5g，防风 10g，白术加量至 30g。治疗 10 天后病情稳定转普通病房，并持续好转出院。出院后定期门诊复诊以调补肺肾方加减调护，三伏天进行天灸治疗，患者哮喘发作明显减少，沙美特罗替卡松粉吸入剂吸入治疗用量减少，出院 6 年来未再有严重喘鸣气促发作，生活质量明显提高。

按语：方中麻黄辛温疏风散寒、宣肺平喘；地龙咸寒泄降，息风解痉定喘；麻黄与地龙相伍，一温一寒，一宣一降，恢复肺气之运转；紫苏子下气消痰；炙款冬花润肺下气；五味子酸收以制约麻黄等辛散之性。诸药合用，使风散挛消，肺气得以宣降，哮喘自平；桂枝辛温解表散寒，细辛味辛温肺化饮，熟附子辛热补火助阳，干姜辛热解表散寒，四者相伍，使寒气得以驱散，肺脏得以温养；法半夏辛温燥湿化痰；党参、白术补益肺气，诸药合用共奏温肺散寒疏风、化痰止哮平喘之功。[赖芳，翁燕娜，张燕，等 . 国医大师晁恩祥教授防治重症支气管哮喘经验总结 . 中国中医急症，2015, 24(10): 1767.]

练习题

A1 型题

1. 哮病发作时的基本病理变化是（　　　）

　A. 肺失宣降　　　B. 痰阻气闭　　　C. 伏痰引触　　　D. 肺气不清　　　E. 肺气虚寒

2. 哮病的治疗原则是（　　　）

　A. 扶正治本为主　　　　　　B. 发时治标，平时治本　　　　　　C. 攻邪治标为主

　D. 宣肺降逆为主　　　　　　E. 祛痰利气为主

3. 治疗哮病发作期冷哮证，应首选的方剂是（　　　）

　A. 定喘汤或越婢加半夏汤　　　B. 小青龙加石膏汤　　　　　C. 三子养亲汤

　D. 射干麻黄汤或小青龙汤　　　E. 平喘固本汤

A2 型题

1.陈某，男，21岁，反复发作气急痰鸣 10 年余。半小时前因外出感寒后，又出现喉中痰鸣如吼，喘而气粗息涌，咳痰色黄，黏浊稠厚，排吐不利，口苦，口渴喜饮，汗出，身热，舌苔黄腻，质红，脉滑数。其诊断是（　　　）

  A.哮病发作期寒包热哮证　　B.喘证表寒肺热证　　C.哮病发作期热哮证

  D.哮病发作期风痰哮证　　E.喘证痰热郁肺证

2.马某，女，35岁，反复发作气急痰鸣 6 年余。10 分钟前受寒复发，喉中哮鸣如水鸡声，呼吸急促，喘憋气逆，胸膈满闷如塞，咳不甚，痰少咯吐不爽，色白而多泡沫，渴喜热饮，形寒怕冷，面色青晦，舌苔白滑，脉浮紧。此病证的治法是（　　　）

  A.清热宣肺，化痰定喘　　　B.宣肺散寒，化痰平喘

  C.解表散寒，清化痰热　　　D.祛风涤痰，降气平喘

  E.补肺纳肾，降气化痰

3.患者，女，63岁，反复发作气急痰鸣三十年余。气短声低，自汗，怕风，常易感冒，倦怠无力，食少便溏，喉中时有轻度哮鸣，痰多质稀色白，舌质淡，苔白，脉细弱。其诊断是（　　　）

  A.哮病缓解期肺脾气虚证　　B.喘证肺气虚耗证

  C.哮病缓解期肺肾两虚证　　D.哮病发作期风痰哮证

  E.喘证肾虚不纳证

B1 型题

  A.三子养亲汤　　　　B.越婢加半夏汤　　　C.厚朴麻黄汤

  D.射干麻黄汤　　　　E.麻杏石甘汤

1.治疗寒包热哮证，首选的方剂是（　　　）

2.治疗风痰哮证，首选的方剂是（　　　）

第四节　肺　胀

  肺胀是由多种肺系慢性疾患反复发作，迁延不愈，导致肺气胀满，不能敛降的一种病证，临床主要表现为胸部膨满、憋闷如塞、喘息气促、咳嗽痰多、烦躁、心慌等。日久可见面色晦暗、唇甲发绀、脘腹胀满、肢体浮肿。其病程缠绵，时轻时重，经久难愈，重者可出现神昏、出血、喘脱等危重证候。

【病因】

1.久病肺虚　肺胀多见于内伤久咳、久喘、久哮等肺系慢性疾患，迁延失治，逐步发

展所致，是肺系慢性疾患的一种归宿。因此，肺系慢性疾患是肺胀的基本病因。

2.**感受外邪**　久病肺虚，卫外不固，腠理疏松，六淫之邪每易反复乘袭，诱使本病发作。

【病位】

肺胀的病位首先在肺，继则影响脾、肾，后期病及于心。

【病机】

肺胀的病理性质多属本虚标实。标实为痰浊、水饮、血瘀和气滞；本虚为肺、脾、肾气虚，晚期则气虚及阳，或阴阳两虚。多种肺系慢性疾患反复发作，致肺、脾、肾等多脏功能受损，形成了痰浊、水饮与血瘀等病理产物。痰浊、水饮的产生，初由肺气郁滞，脾失健运，津液不归正化而成，渐因肺虚不能布津，脾虚不能转输，肾虚不能蒸化，潴留益甚。血瘀的产生，与肺肾气虚，气不行血及痰浊壅阻，血涩不利有关；血瘀形成后，又因瘀而滞气，加重痰、气滞塞胸中，成为肺胀的重要病理环节。气虚气滞的形成：因气根于肾，主于肺，本已年老体虚，下元虚惫，加之喘咳日久，积年不愈，必伤肺气，反复发作，由肺及肾，必致肺肾俱虚。肺不主气而气滞，肾不纳气而气逆，气机当升不升，当降不降，肺肾之气不能交相贯通，以致清气难入，浊气难出，滞于胸中，壅塞于肺而成肺胀。心阳根于命门真火，肾阳不振，进一步导致心肾阳衰，可呈现喘脱危候。

其基本病机是肺之体用俱损，呼吸机能错乱，气壅于胸，滞留于肺，痰瘀阻塞气道，导致肺体胀满，张缩无力，不能敛降而成肺胀。

【诊断要点】

1.**病史**　有长期慢性喘咳病史及反复发作史，病程缠绵，时轻时重，多见于老人；常因外感而诱发，其中以寒邪为主，过劳、暴怒、炎热也可诱发本病。

2.**临床特征**　以咳、喘、痰、胀、瘀为主症，表现为咳逆上气，痰多，胸中憋闷如塞，胸部膨满，喘息，动则加剧，甚则鼻扇气促，张口抬肩，目胀如脱，烦躁不安等。查体可见桶状胸，胸部叩诊为过清音，肺部闻及哮鸣音或痰鸣音及湿性啰音，且心音遥远。

3.**辅助检查**　CT、心电图等检查支持西医学肺气肿、肺心病的诊断。

【鉴别诊断】

1.**肺胀与哮病**　哮病是一种发作性的痰鸣气喘疾患，以喉中哮鸣有声为特征，常突然发病，迅速缓解，久病可致肺胀；而肺胀以喘咳上气、胸膺膨满为主要表现，为多种肺系慢性疾病日久积渐而成。

2.**肺胀与喘证**　喘证以呼吸困难，甚至张口抬肩，不能平卧为主要表现，可见于多种急慢性疾病的过程中；而肺胀是由多种肺系慢性疾病迁延不愈发展而来，喘咳上气，仅是肺胀的一个症状。

【辨证论治】

根据标本虚实，本病的治疗原则是祛邪扶正。标实者，分别采取祛邪宣肺（辛温、辛凉）、降气化痰（温化、清化）、温阳利水（通阳、淡渗）、活血化瘀，甚或开窍、息风、止血等法。本虚者，分别以补养心肺、益肾健脾，或气阴兼调，或阴阳兼顾。正气欲脱时则应扶正固脱、救阴回阳。

1. 痰浊壅肺证

证候：胸膺满闷，短气喘息，稍劳即作，咳嗽痰多，色白黏腻或呈泡沫状，畏风易汗，脘痞纳少，倦怠乏力，舌暗，苔薄腻或浊腻，脉滑。

证机概要：肺虚脾弱，痰浊内蕴，肺失宣降。

治法：健脾益肺，化痰降气。

代表方：苏子降气汤合三子养亲汤。

常用药：苏子、前胡、白芥子化痰降逆平喘；半夏、厚朴、陈皮燥湿化痰、行气降逆；白术、茯苓、甘草运脾和中。

2. 痰热郁肺证

证候：咳逆，喘息气粗，痰黄或白，黏稠难咯，胸满烦躁，目胀睛突，或发热汗出，或微恶寒，溲黄便干，口渴欲饮，舌边尖红，苔黄或黄腻，脉数或滑数。

证机概要：痰热壅肺，清肃失司，肺气上逆。

治法：清肺化痰，降逆平喘。

代表方：越婢加半夏汤或桑白皮汤。

常用药：麻黄宣肺平喘；黄芩、石膏、桑白皮清泄肺中郁热；杏仁、半夏、苏子化痰降气平喘。

3. 痰蒙神窍证

证候：神志恍惚，表情淡漠，谵妄，烦躁不安，撮空理线，嗜睡，甚则昏迷，或伴肢体颤动，抽搐，咳逆喘促，咯痰不爽，舌质暗红或淡紫，苔白腻或黄腻，脉细滑数。

证机概要：痰蒙神窍，引动肝风。

治法：涤痰，开窍，息风。

代表方：涤痰汤。

常用药：半夏、茯苓、甘草、竹茹、胆南星清热涤痰；橘红、枳实理气行痰除壅；菖蒲、郁金、远志开窍化痰降浊；人参扶正防脱；可加安宫牛黄丸或至宝丹清心开窍。

4. 阳虚水泛证

证候：心悸，喘咳，咯痰清稀，面浮，下肢浮肿，甚或一身悉肿，或腹满有水，脘痞，纳差，尿少，怕冷，面唇青紫，舌胖质黯，苔白滑，脉沉细。

证机概要：心肾阳虚，水饮内停。

治法：温阳健脾，化饮利水。

代表方：真武汤合五苓散。

常用药：附子、桂枝温阳化气以行水；茯苓、白术、猪苓、泽泻、生姜健脾利水；白芍敛阴和阳；还可加红花、赤芍、泽兰、益母草、北五加皮行瘀利水。

5. 肺肾气虚证

证候：呼吸浅短难续，咳声低怯，胸满短气，甚则张口抬肩，倚息不能平卧，咳嗽，痰如白沫，咯吐不利，胸闷心慌，形寒汗出，或腰膝酸软，小便清长，或尿有余沥，面色晦暗，舌淡或黯紫，苔白润，脉沉细数无力或有结代。

证机概要：肺肾两虚，气失摄纳。

治法：补肺纳肾，降气平喘。

代表方：平喘固本汤合补肺汤。

常用药：党参、黄芪、炙甘草补肺；冬虫夏草、熟地、胡桃肉、脐带益肾；五味子收敛肺气；灵磁石、沉香纳气归原；紫菀、款冬、苏子、半夏、橘红化痰降气。

【中医适宜技术】

1. 单方验方

（1）杏仁胡桃肉粉：杏仁、胡桃肉各60g，共研细末，加生蜂蜜少许调服，每次用药末3g，每日3次。适用于肺肾气虚的肺胀（《实用中医内科学》）。

（2）紫河车粉：紫河车1具，烙干研末，每次3g，每日3次。适用于脾肾阳虚之肺胀（《实用中医内科学》）。

（3）皂角丸：皂荚250g，刮去黑皮，涂以芝麻油，置火上烤焦黄，研为细末，炼蜜为丸，每丸重9g，每天服4次，每次服1丸，以枣膏（大枣30g，煮烂去皮核）和汤送服。可涤痰开窍；适用于痰浊壅肺所致肺胀。

2. 中成药

（1）痰热清注射液：清热、化痰、解毒。适用于肺胀痰热郁肺证。

（2）参附注射液：回阳救逆，益气固脱。适用于肺胀之喘脱证。

（3）金匮肾气丸：温补肾阳，化气行水。适用于肺胀肺肾气虚证。

（4）金水宝胶囊：补益肺肾，秘精益气。适用于肺胀肺肾两虚证。

69

3. 简易治疗技术

（1）穴位敷贴疗法：由白芥子、延胡索、甘遂、细辛等磨成粉，姜汁调敷。选取膻中、肺俞、脾俞、肾俞、膏肓，或辨证选穴。穴位贴敷夏至和冬至每 10 天 1 次，共 6 次，视患者皮肤敏感性和反应情况对贴敷次数进行调整。

（2）针灸疗法：取双侧太渊、尺泽、足三里及关元、气海穴，或取大椎及双侧肺俞、定喘、膈俞、膏肓穴。虚证用补法，热证用泻法，针刺后再行隔姜灸，14 天为 1 个疗程。

（3）拔罐疗法：选择背部太阳经及肺经，辨证取穴，运用闪罐、走罐、留罐等多种手法进行治疗，每周 2 次。

（4）肺康复训练：采用肺康复训练技术，如呼吸操、缩唇呼吸、肢体锻炼等，或选用中医传统气功、导引等方法进行训练。

【转归预后】

本病多因久病咳喘反复发作形成。病情随发作次数增加呈进行性加重。预后可受患者的体质、年龄、病程及治疗等因素影响。一般说来，体虚不甚、年轻、病程短、病情轻、治疗及时有力者，可使病情基本控制，病势减轻，但难以根治。如出现气不摄血，则可见咳吐泡沫血痰，或吐血、便血；或痰蒙神窍，肝风内动，而见谵妄昏迷、震颤、抽搐；或见肺肾气虚而浮、喘息鼻翕；或见喘脱、汗出肢冷、脉微欲绝、内闭外脱等，皆属危急重症。若抢救及时，尚能使病情缓解；若反复多次，则预后不良。

【预防调护】

（1）预防感冒、咳嗽是阻止本病形成和发展的关键。

（2）积极治疗原发病，防止他病转化而成肺胀。

（3）平常应加强锻炼、增强体质。

（4）饮食宜清淡，忌辛辣生冷及口味过重之品，忌烟酒及接触特殊气味的气体，室内空气应保持流通，温度、湿度适宜。

（5）尤其在秋冬季节、气候变化之际，应注意避免感受外邪，一旦发病，应及时治疗，以免加重或变生他病。

（6）体质虚弱者，可服玉屏风颗粒等扶正固本方药，以增强身体抵御外邪的能力，减少疾病发作的次数，减轻发病的程度。

案例选粹

患者，男，65 岁。2015 年 11 月 4 日就诊。

咳嗽、咯痰反复发作 10 年，加重伴气喘 1 周。近 1 周患者咳嗽，痰色白量多，咯痰不利，气喘，动则加重，口干，咽干，伴乏力、纳差，食后腹胀，腰酸软，寐可，夜尿频，大便正常。查体：口唇紫绀，桶状胸，双肺叩诊呈过清音，双肺听诊呼吸音弱，舌红，苔薄白，脉细弱。胸部 X 线片示：慢性支气管炎肺气肿改变；肺功能示：一秒用力呼气容积 / 用力肺活量（FEV1/FVC）61%，吸入支气管扩张剂后 FEV1/FVC　65%；血常规示基本正常。西医诊断：慢性阻塞性肺疾病。中医诊断：肺胀（肺脾肾虚证），治疗以大补元气、补益肺脾肾为主，兼以化痰利痰，方以补肾宣肺方加减。处方：东参24g，沉香（后下）3g，熟地黄21g，山茱萸12g，蜜麻黄6g，杏仁15g，茯苓18g，五味子15g，白术15g，补骨脂30g，黄芪24g，当归12g，天花粉30g，冬瓜子24g。7 剂，水煎服，1剂/天。

二诊：2015 年 11 月 11 日。服药后，患者咳嗽较前明显好转，痰较前利，气喘减轻，仍乏力、口干，纳食尚可，食后腹胀减轻，二便正常。上方去厚朴，加麦冬30g。7 剂，水煎服，1 剂 / 天。

三诊：2015 年 11 月 18 日。上方服 7 剂后，口干症状明显好转，痰量减少，进行一些简单的活动后不气喘，自觉乏力较前缓解。予前方 7 剂，水煎服，1 剂 / 天。

按语：患者咳嗽、咯痰反复发作，致使肺气虚，肺主气的功能失常，宣发肃降失常，难以敛降，故咳嗽；子盗母气，肺病及脾，故纳差，食后腹胀，脾运化水液功能失常，聚而为痰上贮于肺，故痰多；肺病及肾，故气喘，活动后加重，腰酸软，夜尿频，结合舌红、苔薄白、脉细弱，可辨证为肺脾肾虚，元气亏虚，方用补肾宣肺方加减。治当补益肺脾肾、大补元气，同时兼顾标实痰浊，适当化痰利痰。患者口干、咽干，加天花粉、麦冬以生津。全方共奏大补元气、补益肺脾肾之功，使正气复、邪气除，疾病渐愈。[郭璐璐，王济梅，董晓云 . 王有奎治疗肺胀经验浅谈 . 中医药导报，2017, 23(04): 114.]

练习题

A1 型题

1.肺胀的病位在肺，继则影响到（　　）

　A.心、脾，后期病及于肾　　　B.脾、肾，后期病及于心

　C.肝、肾，后期病及于心　　　D.肝、脾，后期病及于心

　E.心、肝，后期病及于肾

2.肺胀最特征性的主症是（　　）

A. 发作性痰鸣气喘　　　　B. 喘促气急　　　　C. 咳嗽，咯痰

D. 胸部膨满，憋闷如塞　　　　E. 胸胁饱满，咳唾引痛

3. 肺胀的病理因素是（　　　）

A. 痰浊、水饮、外邪　　B. 痰浊、外邪、血瘀　　C. 痰浊、水饮、血瘀

D. 痰浊、气滞、血瘀　　E. 痰浊、水饮、气滞

A2 型题

1. 刘某，男，78 岁。反复咳喘 20 余年。胸部膨满，憋闷如塞，短气喘息，稍劳即著，咳嗽痰多，色白黏腻，脘痞纳少，倦怠乏力，舌暗，苔薄腻，脉小滑。其诊断是（　　　）

A. 肺胀之痰浊壅肺证　　B. 肺胀之肺肾气虚证　　C. 肺胀之阳虚水泛证

D. 肺胀之痰热郁肺证　　E. 喘证之痰浊壅肺证

2. 王某，男，75 岁。反复咳喘 22 年多。胸部膨满，喘息气粗，烦躁，目胀睛突，痰黄，黏稠难咯，身热微恶寒，有汗不多，口渴欲饮，溲赤，便干，舌边尖红，苔黄腻，脉滑数。其治疗应首选的方剂是（　　　）

A. 苏子降气汤　　　　B. 越婢加半夏汤　　　　C. 三子养亲汤

D. 二陈平胃散　　　　E. 清金化痰汤

3. 李某，女，78 岁。反复咳喘 30 余年。胸部膨满，憋闷如塞，咳痰清稀，胸闷心悸，面浮肢肿，腹部胀满有水，脘痞纳差，尿少，怕冷，面唇青紫，舌苔白滑，舌体胖质暗，脉沉细。此病证的证机概要是（　　　）

A. 清肃失司，肺气上逆　　　　　　B. 肺气欲绝，心肾阳衰

C. 痰饮蕴肺，肺气上逆　　　　　　D. 心肾阳虚，水饮内停

E. 肺肾两虚，摄纳失常

B1 型题

A. 痰浊、水饮、血瘀的偏盛　　　　B. 外感与内伤的类别

C. 气滞、血瘀的偏盛　　　　　　　D. 气、血、津液的亏虚

E. 肺、心、肾、脾病变的主次

1. 肺胀的辨证要点，偏实者应辨别（　　　）

2. 肺胀的辨证要点，偏虚者应辨别（　　　）

第五节　心　悸

心悸是由心之气血阴阳亏虚，或痰饮瘀血阻滞，导致心神失养或心神受扰的一种心系病证。临床主要表现为自觉心中悸动、惊惕不安，甚则不能自主。病情较轻者为惊悸，病情较重者为怔忡。

【病因】

1. **体虚久病**　禀赋不足，素体虚弱，或久病失养，劳欲过度，气血阴阳亏虚，以致心失所养，发为心悸。

2. **饮食劳倦**　嗜食膏粱厚味，煎炸炙煿，蕴热化火生痰，或伤脾滋生痰浊，痰火扰心而致心悸。劳倦太过伤脾，或久卧伤气，引起生化之源不足，而致心血虚少，心失所养，神不潜藏，而发为心悸。

3. **七情所伤**　平素心虚胆怯，突遇惊恐或情怀不适，悲哀过极，忧思不解等七情扰动，忤犯心神，心神动摇，不能自主而心悸。《素问·举痛论》："惊则心无所倚，神无所归，虑无所定，故气乱矣。"

4. **感受外邪**　《素问·痹论》："脉痹不已，复感于邪，内舍于心。"风寒湿热之邪，由血脉内侵于心，耗伤心之气血阴阳，引起心悸。如温病、疫毒均可灼伤营阴，心失所养而发为心悸。或邪毒内扰心神，心神不安，也可发为心悸。如春温、风温、暑温、白喉、梅毒等病，往往伴见心悸。

【病位】

心悸的病位主要在心，心神失养而心神动摇，悸动不安。但其发病亦与脾、肾、肺、肝四脏功能失调相关。

【病机】

心悸的发病，或由惊恐恼怒，动摇心神，致心神不宁而为惊悸；或因久病体虚，劳累过度，耗伤气血，心神失养，若虚极邪盛，无惊自悸，悸动不已，则成为怔忡。《杂病源流犀烛·怔忡源流》说："怔忡、心血不足病也……心血消亡，神气失守，则心中空虚，快快动摇不得安宁，无时不作，名曰怔忡；或由阳气内虚，或由阴血内耗，或由水饮停于心下，水气乘心……或事故烦冗，用心太劳……或因气郁不宣而致心动……以上皆怔忡所致之由也。"总之，心悸的病机在虚为气、血、阴、阳亏损，心失所养；在实为痰火扰心，水饮上凌或心血瘀阻，气血运行不畅。

【诊断要点】

1. **病史**　常由情志刺激、劳倦、饮酒、饱食等因素而诱发。

2. **临床特征**　发作性心慌不安，心跳剧烈，不能自主，或一过性、阵发性，或持续时间较长，或一日数次发作，或数日一次发作。常伴有胸闷不适、易激动、心烦、少寐、多汗、乏力、头晕等。

3. **辅助检查**　常规心电图、24小时动态心电图、心脏超声、心动图检查、X线胸部摄片等检查有助于明确诊断。

【鉴别诊断】

1. 惊悸与怔忡 《红炉点雪·惊悸怔忡健忘》指出："惊者，心卒动而不宁也；悸者，心跳动而怕惊也。"惊悸发病，多与情绪因素有关，可由骤遇惊恐，忧思恼怒，悲哀过极或过度紧张而诱发，多为阵发性，病来虽速，病情较轻，实证居多，病势轻浅，可自行缓解，不发时如常人。怔忡多由久病体虚，心脏受损所致，无精神等因素亦可发生，常持续心悸，心中惕惕，不能自控，活动后加重，多属虚证，或虚中夹实，病来虽渐，病情较重，不发时亦可兼见脏腑虚损症状。怔忡多伴惊悸，惊悸日久不愈者亦可转为怔忡。

2. 心悸与奔豚 奔豚发作之时，亦觉心胸躁动不安。心悸为心中剧烈跳动，发自于心；奔豚乃上下冲逆，发自少腹。

【辨证论治】

心悸的病理性质主要有虚实两方面。心悸虚证由脏腑气血阴阳亏虚，心神失养所致者，治当补益气血、调理阴阳，以求气血调畅，阴平阳秘，并配合应用养心安神之品，促进脏腑功能的恢复。心悸实证常因于痰饮、瘀血等所致，治当化痰、涤饮、活血化瘀，并配合应用重镇安神之品，以求邪去正安，心神得宁。虚实之间可以相互夹杂或转化。实证日久，可兼见气、血、阴、阳之亏损；而虚证也可因虚致实。临床上心悸表现为虚实夹杂时，当根据虚实之多少，攻补兼施，或以攻邪为主，或以扶正为主。

1. 心虚胆怯证

证候：心悸不宁，善惊易恐，坐卧不安，不寐多梦而易惊醒，恶闻声响，食少纳呆，苔薄白，脉细略数或细弦。

证机概要：气血亏损，心虚胆怯，心神失养，神摇不安。

治法：镇惊定志，养心安神。

代表方：安神定志丸。

常用药：龙齿、朱砂镇惊宁神；茯苓、茯神、石菖蒲、远志安神定志；人参益气养心；琥珀、磁石重镇安神。

2. 心血不足证

证候：心悸气短，头晕目眩，失眠健忘，面色无华，倦怠乏力，纳呆食少，舌淡红，脉细弱。

证机概要：心血不足，心失所养，心神不宁。

治法：补血养心，益气安神。

代表方：归脾汤。

常用药：当归、龙眼肉补养心血；黄芪、人参、白术、炙甘草益气生血；茯神、远志、酸枣仁宁心安神；木香理气醒脾，令补而不滞。

3. 心阳不振证

证候：心悸不安，胸闷气短，动则尤甚，面色苍白，形寒肢冷，舌淡苔白，脉象虚弱或沉细无力。

证机概要：心阳虚衰，心失温养。

治法：温补心阳，安神定悸。

代表方：桂枝甘草龙骨牡蛎汤合参附汤。

常用药：桂枝、附片温振心阳；人参、黄芪益气助阳；炙甘草益气养心；龙骨、牡蛎重镇安神。

4. 阴虚火旺证

证候：心悸易惊，心烦失眠，五心烦热，口干，盗汗，思虑劳心则症状加重，伴有耳鸣、腰酸、头晕目眩，舌红少津，苔少或无，脉细数。

证机概要：肝肾阴虚，水不济火，心火内动，扰动心神。

治法：滋阴清火，养心安神。

方药：黄连阿胶汤或天王补心丹合朱砂安神丸。

常用药：黄连、黄芩清心火；阿胶、芍药滋阴养血；鸡子黄、生地、玄参、麦冬、天冬滋阴清热；当归、丹参补血养心；朱砂、茯苓、远志、枣仁、柏子仁安养心神。

5. 水饮凌心证

证候：心悸眩晕，胸闷痞满，渴不欲饮，小便短少，或下肢浮肿，形寒肢冷，伴恶心、欲吐、流涎，舌淡胖，苔白滑，脉弦滑或沉细而滑。

证机概要：脾肾阳虚，水饮内停，上凌于心，扰乱心神。

治法：振奋心阳，化气行水，宁心安神。

代表方：苓桂术甘汤。

常用药：泽泻、猪苓、车前子、茯苓淡渗利水；桂枝、炙甘草通阳化气；人参、白术、黄芪健脾益气；远志、茯神、酸枣仁宁心安神。

6. 瘀阻心脉证

证候：心悸不安，胸闷不舒，心痛时作，痛如针刺，唇甲青紫，舌质紫暗或有瘀斑，脉涩或结或代。

证机概要：血瘀气滞，心脉瘀阻，心阳被遏，心失所养。

治法：活血化瘀，理气通络。

代表方：桃仁红花煎合桂枝甘草龙骨牡蛎汤。

常用药：桃仁、红花、丹参、赤芍、川芎活血化瘀；延胡索、香附、青皮理气通脉止痛；生地、当归养血和血；龙骨、牡蛎重镇安神。

7. 痰火扰心证

证候：心悸时发时止，受惊易作，胸闷烦躁，失眠多梦，口干口苦，大便秘结，小便短赤，舌红苔黄腻，脉弦滑。

证机概要：痰浊停聚，郁久化火，痰火扰心，心神不安。

治法：清热化痰，宁心安神。

方药：黄连温胆汤。

常用药：黄连、山栀苦寒泻火，清心除烦；半夏、胆南星、瓜蒌、陈皮清化痰热；生姜、枳实下气行痰；远志、菖蒲、酸枣仁、生龙骨、生牡蛎宁心安神。

8. 邪毒犯心证

证候：心悸，胸闷，气短，左胸隐痛，发热，恶寒，咳嗽，神疲乏力，口干渴，舌质红，少津，苔薄黄，脉细数或结代。

证机概要：邪毒犯心，损伤阴血，耗伤气阴，心神失养。

治法：清热解毒，益气养阴。

代表方：银翘散合生脉散加减。

常用药：金银花、连翘辛凉透表、清热解毒；薄荷、荆芥、豆豉疏风解表、透热外出；桔梗、牛蒡子、甘草宣肺止咳、利咽消肿；淡竹叶、芦根清热生津；人参、麦冬、五味子益气养阴。

【中医适宜技术】

1. 单方验方

（1）养心定志方：太子参15g，茯苓15g，石菖蒲8g，远志8g，五味子6g，山药10g，麦冬10g，桂枝8g，大枣5g，水煎服。适用于心脾两虚，气血亏虚之心悸。

（2）心悸方：黄芪30g，天冬30g，五味子9g，黄连12g，当归15g，生地20g，川芎15g，赤芍15g，柏子仁15g，炒枣仁30g，延胡索30g，郁金15g，甘松30g，三七3g。水煎服，每天1剂，早晚分服。适用于阴虚火旺之心悸。

（3）其他验方：朱砂0.3g，琥珀0.6g，每日2次，吞服。适用于各种心悸而脉数者。

2. 中成药

（1）珍合灵片：养心安神。用于治疗心悸、失眠。

（2）宁心宝胶囊：补益肺气，宁心安神。治疗心悸肺肾气虚证。

（3）稳心颗粒：益气养阴，活血化瘀。用于治疗心悸气阴两虚，心脉瘀阻证。

（4）参松养心胶囊：益气养阴，活血通络，清心安神。用于治疗心悸气阴两虚，心络瘀阻证。

（5）生脉饮：益气，养阴生津。适用于气阴两虚，心悸气短，自汗。

3. 简易治疗技术

（1）针刺疗法：针刺内关、心俞、神门，可安神宁心，调整心率。针刺内关、间使、心俞等穴，可使心率减慢；针刺素髎、通里等穴，可使心率加快。针刺一般用补法。

（2）耳针疗法：取心、神门、皮质下、胸区、交感穴，每次2～3穴，留针20分钟。

（3）穴位注射疗法：1% 利多卡因，取穴内关、心俞，穴位注射1mL，隔日一行，3次为1个疗程。

【转归预后】

心悸的转归预后主要取决于本虚标实的程度，以及治疗是否及时、恰当。心悸仅为偶发、短暂、阵发者，一般易治，或不药而解；反复发作或长时间持续发作者，较为难治。如患者气血阴阳虚损程度较轻，未见瘀血、痰饮之标证，病损脏腑单一，治疗及时得当，脉象变化不显著，病证多能痊愈；反之，脉象过数、过迟、频繁结代或乍疏乍数，预后较差。若出现喘促、水肿、胸痹心痛、厥证、脱证等变证，不能及时抢救治疗者，预后极差，甚至可发生猝死。

【预防调护】

（1）保持心情舒畅，避免精神刺激。

（2）适当运动，增强体质。

（3）注意寒温变化，避免外邪侵袭。

（4）平素饮食宜营养丰富而易消化，不宜过饱，少食肥甘之品，忌食辛辣。

（5）起居有常，保证充足的休息和睡眠，劳逸结合是预防本病的关键。

（6）生活规律，适时添减衣服，防止外邪侵袭，特别要防止风寒湿邪诱发、加重病情。轻者可适当从事体力活动，避免剧烈活动；重者应卧床休息，注意观察病情变化。

📚 案例选粹

齐某，男，31岁。2008年11月24日初诊。

主诉：间断心慌3年，胆怯3月余。患者系救护车司机，生活无规律，3年前因酗酒、劳累后出现心慌，当时查心电图示窦性心动过速，服"心律平"后好转，此后每于酗酒、劳累或生气后发作。平素嗜烟酒及肥甘厚味，饮食不节，心率波动在90～110次/分，最高可达140次/分，3个月前出现胆怯，听到电话声或有人在其背后说话皆可引起惊悸。刻下症：心慌胆怯，寐差，痰多，小便稍黄，大便正常，舌尖红质稍暗，苔薄黄，脉弦细数。体格检查：P120次/分，

BP110/80mmHg，形体肥胖。心率 120 次 / 分，律整，各瓣膜听诊区未闻及病理性杂音。实验室检查：心电图示窦性心动过速；甲状腺功能正常。心脏彩超未见异常。西医诊断：心律失常（窦性心动过速）；中医诊断：心悸（痰火内扰证）。治以清热化痰、宁心安神。方选温胆汤合生脉饮加减。处方：法半夏 10g，陈皮 10g，茯苓 15g，黄连 10g，酸枣仁 20g，夜交藤 15g，太子参 10g，麦冬 15g，五味子 10g，生龙骨 20g，生牡蛎 20g，石菖蒲 10g，远志 10g，柏子仁 10g，贝母 10g，甘草 10g，7 剂，1 剂 / 天。

二诊：上方连服 14 剂，心慌胆怯明显减轻，咯痰明显减少，睡眠好转，舌尖红质暗，苔薄黄，脉弦细数。11 月 24 日方改黄连 15g，续服 10 剂，诸症悉除。

按语：患者体形肥胖，嗜食肥甘厚味，痰湿无以温化，日久化火，扰动心神，导致心慌、寐差。方中半夏降逆化痰，陈皮燥湿化痰，两者相伍，可化素体之痰；黄连清热燥湿；贝母清化热痰；石菖蒲化湿和胃；酸枣仁、夜交藤、柏子仁、远志、茯苓宁心安神；麦冬、五味子、太子参益气敛阴生津，生龙骨、生牡蛎重镇安神，甘草调和诸药，诸药合用共奏清热化痰、宁心安神之效。（曹清慧 . 李英杰医案 . 北京：中医古籍出版社 ,2011.）

练习题

A1 型题

1. 下列选项中，属于心悸病因的是（　　）

A. 跌仆损伤　　B. 感受外邪　　C. 疫毒侵袭　　D. 先天遗传　　E. 久病入络

2. 下列选项中，不属心悸病理因素的是（　　）

A. 气滞　　B. 痰浊　　C. 血瘀　　D. 寒凝　　E. 水饮

3. 心悸的辨证，应首辨的要点是（　　）

A. 虚实　　B. 寒热　　C. 表里　　D. 脉象变化　　E. 外感内伤

A2 型题

1. 王某，男，52 岁。两年来心中悸动不安，眩晕，胸闷痞满，渴不欲饮，恶心，流涎，舌淡胖，苔白滑，脉沉细而滑。其诊断是（　　）

A. 眩晕痰湿中阻证　　B. 心悸水饮凌心证　　C. 眩晕气血亏虚证　　D. 心悸心阳不振证　　E. 眩晕肾精不足证

2. 李某，女，57 岁。有心悸病史 5 年余，平素心悸气短，面色无华，倦怠乏力，纳呆食少，舌淡红，脉细弱。治疗应选用的方剂为（　　）

A. 炙甘草汤　　　　　B. 参苓白术散　　　　　C. 归脾汤

D. 六味地黄丸　　　　E. 当归补血汤

3. 高某，男，69岁。三日来心悸不安，胸闷气短，动则尤甚，面色苍白，形寒肢冷，舌淡苔白，脉沉细无力。此病证的治法是（　　　　）

A. 温补心阳，安神定悸　　　　B. 补血养心，益气安神

C. 振奋心阳，化气行水　　　　D. 化痰祛湿，健脾和胃

E. 回阳救逆，益气固脱

B1 型题

A. 炙甘草汤　　　B. 归脾汤　　　C. 生脉散　　　D. 知柏地黄丸　E. 天王补心丹

1. 热病后期损及心阴而致心悸者，其治疗应选的方剂为（　　　　）

2. 治疗心悸，若患者阴虚而火热不明显者，应选的方剂为（　　　　）

第六节　胸　痹

胸痹是由胸阳痹阻或心脉失养而出现的一种心系病证，临床主要表现为胸部闷痛，甚则胸痛彻背，喘息不得卧，轻者仅感胸闷如室，呼吸重者则有胸痛，严重者心痛彻背，背痛彻心。

【病因】

1. 年老体虚　本病多发于中老年人，年过半百，肾气渐衰。肾阳虚衰则不能鼓动五脏之阳，引起心气不足或心阳不振，血脉失于阳之温煦、气之鼓动，则气血运行滞涩不畅，发为心痛；若肾阴亏虚，则不能滋养五脏之阴，阴虚火旺，灼津为痰，痰热上犯于心，心脉痹阻，则为心痛。

2. 饮食不当　恣食肥甘厚味或经常饱餐过度，日久损伤脾胃，运化失司，酿湿生痰，上犯心胸，清阳不展，气机不畅，心脉痹阻，遂成本病；或痰郁化火，火热炼液为痰，灼血为瘀，痰瘀交阻，痹阻心脉而成心痛。

3. 情志失调　忧思伤脾，脾虚气结，运化失司，津液不能输布，聚而为痰，痰阻气机，气血运行不畅，心脉痹阻，发为胸痹心痛。或郁怒伤肝，肝郁气滞，郁久化火，灼津成痰，气滞痰浊痹阻心脉，而成胸痹心痛。七情太过，是引发本病的常见原因。

4. 寒邪内侵　素体阳虚，胸阳不振，阴寒之邪乘虚而入，寒凝气滞，胸阳不展，血行不畅，而发本病。《素问·举痛论》："寒气入经而稽迟，泣而不行，客于脉外则血少，客于脉中则气不通，故卒然而痛。"《诸病源候论·心腹痛病诸候》曰："心腹痛者，由腑脏虚弱，风寒客于其间故也。"阐述了本病由阳虚感寒而发作，可因天气变化、骤遇寒凉而

诱发胸痹心痛。

【病位】

胸痹病位在心，与肝、脾、肾三脏的功能失调有密切关系。

【病机】

胸痹病理性质为本虚标实，虚实夹杂。本虚有气虚、阴伤、气阴两虚、阴阳两虚及阳衰；标实为瘀血、寒凝、痰浊、气滞，痹阻胸阳。基本病机为心脉痹阻。轻者多为胸阳不振，阴寒之邪上乘；重者则为痰瘀交阻，壅塞胸中，气机痹阻；严重者部分心脉突然闭塞，气血运行中断，可见心胸猝然大痛，而发为真心痛。

【诊断要点】

1. 病史　多见于中老年人，常因劳逸失常、抑郁恼怒或多饮暴食而诱发。

2. 临床特征　膻中或心前区憋闷疼痛，甚则痛彻左肩背、左上臂内侧、咽喉、胃脘部等部位，呈反复发作性或持续不解，常伴有心悸、气短、自汗，甚则喘息不得卧。胸闷胸痛一般几秒到几十分钟可缓解。严重者可见疼痛剧烈，持续不解，汗出肢冷，面色苍白，唇甲青紫，心跳加快，或心律失常等危候，可发生猝死。

3. 辅助检查　查心电图、动态心电图、运动试验等可辅助诊断。根据病情可做心肌酶谱测定、心电图动态观察。必要时行冠脉CT、心肌核素显像或冠状动脉造影检查以明确诊断。

【鉴别诊断】

1. 胸痹与胃痛　心与胃脘部位相近，故胸痹之不典型者，其疼痛可在胃脘部，极易混淆。但胸痹以闷痛为主，为时极短，虽与饮食有关，但休息、服药常可缓解。胃痛与饮食相关，以胀痛为主，局部有压痛，持续时间较长，常伴有泛酸、嘈杂、嗳气、呃逆等胃部证候。

2. 胸痹与真心痛　真心痛乃胸痹的进一步发展，症见心痛剧烈，甚则持续不解，伴有汗出、肢冷、面白、唇紫、手足青至节，脉微或结代等危重证候。

【辨证论治】

胸痹总属本虚标实之证，辨证首先当掌握虚实，分清标本，标实应区别阴寒、痰浊、血瘀的不同；本虚又应区别阴阳气血亏虚的不同。本病的治疗原则应先治其标，后顾其本；先从祛邪入手，然后再予扶正；必要时可根据虚实标本的主次，兼顾同治。祛邪治标常以活血化瘀、辛温通阳、泄浊豁痰为主，扶正固本常以温阳补气、益气养阴、滋阴益肾为法。

1. 心血瘀阻证

证候：心胸疼痛，如刺如绞，痛有定处，入夜为甚，甚则心痛彻背，背痛彻心，或痛引肩背，伴有胸闷，日久不愈，可因暴怒、劳累而加重，舌质暗红，或紫暗，有瘀斑，舌下瘀筋，苔薄，脉弦涩。

证机概要：血行瘀滞，心脉不通。

治法：活血化瘀，通脉止痛。

代表方：血府逐瘀汤。

常用药：桃仁、红花、川芎、赤芍、牛膝活血祛瘀而通血脉；柴胡、桔梗、枳壳、甘草调气疏肝；当归、生地补血调肝；降香、郁金理气止痛。

2. 气滞心胸证

证候：心胸满闷，隐痛阵发，痛无定处，时欲太息，遇情志不遂时容易诱发或加重，或兼有脘腹胀闷，得嗳气或矢气则舒，舌暗淡或紫，苔薄或薄腻，脉细弦。

证机概要：情志抑郁，气滞心胸，血脉不和。

治法：疏肝理气，活血通络。

代表方：柴胡疏肝散。

常用药：柴胡与枳壳相配可升降气机；白芍与甘草同用可缓急止痛；香附、陈皮理气解郁；川芎活血通脉。

3. 痰浊闭阻证

证候：胸闷重而心痛微，痰多气短，肢体沉重，形体肥胖，遇阴雨天而易发作或加重，伴有倦怠乏力，纳呆便溏，咯吐痰涎，舌体胖大且边有齿痕，苔浊腻或白滑，脉滑。

证机概要：痰浊盘踞，胸阳失展，气机痹阻，脉络阻滞。

治法：通阳泄浊，豁痰宣痹。

代表方：瓜蒌薤白半夏汤合涤痰汤。

常用药：瓜蒌、薤白化痰通阳、行气止痛；半夏、胆南星、竹茹清化痰热；人参、茯苓、甘草健脾益气；石菖蒲、陈皮、枳实理气宽胸。

4. 寒凝心脉证

证候：卒然心痛如绞，心痛彻背，喘不得卧，多因气候骤冷或骤感风寒而发病或加重，伴形寒，甚则手足不温，冷汗自出，胸闷气短，心悸，面色苍白，苔薄白，脉沉紧或沉细。

证机概要：素体阳虚，阴寒凝滞，气机痹阻，心阳不振。

治法：辛温散寒，宣通心阳。

代表方：枳实薤白桂枝汤合当归四逆汤。

常用药：薤白、瓜蒌化痰通阳、行气止痛；桂枝、细辛、附子辛温通阳、开痹散寒；当归、芍药、甘草养血活血；枳实、厚朴理气通脉；大枣养脾和营。

5. 气阴两虚证

证候：心胸隐痛，时作时休，心悸气短，动则益甚，伴倦怠乏力，声息低微，面色㿠白，易汗出，舌质淡红，舌体胖边有齿痕，苔薄白，脉虚细缓或结代。

证机概要：胸痹日久，气阴两虚，气虚血瘀。

治法：益气养阴，活血通脉。

代表方：生脉散合人参养荣汤。

常用药：人参、黄芪、白术、茯苓、甘草健脾益气；麦冬、地黄、当归、白芍滋养阴血；远志、五味子养心安神。

6. 心肾阴虚证

证候：心痛憋闷，心悸盗汗，虚烦不寐，腰酸膝软，头晕耳鸣，口干便秘，舌红少津，苔薄或剥，脉细数或促代。

证机概要：病延日久，阴血亏虚，心脉瘀阻。

治法：滋阴清火，养心和络。

代表方：天王补心丹合加减复脉汤。

常用药：生地、玄参、天冬、麦冬滋水养阴，以泻虚火；人参、炙甘草、茯苓益助心气；柏子仁、酸枣仁、五味子、远志交通心肾、养心安神；丹参、当归身、芍药、阿胶滋养心血。

7. 心阳虚衰证

证候：心悸而痛，胸闷气短，自汗，动则更甚，面色㿠白，神倦怯寒，四肢欠温或肿胀，舌质淡胖，边有齿痕，苔白或腻，脉沉细迟。

证机概要：阳气虚衰，心阳不振，命门火衰，血行瘀滞。

治法：温补阳气，振奋心阳。

代表方：参附汤合桂枝甘草汤。

常用药：人参大补元气；附子温补真阳；桂枝振奋心阳；炙甘草益气通脉。

【中医适宜技术】

1. 单方验方

（1）延胡索、莪术（或郁金）、檀香各等份，研末吞服，每次3～5g，每日3次。适用于胸痹气滞心脉证。

（2）三棱、莪术粉等份，和匀吞服，每次3g，每日3次。适用于胸痹气滞血瘀证。

（3）三七粉、沉香粉、血竭粉（2∶1∶1和匀）吞服，每次3g，每日3次。适用于胸痹心脉瘀阻证。

（4）柴胡 15g，枳实 15g，黄芩 15g，大黄 10g，半夏 10g，白芍 20g，丹参 20g，茯苓 20g，陈皮 20g，甘草 10g，水煎服，日 1 剂。可化痰祛瘀、活血通络，适用胸痹痰阻血瘀证。

2. 中成药

（1）芪参益气滴丸：益气通脉，活血止痛。适用于气虚血瘀型胸痹。

（2）冠心丹参胶囊：活血化瘀，理气止痛。适用于心脉瘀阻型胸痹。

（3）麝香保心丸：芳香温通，益气强心。适用于寒凝心脉型胸痹。

（4）速效救心丸：行气活血，祛瘀止痛。适用于心脉瘀阻型胸痹。

（5）地奥心血康胶囊：活血化瘀，行气止痛。适用于瘀血内阻型胸痹。

【转归预后】

胸痹总属本虚标实、虚实夹杂，病情变化多端。一般初期病情轻者，及时正确治疗，善于调养，基本都能得到控制或缓解。但本病多病情缠绵，反复发作，若患者失于调摄，病情可进一步发展，出现心胸猝然剧痛，持续不解，手中厥冷，此为真心痛，病情危重，预后不佳，甚至"旦发夕死，夕发旦死"。心肾阳虚致水液运化障碍，水邪泛滥，则可致水饮凌心射肺，出现水肿、尿少、咳喘等。

【预防调护】

（1）注意生活起居，避免寒冷及大喜、大怒，保证充足的睡眠，保持心情平静愉快。

（2）饮食应避免膏粱厚味，忌烟酒，宜食用低盐清淡之品，勿过饱，多吃新鲜蔬菜、水果，保持大便通畅。

（3）发作期应卧床休息，缓解期注意劳逸结合，做力所能及的活动，如散步、练太极拳等。

（4）发作时应加强巡视，观察体温、呼吸、血压、舌脉及精神情志的变化，做好各种急救准备，必要时给予吸氧、心电监测及保持静脉通道通畅。

案例选粹

陈某，女，34 岁。2014 年 6 月 17 日。

主诉：胸痛及背 10 天。近 10 天来，患者因工作压力较大常感胸骨后疼痛，按之尤剧。刻下症见：胸骨后疼痛，按之尤剧，背部时痛，寐差，脘胀，胃部有烧灼感。舌红苔黄糙，脉沉细。查体：P78 次 / 分，BP124/80mmHg，心律齐，心电图未见明显异常。中医诊断：胸痹（痰浊痹阻）。治则：豁痰通痹，兼通阳散结。处方：瓜蒌薤白半夏汤加减。组成：瓜蒌 15g，薤白 15g，桂枝 10g，丹参 30g，茯苓 10g，降香 6g，砂仁 10g，延胡索 15g，浙贝 10g，海螵蛸 10g，紫苏梗 10g，焦槟榔 10g。14 剂，水煎服，每日 1 剂分服。

6 月 17 日二诊：患者胸闷憋气好转，唯时感心悸，精神差，寐差，舌红苔白润，脉沉滑。证属心气亏虚，虚烦上扰；治以益气宁心、除烦安神；处方：前方去砂仁、浙贝、海螵蛸、紫苏梗，加远志 10g，枣仁 15g，郁金 10g，紫石英 15g。14 剂，水煎服，每日 1 剂分服。

7 月 19 日三诊：患者已无胸闷憋气，心悸亦好转，寐转佳，月经适来，量少，舌淡苔少，边有瘀斑，脉沉细。证属心气亏虚，瘀血阻络；治当益气活血通络；处方：生地 15g，当归 10g，赤芍 10g，川芎 10g，桔梗 10g，枳壳 10g，浙贝 10g，柴胡 10g，桃仁 10g，红花 10g，牛膝 10g，炙甘草 10g。14 剂，水煎服，每日 1 剂分服。

2 个月后随访，胸痛未见复发，月经亦正常，余无不适。

按语：瓜蒌薤白半夏汤出自《金匮要略·胸痹心痛短气病脉证并治》："胸痹不得卧，心痛彻背者，瓜蒌薤白半夏汤主之。"原方由瓜蒌实、薤白、半夏、白酒组成，常用于治疗痰浊阻痹心胸所致的胸痹。此案属痰浊闭阻证，以瓜蒌薤白半夏汤为主兼以通阳散结，方证合拍，故有显效。首诊时胸痛连及背部，有"胸痛彻背"之象，故加桂枝以温通心阳。且加延胡索止痛，以急则治其标；并以砂仁健脾化湿、紫苏梗行气宽中以消除痰浊之源，此为治于本。二诊因心悸、寐差，加紫石英以镇心安神。《本草纲目》载紫石英"上能镇心，重以去怯也"，《本草经疏》言"其性镇而重，其气暖而补，故心神不安，肝血不足及女子血海寒虚不孕者，诚为要药"，故用在此处深合病机。此外，方中加入丹参、茯苓、降香以加强活血祛痰行气的功效。同时，针对脘部胀满、有烧灼感、嗳腐吞酸等症，黄师常用乌贝散，临床疗效颇佳。"乌贝散乃民间验方，方中乌贼骨、浙贝母具清热解毒、制酸止痛、祛腐生肌的功效。此方主治胃酸过多，胃、十二指肠溃疡，疗效可靠"，三诊患者月经来潮，舌有瘀斑，处以血府逐瘀汤原方。血府逐瘀汤出自清代名医王清任所著《医林改错》一书，为治疗瘀血胸痹最常用的方剂，此案既有胸痹病史，且"因本方祛瘀而不伤血，解郁而不伤气，实为治疗由气虚血瘀所致妇科疾病的良方"［杨红星，王耀光.黄文政教授治疗胸痹验案 2 则.内蒙古中医药，2015,34(04): 44.］

练习题

A1 型题

1.胸痹的病位在（　　　）

　　A.肺　　　　　　B.肝　　　　　　C.心　　　　　D.肾　　　　　E.脾

2.胸痹的辨证，应首辨的要点是（　　　）

　　A.标本虚实　　　　　　　　B.病情轻重　　　　　　C.寒热虚实

　　D.脉象变化　　　　　　　　E.外感内伤

3.胸痹的主要病机为（　　　）

　　A.痰浊瘀阻　　　　　　　　B.气血阴阳亏虚

　　C.寒凝气滞　　　　　　　　D.心脉痹阻

　　E.胸阳不振

A2 型题

1.李某，男，38 岁，胸闷反复发作 3 年。近日来，胸闷重而心痛微，痰多气短，肢体沉重，倦怠乏力，纳呆便溏，舌体胖大且边有齿痕，苔白滑，脉滑。其治疗应首选方剂是（　　　）

　　A.半夏厚朴汤合黄连温胆汤　　　　B.参苓白术散合二陈汤

　　C.枳实薤白桂枝汤合当归四逆汤　　D.枳实薤白半夏汤合涤痰汤

　　E.生脉散合人参养荣汤

2.赵某，男，53 岁，胸部闷痛 2 年。今日因受寒而猝然心痛如绞，心痛彻背，喘不得卧，手足不温，冷汗自出，面色苍白，苔薄白，脉沉紧。其治疗的首选方剂是（　　　）

　　A.枳实薤白桂枝汤合当归四逆汤　　B.生脉散合人参养荣汤

　　C.天王补心丹合炙甘草汤　　　　　D.人参养营汤合桃红四物汤

　　E.参附汤合右归饮

3.李某，男，58 岁，有冠心病史 5 年。近几日来心痛憋闷，心悸盗汗，虚烦不寐，腰酸膝软，舌红少津，苔薄，脉细数。此病证的治法为（　　　）

　　A.温补阳气，振奋心阳　　　　　　B.滋阴清火，养心和络

　　C.益气养阴，活血通脉　　　　　　D.辛温散寒，宣通心阳

　　E.疏肝理气，活血通络

B1 型题

　　A.失笑散　　　　　　　　　B.黄连温胆汤　　　　　C.丹栀逍遥散

　　D.苏合香丸　　　　　　　　E.乌头赤石脂丸

1.治疗胸痹气滞心胸证，若胸痛明显者，应选用的方剂为（　　　）

2. 治疗胸痹阴寒极盛之重症，应选用的方剂为（　　　）

第七节　胃　痛

胃痛又称胃脘痛，是由胃失和降，或胃络失养所致，临床主要表现为上腹胃脘部近心窝处疼痛。

【病因】

1. 寒邪客胃　外感寒邪，内客于胃，致胃气阻滞，寒主收引，不通则痛，致胃气不和而痛。

2. 饮食伤胃　胃主受纳，开窍于口，饮食不节；或过饥过饱，或暴饮暴食，损伤脾胃；或五味过极，辛辣无度，肥甘厚腻，偏嗜烟酒；或因药物致胃气壅滞，胃失和降，不通则痛而作胃痛。

3. 情志不畅　情志所伤，使肝脾功能受到影响。肝为刚脏，性喜条达而主疏泄，若忧思恼怒，则气郁而伤肝，肝木失于疏泄，横逆犯胃，致气机阻滞而痛。

4. 脾胃虚弱　素体脾虚，脾胃为仓廪之官，主受纳和运化水谷，若饥饱失常，或劳倦过度，失血过多或久病不愈伤及脾胃等，均能引起脾阳不足，中焦虚寒；或胃阴受损，失其濡养而发生胃痛。

【病位】

病位在胃，与肝、脾密切相关，可涉及胆、肾。

【病机】

上述各种病因，导致胃气郁滞，失于和降，不通则痛，有寒凝而痛、食积而痛、气滞而痛、火郁而痛、血瘀而痛。或胃络失养，不荣则痛，有阳虚胃失温养而痛、阴虚胃失濡养而痛等。其因虽各不相同，而其"不通而痛"或"不荣而痛"则是一致的。但在痛的程度上又各有特征和差异，临床上是不难分辨的。

【诊断要点】

1. 病史　多伴有胃痛反复发作病史，发病前多有明显诱因，如天气变化、情志不畅、劳累、饮食不当等。

2. 临床特征　以胃脘部疼痛为主症，有胀痛、闷痛、刺痛、隐痛、剧痛等不同性质，常伴有食欲不振，胃胀、腹胀、恶心、呕吐，反酸、烧心，嗳气等症状。

3. 辅助检查　胃镜为首选，其次上消化道钡剂造影及病理组织学检查，有助于诊断与鉴别诊断。

【鉴别诊断】

1.胃痛与胁痛　胁痛是以两胁胀痛为主症，可伴有恶寒发热，或目黄身黄，或善太息；肝气犯胃的胃痛有时亦可攻痛连胁，但仍以胃脘部疼痛为主症。两者具有明显的区别。

2.胃痛与腹痛　腹痛是以胃脘部以下、耻骨毛际以上整个位置疼痛为主症；胃痛是以上腹胃脘部近心窝处疼痛为主症。两者仅就疼痛部位来说，是有区别的。但胃处腹中，与肠相连，因而在个别特殊病证中，胃痛可以影响及腹，而腹痛亦可牵连于胃，这就要从其疼痛的主要部位和如何发病来加以辨别。总之，必须根据临床具体证候而辨，只要医者细心询问，详审病情，是不难分辨的。

【辨证论治】

胃痛临床辨证当分虚实两类，邪盛以祛邪为主，正虚以养正为先，虚实夹杂者，则又当邪正兼顾。治疗原则为理气和胃止痛。

1.寒邪客胃证

证候：胃痛暴作，恶寒喜暖，脘腹得温则痛减，遇寒则痛增，口不渴，喜热饮，苔薄白，脉弦紧。

证机概要：寒邪客胃，阳气被遏，气机阻滞。

治法：温中散寒，理气止痛。

代表方：香苏散或良附丸加味。

常用药：苏叶辛温散寒；香附行气和血；陈皮理气和胃降逆；甘草和中。

2.饮食滞胃证

证候：胃痛，脘腹胀满，嗳腐吞酸，或吐不消化食物，吐食或矢气后痛减，或大便不爽，苔厚腻，脉滑。

证机概要：暴食多饮，饮停食滞，气机阻塞。

治法：消食导滞，和胃止痛。

代表方：保和丸。

常用药：山楂、神曲、莱菔子消导食积；半夏、陈皮、茯苓和胃化湿；连翘散结清热。

3.肝气犯胃证

证候：胃脘胀闷，攻撑作痛，脘痛连胁，嗳气频繁，大便不畅，每因情志因素而痛作，苔薄白，脉沉弦。

证机概要：情志不舒，肝气郁结，横逆犯胃。

治法：疏肝理气，和胃止痛。

代表方：柴胡疏肝散。

常用药：柴胡、芍药、川芎、香附疏肝解郁；陈皮、枳壳、甘草理气和中。

4.肝胃郁热证

证候：胃脘灼痛，痛势急迫，烦躁易怒，泛酸嘈杂，口干口苦，舌红苔黄，脉弦或数。

证机概要：肝气郁结，日久化热，邪热犯胃。

治法：疏肝泄热，和胃止痛。

代表方：化肝煎。

常用药：陈皮、青皮理气；芍药敛肝；丹皮、山栀清肝泄热。

5.瘀血内停证

证候：胃脘疼痛，痛有定处而拒按，或痛有针刺感，食后痛甚，或见吐血便黑，舌质紫黯，脉涩。

证机概要：气滞日久，血瘀内停，胃络不通。

治法：活血化瘀，理气和胃。

代表方：失笑散合丹参饮。

常用药：五灵脂通利血脉；蒲黄止痛；丹参行血散瘀；檀香、砂仁行气止痛。

6.胃阴亏虚证

证候：胃痛隐隐，口燥咽干，大便干结，舌红少津，脉细数。

证机概要：胃痛日久，郁热伤阴，阴虚津少，胃失濡养。

治法：养阴益胃，和中止痛。

代表方：一贯煎合芍药甘草汤。

常用药：沙参、麦冬和养胃阴；生地、枸杞子滋肝养胃；当归养肝活血，且有流通之性；川楝子疏肝理气；芍药、甘草和营缓急止痛。

7.脾胃虚寒证

证候：胃痛隐隐，喜温喜按，空腹痛甚，得食痛减，泛吐清水，纳差，神疲乏力，甚则手足不温，大便溏薄，舌淡苔白，脉虚弱或迟缓。

证机概要：脾胃虚寒，胃失温养。

治法：温中健脾，和胃止痛。

代表方：黄芪建中汤。

常用药：黄芪益气补中；桂枝甘温补中、辛甘化阳；白芍、甘草缓急和营止痛；生姜、大枣温胃和中补虚。

【中医适宜技术】

1. **热熨疗法**　取连须葱头 30g，生姜 15g，将上二味共捣烂炒烫，装入布袋，热熨胃脘部，药袋凉却即更换，每日 2 次，每次 30 分钟。适用于寒性胃痛。

2. **蒸脐疗法**　取艾叶一把，将艾叶揉研成艾绒，连同碎末，用酒炒热，纱布包裹，敷脐，外加热水袋热熨蒸脐，直至疼痛缓解为止。

3. **艾灸疗法**　取足三里、中脘、胃俞、脾俞穴，每穴灸 5～7 壮，隔日 1 次，胃酸过多配神阙、阳陵泉、膈俞、膏肓。

【转归预后】

胃痛预后一般较好，实证治疗较易，邪气去则胃气安；虚实并见者则治疗难度较大，且经常反复发作。若影响进食，化源不足，则正气日衰，形体消瘦。若伴有吐血、便血，量大难止，兼见大汗淋漓、四肢不温、脉微欲绝者，为气随血脱的危急之候，如不及时救治，亦可危及生命。

【预防调护】

1. **预防**　本病发病，多与情志不遂、饮食不节有关，故在预防上要重视精神与饮食的调摄；患者要注意有规律的生活与饮食习惯，忌暴饮暴食、饥饱不匀。

2. **调护**　胃痛持续不已者，应在一定时期内进流质或半流质饮食，少食多餐，以清淡、易消化的食物为宜；忌粗糙多纤维饮食，尽量避免食用浓茶、咖啡、烟酒和辛辣食物，进食宜细嚼慢咽，慎用水杨酸、肾上腺皮质激素等西药。同时保持乐观的情绪，避免过度劳累与紧张也是预防本病复发的关键。

案例选粹

患者某，女，47 岁。2012 年 4 月 26 日初诊。

胃痛 7 年，加重 15 天。患者胃痛间断发作 7 年，此次于 15 天前患者出现胃痛、胃胀伴有反酸烧心、嗳气、口干欲饮，舌质暗红，舌体胖大，舌边有齿痕，脉弦滑。胃镜示：萎缩性胃炎；病理示：（胃窦）黏膜慢性炎伴急性炎并萎缩（中度）及肠化（轻度）。中医诊断：胃痛（肝郁脾虚兼有阴伤）。治法：疏肝理气、健脾和胃，佐以滋阴。方药：柴胡 15g，白术 20g，薏苡仁 35g，佛手 20g，厚朴 20g，白豆蔻 20g，乌药 20g，代赭石 25g，旋覆花（包煎）15g，沙参 15g，石斛 15g，黄芪 20g，陈皮 10g。10 剂，水煎服，每日 1 剂，早晚分服。

二诊：2012 年 5 月 4 日，上述诸症明显好转，但仍有反酸烧心，故在原方基础上加入黄连 10g，吴茱萸 5g。服 10 剂以巩固疗效。

三诊：2012 年 5 月 14 日，患者自诉服药后诸症好转。病情趋于稳定，效不更方，原方随证加减。半年后患者自诉诸症消失，复查胃镜示：慢性浅表性胃炎；病理：黏膜慢性炎性反应，癌前病变消失。随访至今未复发。

按语：谢晶日教授认为，慢性萎缩性胃炎在临床上是多发病、常见病，其发病机制为脾胃虚弱，中气不足，失于濡养，加之气滞瘀阻所致，故而疏肝理气、健脾益胃为治疗大法。[刘朝霞，陆振华，谢晶日. 谢晶日教授治疗慢性萎缩性胃炎经验举隅. 中华中医药杂志，2015, 30(07): 2409.]

练习题

A1 型题

1. 下列关于胃痛的各项叙述中，错误的是（   ）

   A. 以上腹胃脘部近心窝处疼痛为主症

   B. 常伴食欲不振、恶心呕吐、嘈杂泛酸、嗳气吞腐等上消化道症状

   C. 多有反复发作病史

   D. 以老年人居多

   E. 其疼痛有胀痛、刺痛、隐痛、剧痛等不同的性质

2. 下列各项，不属胃痛诱因的是（   ）

   A. 天气变化

   B. 过度劳累

   C. 情志不畅

   D. 进食生冷、干硬、辛辣、醇酒

   E. 进食海鲜

3. 胃痛的主要病变脏腑在胃，但与胃痛关系最密切的脏腑是（   ）

   A. 脾、肾   B. 脾、肝   C. 肺、脾   D. 肝、肾   E. 心、肝

A2 型题

1. 李某，女，50 岁。1 周前因情志不舒而出现胃脘胀痛，痛连两胁，嗳气、矢气则痛舒，胸闷嗳气，喜长叹息，大便不畅，舌苔薄白，脉弦。其诊断是（   ）

   A. 胃痛饮食伤胃证   B. 胃痛脾胃虚寒证

   C. 胃痛肝气犯胃证   D 胃痛肝气郁滞证

   E. 胁痛肝络失养证

2. 陆某，男，45 岁。反复胃脘疼痛 10 年，近 2 天，胃脘疼痛，似刀割，痛有定处，

按之痛甚，痛时持久，食后加剧，入夜尤甚，黑便，舌质紫暗，脉涩。其治疗应首选的方剂是（　　）

  A. 血府逐瘀汤　　　　　　B. 失笑散合丹参饮　　　　　C. 桃核承气汤

  D. 身痛逐瘀汤　　　　　　E. 复元活血汤

 3. 陈某，女，45岁。反复胃脘疼痛6年，胃脘隐隐灼痛，似饥而不欲食，口燥咽干，五心烦热，大便干结，舌红少津，脉细数。此病证的证机概要是（　　）

  A. 胃阴亏耗，胃失濡养　　　　B. 脾虚胃寒，失于温养

  C. 湿热蕴结，胃气痞阻　　　　D. 寒凝胃脘，阳气被遏，气机阻滞

  E. 肝气郁结，横逆犯胃，胃气阻滞

B1 型题

  A. 半夏泻心汤　　B. 葛根芩连汤　　C. 枳术丸　　D. 枳实导滞丸　　E. 小柴胡汤

1. 胃痛寒邪客胃证，寒邪郁久化热，寒热错杂者，可用（　　）
2. 胃痛饮食伤胃证，胃脘胀痛而便闭者，可用（　　）

第八节　痢　疾

痢疾是由邪蕴肠腑，气血凝滞，大肠脂膜血络损伤，传导失司所致，临床主要表现为里急后重、下痢赤白脓血、腹痛，多发于夏秋季节。

【病因】

1. 外感时邪　夏秋季节，起居不慎，劳作不休，暑湿、疫毒之邪，侵及肠胃，湿热郁蒸，或疫毒弥漫，气血阻滞，与暑湿、疫毒相搏结于肠，化为脓血而成为湿热痢或疫毒痢。一般认为，湿热伤于气分，则为白痢；伤于血分，则为赤痢；气血俱伤，则为赤白痢。

2. 内伤饮食　若平素好食肥甘厚味，饮食不节，或误食不洁之物，酿生湿热，湿热内蕴，腑气壅阻，气血凝滞，化为脓血，则成湿热痢或疫毒痢。若湿热内郁不清，又易伤及阴血，而形成阴虚痢。若平素恣食生冷，有伤脾胃，脾虚不运，水湿内停，中阳受困，湿从寒化，寒湿内蕴，壅塞肠中，肠中气机受阻，气滞血瘀，气血与肠中腐浊之气相搏结，化为脓血而成寒湿痢。脾胃素弱之人，感受寒湿之气，或热痢过服寒凉药物，克伐中阳，每成虚寒痢。

【病位】

本病病位在肠，与脾胃密切相关；痢久不愈，或反复发作，可导致脾肾亏虚，形成下

痢不止。

【病机】

痢疾的基本病机为邪蕴肠腑，气血凝滞，传导失司，脂膜血络受伤而成痢。湿热、疫毒、寒湿、食积等内蕴肠腑，与肠中气血相搏结，大肠传导功能失司，通降不利，气血瘀滞，肠络受损，腐败化为脓血而痢下赤白；气机阻滞，腑气不通，故见腹痛、里急后重。其病理性质有虚、实、寒、热之不同，且演变多端。

【诊断要点】

1.**病史** 夏秋季多发，多有饮食不洁史，有传染性。

2.**临床特征** 里急后重，便脓血冻，腹痛，大便次数增多，急性痢疾多伴有恶寒发热。

3.**辅助检查** 大便常规、血常规检查，必要时行 X 线钡剂造影及直肠、结肠镜检查，有助于诊断。

【鉴别诊断】

痢疾与泄泻：两者多发于春秋季节，均为大便次数增多，病变均在肠胃，皆由外感时邪、内伤饮食而发病。泄泻之腹痛，则多与肠鸣同时出现，泻后痛减，无便脓血之证；痢疾则里急后重、便脓血、腹痛并见，便后不减。两者可以互相转化，有先泻转痢者，亦有先痢转泻者。

【辨证论治】

痢疾的治疗原则为调和气血、消积导滞。辨证当热痢清之，寒痢温之；初痢实则通之，久痢虚则补之；寒热交错者，温热并用；虚实夹杂者，通涩兼施；赤多重用血药，白多重用气药。如反复发作之休息痢，则多见本虚标实证。至于辨治，始终宜明确掌握祛邪与扶正的关系，照顾胃气为本。

1.急性期

（1）湿热痢

证候：腹痛，里急后重，下痢赤白相杂，肛门灼热，小便短赤，苔腻微黄，脉滑数。

证机概要：湿热壅滞，肠络受损，气血瘀滞，传导失司。

治法：清热化湿解毒，调气行血导滞。

代表方：芍药汤。

常用药：芍药、甘草、当归和营以治脓血，缓急止痛；木香、槟榔行气以除后重；黄芩、黄连、大黄清热解毒，解肠中湿热之毒；肉桂辛温以除郁结，起到反佐的作用。

（2）疫毒痢

证候：发病急骤，痢下鲜紫脓血，腹痛剧烈，里急后重较湿热痢为甚，或壮热口渴，头痛烦躁，甚则痉厥，舌质红绛，苔黄燥脉滑数。

证机概要：疫邪热毒，壅滞肠中，燔灼气血，蒙蔽清窍。

治法：清热解毒，凉血止痢。

代表方：白头翁汤。

常用药：白头翁凉血止痢；黄连、黄柏、秦皮清热化湿。

（3）寒湿痢

证候：痢下赤白黏冻，白多赤少或纯为白冻，伴有腹痛、里急后重，饮食乏味，胃脘饱闷，头身困重，舌质淡，苔白腻，脉濡缓。

证机概要：寒湿滞留肠道，气血凝滞，传导失司。

治法：温化寒湿，调气和血。

代表方：胃苓汤。

常用药：苍术、白术、厚朴燥湿运脾；桂枝、茯苓温化寒湿；陈皮理气散满。

（4）阴虚痢

证候：痢下赤白脓血，或下鲜血黏稠，脐腹灼痛，虚坐努责，食少，心烦口干，舌质红绛少苔，或舌光红乏津，脉细数。

证机概要：营阴亏虚，湿热内郁不清，邪滞肠间。

治法：养阴和营，清肠止痢。

代表方：驻车丸。

常用药：黄连清肠止痢；阿胶、当归养阴和血；炮姜以制黄连苦寒太过。

（5）虚寒痢

证候：下痢稀薄，带有白冻，甚则滑脱不禁，或腹部隐痛，食少神疲，四肢不温，腰酸怕冷，或脱肛，舌淡苔薄白，脉沉细而弱。

证机概要：下痢日久，脾肾阳虚，关门不固。

治法：温补脾肾，收涩固脱。

代表方：桃花汤合真人养脏汤。

常用药：赤石脂、肉豆蔻、诃子暖脾温中、涩肠止泻；干姜、肉桂温肾暖脾；人参、白术、粳米益气健脾和中；当归、白芍养血和血。

（6）休息痢

证候：下痢时发时止，日久难愈，饮食减少，倦怠怯冷，嗜卧，临厕腹痛里急，大便夹有黏液或见赤色，舌质淡苔腻，脉濡软或虚数。

证机概要：病久正伤，正虚邪恋，脾阳不振，邪滞肠腑。

治法：温中清肠，调气化滞。

代表方：连理汤。

常用药：人参、白术、干姜、甘草温中健脾；黄连清除肠中湿热余邪；槟榔、木香、枳实调气行滞。

2. 缓解期

（1）脾气虚弱证

证候：腹胀食少，大便溏薄或夹少量黏液，肢体倦怠，神疲乏力，少气懒言，面色萎黄，或脱肛，舌质淡，苔白或腻，脉缓弱。

证机概要：久痢损伤脾胃，脾气虚弱，健运失职。

治法：补中益气，健脾升阳。

代表方：补中益气汤加减。

常用药：黄芪、人参、炙甘草、白术补中益气健脾；当归养血和营；陈皮理气和胃；柴胡、升麻升提下陷之中气。

（2）寒热错杂证

证候：胃脘灼热，烦渴，腹痛绵绵，畏寒喜暖，下痢稀溏，时夹少量黏冻，饥而不欲食，强食则吐，四肢不温，舌质红，苔黄腻，脉沉缓。

证机概要：久痢伤及厥阴，寒热错杂，虚实夹杂。

治法：温中补虚，清热化湿。

代表方：乌梅丸。

常用药：乌梅涩肠止泻；黄连、黄柏清热燥湿止痢；附子、干姜、桂枝、川椒、细辛温肾暖脾而助运祛寒；人参、当归益气补血而扶正。

（3）瘀血内阻证

证候：腹部刺痛，拒按，下痢色黑，腹痛固定不移，夜间加重，面色晦暗，或腹部结块，推之不移，舌质紫暗或有瘀斑，脉细涩。

证机概要：久痢不愈，瘀血蓄积肠腑，气滞血阻。

治法：活血祛瘀，行气止痛。

代表方：少腹逐瘀汤。

常用药：当归、川芎、赤芍养血活血，延胡索、蒲黄、五灵脂、没药化瘀止痛；小茴香、肉桂、干姜温经止痛。

【中医适宜技术】

1. 中成药

（1）热痢者用香连丸、穿心莲片；寒痢者用藿香正气丸。

（2）虚证久痢者可用理中丸、归脾丸等。

2. 简易治疗技术

灌肠疗法：常用于痢疾的治疗。可用苦参、马齿苋以1∶2的比例，水煎成150mL保留灌肠，用于大便次数多，下痢赤白脓血者；或用蒲公英、败酱草、红藤、穿心莲等份，黄柏适量，水煎成150mL，温度在30～40℃时保留灌肠，能保留8小时以上者效佳。

【转归预后】

痢疾的转归预后取决于患者体质的强弱、感邪的轻重与治疗是否及时正确。急性痢疾，治疗及时得当，体质强壮者，一般在两周左右痊愈，发热、腹痛、里急后重、便脓血等症状在3～7天消失。若病邪重，或素体正气亏虚，或失治误治，致使痢疾长期不愈，转为慢性。感受疫疠毒邪甚重，失治误治，未能控制病势而出现痢下如猪肝、鱼脑、赤豆汁，或下纯血，如屋漏水，高热神昏，或手足厥逆，内闭外脱，气急息粗或气息微弱，或噤口不食等危急症者，须积极抢救，否则预后很差。

【预防调护】

1. 预防　痢疾是一种急性传染病，在夏秋季节采取积极有效的预防措施，对于控制痢疾的传播和流行是十分重要的，如做好水、粪的管理，饮食管理，消灭苍蝇等。

2. 调护　流行季节，可适当食用生蒜瓣，每次1～3瓣，每日2～3次，或将大蒜瓣放入菜食之中食用。亦可用马齿苋、绿豆适量，煎汤饮用，或马齿苋、陈茶叶共研细末，大蒜瓣捣泥拌和，入糊为丸，如龙眼大小，每次1丸，每日2次，连服1周。

案例选粹

患者某，女，60岁，深秋发病。

下痢1周，在市级医院治疗无效又转至省级医院，又过了1周，出现下痢脓血，甚至下鲜血甚多，日达数十次，每日发热在39℃左右，患者坐卧不宁，烦躁不安，口干欲饮，口唇鲜红如点朱砂，舌质红赤无苔，状如血染，脉细而疾数。治疗：宜清热解毒、凉血滋阴。方用犀角地黄汤合增液汤加味。服药1周，诸症悉平。

按语：熊教授认为，痢疾有下痢赤白、腹痛、里急后重三大主症，临床常见的痢疾主要有湿热痢、疫毒痢、噤口痢、休息痢4型。熊教授个人独到经验有两点：①辨治痢疾的关键：一辨湿热，二分气血。②治痢疾初起必须祛邪，最忌收涩。辨证分析，此患者的特点在舌象，《舌鉴辨证》曰："全舌红赤乃脏腑血分皆热。"结合发热、下痢鲜血及脉细疾数，可诊断为热毒炽盛，阴液被劫，考虑疫毒痢，病情凶险，治以

"清热解毒、凉血滋阴"为法，方好转。［聂娅，李点，姚欣艳，等．熊继柏教授辨治痢疾经验．中华中医药杂志，2014, 29(06): 1907.］

【练习题】

A1 型题

1. 下列各项，不属于痢疾主症的是（　　　）

　A. 痢下赤白黏冻　　　B. 呕吐　　　C. 大便次数增多

　D. 腹痛　　　E. 里急后重

2. 痢疾的病理因素主要是（　　　）

　A. 湿热疫毒　　　B. 虚火　　　C. 浊瘀

　D. 湿邪　　　E. 气滞

3. 下列各项，属于痢疾虚中夹实证特点的是（　　　）

　A. 发病急，病程短　　　B. 腹痛胀满，痛而拒按

　C. 痛时窘迫欲便　　　D. 便后里急后重暂时减轻

　E. 便后里急后重不减

A2 型题

1. 李某，男，10 岁。两天前因饮食不洁后出现痢下赤白脓血，黏稠如胶冻，腥臭，腹部疼痛，里急后重，肛门灼热，小便短赤，舌苔黄腻，脉滑数。其诊断是（　　　）

　A. 泄泻湿热伤中证　　　B. 疫毒痢　　　C. 胃痛肝气犯胃证

　D. 湿热痢　　　E. 泄泻食滞肠胃证

2. 陆某，女，14 岁。昨日骤然痢下鲜紫脓血，腹痛剧烈，后重感特著，壮热口渴，头痛烦躁，恶心呕吐，舌质红绛，舌苔黄燥，脉滑数。治疗应首选的方剂是（　　　）

　A. 白芍汤　　　B. 白头翁汤　　　C. 驻车丸

　D. 葛根芩连汤　　　E. 清中汤

3. 陈某，女，25 岁。反复里急后重、下痢赤白黏冻 2 年，下痢时发时止，迁延不愈，常因饮食不当、受凉、劳累而发，发时大便次数增多，夹有赤白黏冻，腹胀食少，倦怠嗜卧，舌质淡苔腻，脉虚数。此病证的证机概要是（　　　）

　A. 病久正伤，邪恋肠腑，传导不利

　B. 脾虚胃寒，失于温养

　C. 脾肾阳虚，寒湿内生，阻滞肠腑

　D. 寒凝胃脘，阳气被遏，气机阻滞

E. 命门火衰，脾失温煦，传导失司

B1 型题

A. 白头翁汤　　　　　　B. 芍药汤　　　　　　C. 沙参麦冬汤

D. 保和丸　　　　　　　E. 驻车丸

1. 治疗湿热痢首选的方剂是（　　　）

2. 治疗阴虚痢首选的方剂是（　　　）

第九节　泄　泻

泄泻是由脾胃运化失职，湿邪内盛所致，临床表现为大便次数增多，粪便稀薄，甚至泻出如水样。大便溏薄而势缓者为泄，大便清稀如水而直下者为泻。本病一年四季均可发生，但以夏秋两季为多见。

【病因】

1. 感受六淫　六淫之邪伤人，皆能使人发生泄泻，但其中以湿为主，常夹寒、热、暑等病邪。其他寒邪或暑热之邪，除了侵袭皮毛肺卫之外，也能直接影响于脾胃，但仍多与湿邪有关。

2. 饮食不当　饮食过量或误食不洁之物，宿食内停；或过食肥甘厚腻，呆胃滞脾；或多食生冷，均能化生湿、寒、热、食滞之邪，损伤脾胃，致其传导失职，升降失调，清浊不分而发生泄泻。

3. 情志失调　平时脾胃素弱，复因忧思恼怒、精神紧张等情志影响，以致肝气郁结，横逆乘脾犯胃；或思虑过度，脾气受损，运化失常，肠道清浊不分，而成泄泻。

4. 脏腑虚弱　脾主运化，胃主受纳，若因长期饮食失调，劳倦内伤，久病缠绵，均可导致脾胃虚弱，不能受纳水谷和运化精微，水谷停滞，清浊不分，混杂而下，遂成泄泻。久病之后，损伤肾阳，或年老体衰，命门火衰，脾失温煦，运化失常，而致泄泻。

【病位】

泄泻的病位在脾、胃与大、小肠，病变主脏在脾，同时与肝、肾关系密切。

【病机】

泄泻基本病机为脾胃受损，湿困脾土，肠道功能失司。外因与湿邪关系最大，湿邪侵入，损伤脾胃，运化失常。内因则与脾虚关系最为密切，脾虚失运，水谷不化精微，湿浊内生，混杂而下发生泄泻。肝肾所引起的泄泻，也多在脾虚的基础上产生的。脾虚失运，湿浊内盛；湿盛困脾又可致脾虚失运，故脾虚与湿盛互相影响，互为因果。

【诊断要点】

1. 病史　有外感六淫、饮食不当、情志不舒或劳累等诱因。

2. 临床特征　大便粪质清稀为主要诊断依据，或完谷不化，或粪如水样，大便次数多，每日三到五次或十余次以上，常伴有腹痛、腹胀、肠鸣、纳呆等症状。

3. 辅助检查　粪便常规检查、X 线钡剂灌肠检查、肠道内镜检查，必要时行腹部超声及 CT 检查，有助于诊断与鉴别诊断。

【鉴别诊断】

泄泻与霍乱：二者均有大便稀薄，或伴有腹痛、肠鸣。但霍乱是一种呕吐与泄泻并作的病症，其发病特点是起病急、变化快、病情凶险。起病时突然腹痛，继则吐泻交作，亦有少数病例不见腹痛而专为吐泻。所吐之物均为未消化之食物，气味酸腐热臭；所泻之物多为夹有大便的黄色粪水，或如米泔而不甚臭秽。常伴恶寒、发热。部分患者在吐泻之后津液耗伤，筋失濡养，而发生转筋，腹中绞痛。若吐泻剧烈，则见面色苍白、目眶凹陷、指螺皱瘪、汗出肢冷等阴竭阳亡之危象。而泄泻仅以排便异常为主要表现，粪质稀溏，次数增多。

【辨证论治】

泄泻在辨证时，首先应当区别寒、热、虚、实。治疗大法为健脾化湿。一般而言，大便清稀，完谷不化，多属寒证；大便色黄而臭，泻下急迫，肛门灼热，多属热证；泻下腹痛，痛势急迫拒按，泻后痛减，多属实证；病程较长，腹痛不甚，喜温喜按，神疲肢冷，多属虚证；但病变过程较为复杂，往往出现虚实夹杂、寒热互见，故而辨证时，应全面分析。

1. 寒湿泄泻证

证候：泄泻清稀，甚则如水样，腹痛肠鸣，脘闷食少，并伴有恶寒发热，鼻塞头痛，肢体痛，苔薄白或白腻，脉濡缓。

证机概要：寒湿之邪，困脾伤肠。

治法：芳香化湿，解表散寒。

代表方：藿香正气散。

常用药：藿香辛温散寒、化湿止泻，是为主药；白术、茯苓健脾除湿；陈皮、厚朴、大腹皮理气消满、疏理气机；紫苏、白芷解表散寒；半夏醒脾燥湿。

2. 湿热泄泻证

证候：泄泻腹痛，泻下急迫，或泻而不爽，粪色黄褐而臭，肛门灼热，烦热口渴，小便短黄，舌苔黄腻，脉滑数或濡数。

证机概要：感受湿热之邪，肠腑传化失常。

治法：清热利湿。

代表方：葛根芩连汤。

常用药：黄芩、黄连苦寒清热燥湿；葛根解肌清热、升清止泻。

3. 食滞肠胃证

证候：腹痛肠鸣，泻下粪便臭如败卵，泻后痛减，伴有不消化之物，脘腹痞满，嗳腐酸臭，不思饮食，舌苔垢浊或厚腻，脉滑。

证机概要：宿食阻滞肠胃，脾胃运化失司。

治法：消食导滞。

代表方：保和丸。

常用药：神曲、山楂、莱菔子消食导滞、宽中除满、健脾止泻；半夏、陈皮、茯苓和胃祛湿；连翘以消食滞之郁热。

4. 肝气乘脾证

证候：平时多有胸胁胀闷、嗳气食少，每因抑郁恼怒或情绪紧张之时，发生腹痛泄泻，舌淡红，脉弦。

证机概要：肝失条达，横逆侮脾，失其健运。

治法：抑肝扶脾。

代表方：痛泻要方。

常用药：白术健脾补虚止泻；白芍养血柔肝；陈皮理气醒脾；防风升清止泻。

5. 脾胃虚弱证

证候：大便时溏时泻，水谷不化，稍进油腻食物，则大便次数增多，饮食减少，脘腹胀闷不舒，面色萎黄，肢倦乏力，舌淡苔白，脉细弱。

证机概要：脾胃虚弱，运化无权。

治法：健脾益胃。

方药：参苓白术散。

常用药：人参、白术、茯苓、甘草以补气健脾；砂仁、陈皮、桔梗、扁豆、山药、莲子肉、薏苡仁和胃理气、健脾止泻。

6. 肾阳虚衰证

证候：泄泻多在黎明之前，腹部作痛，肠鸣即泻，泻后则安，形寒肢冷，腰膝酸软，舌淡苔白，脉沉细。黎明之前阳气未振，阴寒较盛，故腹部作痛，肠鸣即泻，又称"五更泻"。

证机概要：命门火衰，脾失温养，水谷不化。

治法：温肾健脾，固涩止泻。

代表方：四神丸。

常用药：补骨脂补肾阳；吴茱萸、肉豆蔻温中散寒；五味子涩肠止泻。

【中医适宜技术】

（1）烫熨疗法：将加热好的中药包（吴茱萸 20g，丁香 10g，胡椒 10g，车前子 20g，肉桂 10g，白术 15g，藿香 15）用毛巾包好药包置于患处 30 ～ 60 分钟，药包温度 70℃左右。观察局部皮肤有无烫伤，了解患者感受。

（2）穴位注射疗法：使用 654-2（有阵发性腹痛、肠鸣音活跃、大便次数多）或维丁胶性钙复合维生素 B（有腹胀、不消化、肠功能紊乱）双足三里穴位注射。作用：调节胃肠功能，解痉止痛。

（3）艾灸疗法：艾灸双足三里、中脘、神阙穴。作用：温中散寒，祛湿止痛。

（4）耳穴压豆疗法：选穴：脾、大肠、小肠、交感、内分泌、肾。作用：健脾止泻。

【转归预后】

急性泄泻经过恰当治疗，绝大多数患者能够治愈；只有少数患者失治误治，或反复发作者，导致病程迁延，日久不愈，由实转虚，变为慢性泄泻；亦有极少数患者因暴泻无度，耗气伤津，会造成亡阴亡阳之变。慢性泄泻一般经正确治疗，亦能获愈；部分病例反复发作，可由脾虚而致中气下陷；脾虚可以及肾，或脾肾相互影响，以致脾肾同病，则病情趋向加重；若久泻者，突见泄泻无度，水浆不入，呼吸微弱，形体消瘦，身寒肢冷，脉微细欲绝，是脾气下陷，肾失固摄，阴阳离绝之危候，预后多不良。

【预防调护】

1. 预防　加强锻炼，增强体质，使脾气旺盛，则不易受邪；加强食品卫生及饮用水的管理，防止污染；饮食应有节制，不暴饮暴食，不吃腐烂变质的食物，不喝生水，生吃瓜果要洗净，养成饭前便后洗手的习惯；生活起居应有规律，防止外邪侵袭，夏季切勿因热贪凉，尤应注意腹部保暖，避免感邪。

2. 调护　应给予流质或半流质饮食，饮食宜新鲜、清淡、易于消化而富有营养，忌食辛辣炙煿、肥甘厚味；急性暴泻易伤津耗气，可予淡盐汤、米粥等以养胃生津；肝气乘脾之泄泻者，应注意调畅情志，尽量消除紧张情绪，尤忌怒时进食。

📖 案例选粹

罗某，男，30 岁。2016 年 5 月 23 日初诊。

主诉：大便溏烂伴精神焦虑 1 月余。症见：大便烂，日行 2 ～ 3 次，完谷不化，感肠鸣音增多，心情焦虑急躁，畏风，多汗。纳寐差，小便调。舌质淡、边有齿痕、舌苔薄黄，脉细。治拟温肾涩肠，潜镇浮阳。处方：予四神丸化裁。7剂。日1剂，水煎分2次温服。

2016年5月30日二诊：诉肠鸣较前减少，大便已成型、偏稀，夹少许未消化食物，仍感焦虑烦躁、畏风多汗。纳改善，夜寐仍差。舌质淡、边有齿痕、苔薄白。黄师改潜阳封髓丹治疗。处方：黄柏10g，砂仁15g，肉桂6g，干姜15g，白附片（先煎）15g，龟甲（先煎）20g，饴糖炙甘草10g，吴茱萸6g，肉豆蔻15g，补骨脂15g，生晒参10g，朱茯神15g，炒麦芽15g。10剂。煎服法同前。

2016年6月9日三诊：诉焦虑、烦躁较前减轻，畏风多汗改善。期间共来诊4次，黄师皆予潜阳封髓丹化裁，共服药26剂，诸症逐渐好转。待2016年7月11日第7次来诊时诉焦虑、烦躁已不明显，纳寐佳，二便调。再予3剂巩固疗效。

按语：患者大便溏烂、完谷不化突出，黄贵华教授先予四神丸温肾涩肠止泻；焦虑烦躁明显，后改潜阳封髓丹温肾潜阳，加补骨脂、肉豆蔻补命门之火以温脾土；吴茱萸助阳止泻；生晒参益气敛汗；朱茯神助眠安神；炒麦芽升发肝气以畅情志。众医家多认为"凡郁皆属于肝"，若肝失疏泄、郁而化热、扰乱心神则成郁病，故对情志病的治疗多以疏肝解郁为主。然该例患者焦虑烦躁，加炒麦芽升发肝气，但却不以疏肝理气为主要治则，缘由此症乃虚火上浮所致，黄师以为仅疏肝而难固其本，唯有从温补肾阳、调和水火出发，使虚火得降而诸症得除。此外，黄师还认为，肝脏体阴而用阳，郁证表现以阴证居多，从温补肾阳出发，使阴平阳秘不失为治疗郁证的另一妙计。[牟丽环，朱健敏，陆秋静，等.黄贵华运用潜阳封髓丹验案4则.江苏中医药，2017, 49(11): 56.]

练习题

A1 型题

1.泄泻的基本病机是（　　　）

A.肝气郁结，胃失和降　　　　B.肝脾湿热，络脉不和

C.脏腑气机阻滞，经脉痹阻　　D.脾虚湿盛，肠道功能失司

E.邪滞于肠，气血壅滞，肠道传化失司

2.泄泻的病理因素主要是（　　　）

A.湿　　　　B.虚火　　　　C.痰　　　　D.风邪　　　　E.寒邪

3.泄泻与痢疾主要的鉴别点是（　　　）

A.有无发热　　　　　　　　B.有无大便不成形

C.有无便下赤白脓血   D.有无腹泻

E.有无腹痛

A2 型题

1.李某，女，40岁。昨日晚上贪凉饮冷，今日早上出现腹泻，泄泻清稀如水样，脘闷食少，腹痛肠鸣，头痛，肢体酸痛，舌苔白腻，脉濡缓。其诊断是（   ）

A.腹痛寒邪内阻证   B.胃痛脾胃虚寒证

C.泄泻寒湿内停证   D.腹痛中虚脏寒证

E.泄泻肾阳虚衰证

2.陆某，男，45岁。正值夏季盛暑之季，今日在户外劳动后两小时即出现泄泻腹痛，泻下急迫，粪色黄褐，气味臭秽，肛门灼热，烦热口渴，小便短黄，舌质红，苔黄腻，脉滑数。其治疗应首选的方剂是（   ）

A.枳实导滞丸   B.白头翁汤   C.芍药汤   D.藿香正气散   E.葛根芩连汤

3.金某，女，35岁。一年来，大便时溏时泻，迁延反复，稍进油腻食物，则腹泻，面色萎黄，纳差，食后脘闷不舒，神疲倦怠，舌质淡，苔白，脉细弱。此病证的治法是（   ）

A.温肾健脾，固涩止泻   B.健脾益气，化湿止泻   C.温中健脾

D.消食导滞，和中止泻   E.升提中气

B1 型题

A.藿香正气散   B.理中丸   C.参苓白术散   D.四神丸   E.痛泻要方

1.治疗泄泻寒邪内盛证，首选的方剂是（   ）

2.治疗泄泻肾阳虚衰证，首选的方剂是（   ）

第十节　便　秘

便秘是由大肠传导失常，导致大便秘结，排便周期延长，或周期不长，但粪质干结，排出艰难，或粪质不硬，虽颇有便意，但排便不畅的病症。

【病因】

1.饮食不节　恣饮酒浆，过食辛热厚味，以致胃肠积热，大便干结；或恣食生冷，致阴寒凝滞，肠胃传导失司而致便秘。

2.情志失调　忧愁思虑过度，情志不舒，或久坐少动，每致气机郁滞，不能宣达，于是通降失常，传导失职，糟粕内停，不得下行，因而大便秘结。

3.年老体虚　素体虚弱，或病后、产后以及年老体虚之人，阴阳气血亏虚，阳气虚则

大肠传送无力，阴血虚则津枯不能滋润大肠，均可致大便秘结不通。

4. 感受外邪　外感寒邪，致阴寒内盛，凝滞肠胃，失于传导；或热病之后，余热留恋，肠胃燥热，耗伤津液，大便失润而致大便秘结。

【病位】

病位在大肠，与肺、脾、胃、肝、肾等脏腑的功能失调有关。

【病机】

便秘的基本病机为大肠传导失常。饮食入胃，经脾胃运化，吸其精华，所剩糟粕，由大肠传送而出，而成大便。若肠胃功能正常，则大便畅通，不致发生便秘。若肠胃受病，或因燥热内结，或因气滞不行，或因气虚传送无力，血虚肠道干涩，以及阴寒凝结等，皆可致便秘。

【诊断要点】

1. 病史　发病多与外感寒热，情志不畅，饮食不节，脏腑功能失调，年老体弱等因素有关，起病缓慢，多表现为慢性病变过程。

2. 临床特征　排便次数减少，排便周期延长，排便间隔时间超过自己习惯一天以上或两次排便时间间隔三天以上，粪质干结，便下困难。伴有腹胀，腹痛，头晕，口臭，纳差，嗳气，神疲乏力，夜寐不安等症。

3. 辅助检查　大便常规、X 线钡剂灌肠、电子结肠镜检查等有助于诊断。

【鉴别诊断】

便秘与肠结：两者皆有大便秘结。但肠结多为急病，因大肠通降受阻所致，表现为腹部疼痛拒按，大便完全不通，且无矢气，严重者可吐出粪便。便秘多为慢性久病，因大便传导失常所致，表现为大便干结难行，偶伴腹胀、饮食减少、恶心欲吐、有矢气和肠鸣音。

【辨证论治】

1. 实秘

（1）热秘

证候：大便干燥，数日不通，面赤，身热不恶寒，腹中胀满疼痛拒按，日晡潮热，汗出多，小便数，尿赤，时欲喜冷，口舌生疮，口臭，语声重浊，呼吸气粗，或有谵语，舌干苔黄厚腻或苔黄焦起芒刺，脉沉实或滑实。

证机概要：肠腑燥热，津耗便结。

治法：泄热通腑。

代表方：大承气汤。

常用药：大黄泻实；厚朴除满；枳实泻痞；芒硝润燥、软坚通便。

（2）气秘

证候：大便多日不通，后重窘迫，欲便不得，精神抑郁，噫气频作，胸脘痞闷，胁肋胀痛，或经来乳胀，或呕吐上逆，或咳嗽气喘，舌苔白腻，脉沉或弦。

证机概要：肝脾气滞，腑气不通。

治法：顺气行滞，降气通秘。

代表方：六磨汤。

常用药：沉香降气；木香调气；乌药散气；槟郎、枳壳、大黄行气导滞通秘。

（3）冷秘

证候：大便艰涩，腹痛拘急，腹满拒按，胁下偏痛，手足不温，呃逆呕吐，舌苔白腻，脉弦紧。

证机概要：阴寒内盛，凝滞胃肠。

治法：温里散寒，通便止痛。

代表方：大黄附子汤。

常用药：附子温里散寒；大黄荡涤积滞；细辛散寒止痛。

2. 虚秘

（1）气虚秘

证候：虽有便意，临厕努挣乏力，挣则汗出短气，便后疲乏，大便并不干硬，面色白，神疲气怯，舌淡嫩，苔薄，脉虚。

证机概要：肺脾气虚，传送无力。

治法：补脾益肺，润肠通便。

代表方：黄芪汤。

常用药：黄芪补益脾、肺之气；麻仁、白蜜润肠通便；陈皮理气。

（2）血虚秘

证候：大便秘结，面色无华，头晕目眩，心悸，唇舌淡，脉细涩。

证机概要：血液亏虚，肠道失荣。

治法：养血滋阴，润燥通便。

代表方：尊生润肠丸。

常用药：生地、当归滋阴养血，麻仁、桃仁同用，兼能润燥通便；枳壳引气下行。

（3）阴虚秘

证候：大便干结，面色无华，皮肤干燥，头晕目眩，心悸气短，健忘少寐，口唇色淡，舌淡苔少，脉细。

证机概要：血液亏虚，肠道失荣。

治法：养血滋阴，润肠通便。

代表方：润肠丸。

常用药：当归、生地滋阴养血；麻仁、桃仁润肠通便；枳壳引气下行。

（4）阳虚秘

证候：大便干或不干，排出困难，小便清长，面色㿠白，四肢不温，腹中冷痛，腰膝酸冷，舌淡苔白，脉沉迟。

证机概要：阳气虚衰，阴寒凝结。

治法：补肾温阳，润肠通便。

代表方：济川煎。

常用药：肉苁蓉、牛膝温补肾阳、润肠通便；当归养血润肠；升麻、泽泻升清降浊；枳壳宽肠下气。

【中医适宜技术】

（1）推拿疗法：实秘者，用清大肠、揉天枢荡涤肠腑邪热积滞，摩腹、按揉足三里；虚秘者，补脾经、推三关、捏脊、按揉足三里。

（2）摩脐疗法：取坐位或立位，右手手掌放于脐上，左手手掌放于右手背上，在小腹部顺时针方向揉动，揉 10 分钟，然后按逆时针方向再揉 10 分钟，共做 20 分钟；早晚各一次，连做 14 天。

（3）涌泉敷药疗法：取大黄 15g，将其研为细末，以醋调为糊状，置于伤湿止痛膏中心，贴双足涌泉穴，压紧，10 ～ 20 小时取下。

【转归预后】

由于腑气不通，浊气不降，便秘常可引起腹胀、腹痛、头晕头胀、食欲减退、睡眠不安等症，便秘日久，可引起肛裂、痔疮。便秘一病，若积极治疗，并结合饮食、情志、运动等调护，多能在短期内治愈，年老体弱及产后病后等体虚便秘，多为气血不足，阴寒凝聚，治疗宜缓缓图之，难求速效。

【预防调护】

1.预防　注意饮食调理，避免过食辛辣厚味，或饮酒无度，亦不可过食寒凉生冷，多吃粗粮果蔬，多饮水；避免久坐少动，养成定时排便习惯；避免过度精神刺激，保持心情舒畅，加强身体锻炼。

2.调护　对于年老体弱者及便秘日久者，为防止过度用力努挣；对于诱发痔疮、便血甚至真心痛等的患者，可配合灌肠等外治法治疗。

案例选粹

患者，男，35岁。2013年2月6日初诊。

主诉：反复便秘5年。患者自诉5年前因学习紧张而出现大便秘结，大便3～7天一行，大便成形不硬，无腹胀及腹痛，食欲不佳，时有嗳气，虽多次经中西医治疗，效果不佳，仍经常便秘，近日因工作紧张便秘再发并加重而就诊。现症见：大便秘结，5～7天一行，质不硬，腹部轻度满闷不适，食纳不佳，嗳气，舌质淡红、舌边有齿痕、苔白稍厚腻，脉稍弦无力。既往史、过敏史无特殊。西医诊断：功能性便秘。中医诊断：便秘（脾胃亏虚，气机郁滞型）。治法：健脾和胃，疏肝理气。拟方：柴胡8g，白芍15g，陈皮10g，法半夏15g，太子参15g，茯苓15g，生白术30g，甘草5g，三七10g，苏叶8g，砂仁（后下）10g，牛膝15g。7剂，每日1剂，水煎服。

二诊：服药7剂后，患者大便秘结好转，大便2～3天一行，成形不硬，腹部仍轻度满闷不适，食纳欠佳，嗳气，舌脉同前。继服上方7剂。

三诊：服上药后，大便1～2天一行，大便稍干，腹部无不适，食纳欠佳，嗳气消失，舌质淡红、舌边有齿痕、苔薄白，脉稍弦无力。上方加当归15g，续服12剂。

四诊：诸症均消失，嘱注意调情志、节饮食、适寒温，间服陈夏六君丸调理，回访无复发。

按语：李老认为人身气机活动表现为升降出入四种形式，升降出入无器不有，一刻不停，气机停止则生命终结，气机升降出入是生命活动的基本形式。脾与胃五行属土，为后天之本，主运化水谷，为水谷之海、气血生化之源。脾与胃相表里，同居中焦，是气机升降的枢纽，气上升则上输于心肺，气下降则下归于肝肾。脾主运化，胃主受纳，脾主升清，胃主降浊，脾为脏属阴，胃为腑属阳，脾性喜燥恶湿，胃喜润恶燥，二者性质功用相反而相承。二者只有协调一致，才能清升浊降。《素问·太阴阳明论》曰："脾病不能为胃行其津液。"由此可见，脾虚不能运化津液，可致大肠干燥无津，失于濡养，而造成便秘。鉴于脾胃的特殊地位和作用，李老在诊治功能性便秘时特别强调脾胃之升降功能协调有序，认为脾胃升降有序则气行有序，气行有序则血滞、痰阻、湿郁容易消散，喜以柴芍六君汤加减治疗。[梁尧，李桂贤.李桂贤教授治疗功能性便秘的经验.广西中医药大学学报,2015,18(03):12.]

练习题

A1 型题

1. 便秘的基本病机是（　　　）

　A. 肝气郁结　　　　　　　　B. 肺失肃降　　　　　　　　C. 肝胃不和

　D. 大肠传导失常　　　　　　E. 脾失运化

2. 下列各项，不属于便秘病因的是（　　　）

　A. 饮食不节　　　　　　　　B. 情志失调　　　　　　　　C. 外伤

　D. 年老体虚　　　　　　　　E. 感受外邪

3. 治疗热秘首选的方剂是（　　　）

　A. 麻子仁丸　　B. 六磨汤　　C. 黄芪汤　　D. 增液承气汤　　E. 济川煎

A2 型题

1. 吴某，女，20 岁。1 周前始出现大便干结，腹胀腹痛，口干口臭，面红心烦，小便短赤，舌红，苔黄燥，脉滑数。其诊断是（　　　）

　A. 冷秘　　　B. 热秘　　　C. 阴虚秘　　　D. 阳虚秘　　　E. 气秘

2. 陆某，女，44 岁。反复便秘 2 月余，大便干结，欲便不得出，肠鸣矢气，腹中胀痛，嗳气频作，纳食减少，胸胁痞满，舌苔薄腻，脉弦。治疗应首选的方剂是（　　　）

　A. 麻子仁丸　　B. 更衣丸　　C. 大承气汤　　D. 柴胡疏肝散　　E. 六磨汤

3. 陈某，男，75 岁。反复便秘 1 年余，大便干，排出困难，小便清长，四肢不温，腹中冷痛，腰膝酸冷，舌淡苔白，脉沉迟。此病证的证机概要是（　　　）

　A. 阳气虚衰，阴寒凝结　　　　B. 脾虚胃寒，失于温养

　C. 阴寒内盛，凝滞胃肠　　　　D. 寒凝胃脘，阳气被遏，气机阻滞

　E. 脾肺气虚，传送无力

B1 型题

　A. 黄芪汤　　　B. 济川煎　　　C. 温脾汤　　　D. 增液汤　　　E. 更衣丸

1. 治疗冷秘首选的方剂是（　　　）

2. 治疗阳虚秘首选的方剂是（　　　）

第十一节　黄　疸

黄疸是指因外感湿热疫毒，内伤饮食，劳倦或病后，导致肝胆、脾胃升降功能失调，胆汁外溢肌肤，出现以目黄、身黄、小便黄为主症的一种病证，其中目睛黄染是本病的重要特征。

【病因】

1. 外感湿热疫毒　夏秋季节，暑湿当令，或因湿热偏盛，时邪疫毒自口而入，由表入里，内蕴中焦，湿郁热蒸，不得泄越，湿热交阻于肝胆，肝失疏泄，胆经不降，相火上逆，外溢肌肤而发病。若湿热夹时邪疫毒伤人，则病势尤为暴急，具有传染性，表现为热毒炽盛，内及营血的危重现象，称为急黄。

2. 内伤饮食　长期嗜酒无度，或过食肥甘厚腻，或饮食污染不洁，或饥饱失常，或恣食生冷，脾胃损伤，运化失职，湿浊内生，郁而化热，湿热熏蒸，胆汁泛溢，侵淫肌肤而发为黄疸。

3. 劳倦伤脾　劳倦太过，或病后脾阳受损，都可导致脾胃寒湿内生，困遏中焦，壅塞肝胆，致使胆汁不循常道，外溢肌肤而发为黄疸。

4. 病后续发　胁痛、积聚或其他疾病之后，瘀血阻滞，湿热残留，日久损肝伤脾，湿遏瘀阻，胆汁泛溢肌肤，形成黄疸。

【病位】

黄疸的病位主要在脾、胃、肝、胆，且多由脾胃运化失健导致肝胆疏泄失常。

【病机】

黄疸的病理因素有湿邪、热邪、寒邪、疫毒、气滞、瘀血六种，其中湿邪是黄疸形成的关键。《金匮要略·黄疸病脉证并治》指出："黄家所得，从湿得之。"湿邪壅阻中焦，脾胃失健，肝失疏泄，胆经不降，相火上逆，胆液不循常道，外溢肌肤，下注膀胱，而发为本病。由于致病因素不同及个体体质的差异，湿邪可从热化或从寒化。湿从热化，湿热交蒸，则发为阳黄，由于湿和热的偏盛不同，阳黄有热重于湿和湿重于热的区别。如湿热蕴积化毒，疫毒炽盛，充斥三焦，深入营血，内陷心肝，则发为急黄。湿从寒化，寒湿瘀滞，中阳不振，则发为阴黄。阳黄、急黄、阴黄在一定条件下可以互相转化。

【诊断要点】

1. 病史　常有外感湿热疫毒，内伤酒食不节，或有胁痛、积聚等病史。

2. 临床特征　目黄、身黄、小便黄，其中目睛黄染为本病的重要特征。常伴食欲减退、恶心呕吐、胁痛腹胀等症状。

3. 辅助检查　肝功能、肝炎病毒指标、B超、CT、MRCP、胃肠钡餐检查、消化道内镜、胆道造影、肝穿活检等有助于黄疸的病因诊断。

【鉴别诊断】

1. 黄疸与萎黄　黄疸发病与感受外邪、饮食劳倦或病后有关；其病机为湿滞脾胃，肝胆失疏，胆汁外溢；其主症为身黄、目黄、小便黄。萎黄发病与饥饱劳倦、食滞虫积或病后失血有关；其病机为脾胃虚弱，气血不足，肌肤失养；其主症为肌肤萎黄不泽，目睛及小便不黄，常伴头昏倦怠、心悸少寐、纳少便溏等症状。

2. **阳黄与阴黄**　根据黄疸的色泽，并结合症状、病史予以鉴别。阳黄黄色鲜明，发病急，病程短，常伴身热、口干苦、舌苔黄腻、脉象弦数。阴黄黄色晦暗，病程长，病势缓，常伴纳少、乏力、舌淡、脉沉迟或细缓。

【辨证论治】

黄疸的辨证应以阴阳为纲。治疗总原则是化湿邪、利小便。化湿可以退黄，属湿热者当清热化湿，属寒湿者当温化寒湿。利小便，主要是通过淡渗利湿，达到退黄的目的。

1. **阳黄**

（1）热重于湿证

证候：身目俱黄，黄色鲜明，发热口渴，或见心中懊恼，腹部胀闷，口干而苦，恶心呕吐，小便短少黄赤，大便秘结，舌苔黄腻，脉象弦数。

证机概要：湿热熏蒸，困遏脾胃，壅滞肝胆，胆汁泛溢。

治法：清热通腑，利湿退黄。

代表方：茵陈蒿汤。

常用药：茵陈为清热利湿退黄之要药；山栀子、大黄、黄柏、连翘、垂盆草、蒲公英清热泻下；茯苓、滑石、车前草化湿利尿。

（2）湿重于热证

证候：身目俱黄，黄色不及前者鲜明，头重身困，胸脘痞满，食欲减退，恶心呕吐，腹胀或大便溏垢，舌苔厚腻微黄，脉象濡数或濡缓。

证机概要：湿遏热伏，困阻中焦，胆汁不循常道泛溢肌肤。

治法：利湿化浊运脾，佐以清热。

代表方：茵陈五苓散合甘露消毒丹。

常用药：藿香、白蔻仁、陈皮芳香化浊、行气悦脾；茵陈蒿、车前子、茯苓、黄芩、连翘利湿清热退黄。

（3）胆腑郁热证

证候：身目发黄，黄色鲜明，上腹、右胁胀闷疼痛，牵引肩背，身热不退，或寒热往来，口苦咽干，呕吐呃逆，尿黄赤，大便秘结，舌红苔黄，脉弦滑数。

证机概要：湿热、砂石郁滞，脾胃不和，肝胆失疏。

治法：疏肝泄热，利胆退黄。

代表方：大柴胡汤。

常用药：柴胡、黄芩、半夏和解少阳、和胃降逆；大黄、枳实通腑泄热；郁金、佛手、茵陈、山栀子疏肝利胆退黄；白芍、甘草缓急止痛。

（4）疫毒炽盛证（急黄）

证候：发病急骤，黄疸迅速加深，其色如金，皮肤瘙痒，高热口渴，胁痛腹满，神昏谵语，烦躁抽搐，或见衄血、便血，或肌肤瘀斑，舌质红绛，苔黄而燥，脉弦滑或数。

证机概要：湿热疫毒炽盛，深入营血，内陷心肝。

治法：清热解毒，凉血开窍。

代表方：千金犀角散。

常用药：犀角（用水牛角代）、黄连、山栀子、大黄、板蓝根、生地、玄参、丹皮清热凉血解毒；茵陈、土茯苓利湿清热退黄。

2. 阴黄

（1）寒湿阻遏证

证候：身目俱黄，黄色晦暗，或如烟熏，脘腹痞胀，纳呆，大便不实，神疲畏寒，口淡不渴，舌体胖大，舌淡苔腻，脉濡缓或沉迟。

证机概要：中阳不振，寒湿滞留，肝胆疏泄失常。

治法：温中化湿，健脾和胃。

代表方：茵陈术附汤。

常用药：附子、白术、干姜温中健脾化湿；茵陈、茯苓、泽泻、猪苓利湿退黄。

（2）脾虚湿滞证

证候：面目及肌肤淡黄，甚则晦暗不泽，肢软乏力，心悸气短，大便溏薄，舌质淡苔薄白，脉濡细。

证机概要：黄疸日久，脾虚血亏，湿滞残留。

治法：健脾养血，利湿退黄。

代表方：黄芪建中汤。

常用药：黄芪、桂枝、生姜、白术益气温中；当归、白芍、甘草、大枣补养气血；茵陈、茯苓利湿退黄。

【中医适宜技术】

（1）灌肠疗法：取大黄煎剂（醋制大黄 30g，乌梅 30g）制成 200mL/ 瓶，应用时加温至 40℃，用 50mL 甘油注射器抽取，连接 14 号肛管，润滑前端，患者首先取左侧卧位，抬高臀部 20cm，将肛管轻柔插入直肠 30cm 以上，缓慢注入药液，在操作完毕后，患者转为右侧卧位，此时药液所到达的部位深且充盈，有利于灌肠液在肠道保留及吸收，同时亦有利于药液到达氨等毒素产生最多的右半结肠，使药物在肠内尽量保持 120 分钟以上，

1 天 1 次，7 ～ 15 天为 1 个疗程。

（2）泡浴疗法：取茵陈蒿 60g，白头翁 60g，大黄 30g，黄芩 40g，黄柏 40g。煎水去渣，水温适宜时，泡浴，反复擦洗 10 分钟，每日 1 次。

【转归预后】

一般来说，阳黄病程较短，消退较易；但阳黄湿盛于热者，消退较慢，应防其迁延转为阴黄。急黄为阳黄的重症，湿热疫毒炽盛，病情重笃，常可危及生命，若救治得当，亦可转危为安。阴黄病程缠绵，收效较慢。总之黄疸以速退为顺，如《金匮要略·黄疸病脉证并治》指出："黄疸之病，当以十八日为期，治之十日以上瘥，反剧者为难治。"若久病不愈，气血瘀滞，伤及肝脾，则有酿成积聚、鼓胀之可能。

【预防调护】

1. 预防　饮食要讲究卫生，勿过嗜辛热甘肥食物，应戒酒类饮料。避免滥用药物，避免血液制品的污染。黄疸流行时或与患者密切接触者，应注射肝炎疫苗以防感染。

2. 调护　发病初期，应卧床休息，恢复期和转为慢性久病患者可适当参加体育活动。保持心情愉快舒畅，使肝气条达。进食富于营养而易消化的饮食，以补益肝脾。

📖 案例选粹

徐某，男，45 岁。2005 年 3 月 18 日初诊。

因持续高热，身黄、目黄、尿黄迅速加深 5 天送入院。既往有"慢性乙型肝炎"病史 15 年。刻诊：神志尚清，烦躁不安，频频呵欠，乏力，巩膜皮肤深度黄染，时有牙龈出血，腹部胀满，口干欲饮，大便秘结，小便短赤腥臊，舌红绛，苔黄腻，脉滑数。体温 39.2℃，瞳孔对光反射略迟钝，巩膜皮肤深度黄染，皮下未见瘀点或瘀斑，脾肋下 2cm，上腹压痛，无明显反跳痛，移动性浊音（＋），双下肢轻度水肿。血常规示白细胞 $6.0×10^9$/L，血红蛋白 71g/L，血小板 $53×10^9$/L；肝功能示总胆红素（TBil）198.3μmol/L，间接胆红素（DBiL）64.5μmol/L，谷丙转氨酶（ALT）106U/L，白蛋白（ALB）30.60g/L；凝血功能示凝血酶原时间（PT）28.2s，凝血酶原活动度（PTA）32%；血氨（NH_3）128μmol/L；乙肝表面抗原（＋）；B 超示肝硬化、脾大、腹水。中医诊断：急黄（疫毒炽盛证）；治则：清热解毒，化瘀退黄，健脾利水，通腑开窍；处方：解毒化瘀Ⅱ方合甘露消毒丹加减，组成：白花蛇舌草 15g，茵陈 50g，大黄 [后下]15g，赤芍 60g，石菖蒲 15g，郁金 15g，山药 30g，淫羊藿 15g，茯苓 15g，藿香 10g，葛根 30g，白茅根 30g，通草 6g，车前草 15g。同时给予大黄煎剂（大黄 30g，乌梅 30g）浓煎至 100mL 保留灌肠。

治疗 3 日后神志渐清，体温下降，黄疸稍退，大便通畅，2～3 次/日，尿量日增，腹胀缓解，效不更方，停用灌肠治疗。治疗 10 日后病情好转，神志清，体温正常，乏力症状缓解，皮肤巩膜黄染减轻，纳食增加，二便调。TBil125.2μmol/L、DBil56.3μmol/L、ALT81U/L、ALB32.50g/L；凝血功能 PT20s，PTA49%；NH$_3$92μmol/L。续用上方，3 周后复查 TBil70.7μmol/L、ALT65U/L；PT18.5s，PTA54%；NH$_3$65μmol/L。原方赤芍减为 30g，加用白术 20g，薏苡仁 30g，太子参 15g。住院 58 天，黄疸、腹水消退，肝功能正常，痊愈出院。续用甘平之剂抚养调理肝脾肾。随访 1 年，病情稳定，未复发。

按语：毛德文教授认为本病的病因可总结为"毒""瘀""痰"，"毒"为致病之因，贯穿于疾病的始终；"瘀""痰"为病变之本，"毒""瘀""痰"胶结为本病基本病机；病位在肝，连及脾脏，上行于脑及心包，下涉于肾，血脉受损，三焦俱病。主病位在肝，横连于胆，致胆汁外泄，不循常道，侵渍肌肤，致目黄、身黄、小便黄；克伐脾胃，脾运失司，故疲乏无力、食欲减退、恶心欲吐，甚则水湿内停而现腹水；热毒侵入营血可见齿鼻衄血、皮下有出血点、瘀斑，甚则呕血、便血；邪陷心包，上扰心神，轻则神志异常、烦躁不安，甚者出现神志不清、昏迷不醒。"毒邪"是肝衰竭发病的外因，"毒浊"是肝衰竭进展的内因，在我国"外毒"主要指肝炎病毒，"内浊"是指因外毒入侵导致机体脏腑功能紊乱、气血阴阳失调所产生的对肝脏有特殊而强烈损伤作用的病理产物，"毒浊"为致病之因，贯穿于疾病的始终，"阳虚"为病变之本，故相对应的基本治疗原则是解毒、化浊、扶阳。[邱华，武建华.毛德文辨病辨证治疗重型肝炎的经验集要.辽宁中医杂志，2007(05): 561.]

练习题

A1 型题

1. 下列各项，不属于黄疸病因的是（　　）

　A. 外感疫毒　　B. 内伤饮食　　C. 外感湿热　　D. 病后续发　　E. 情志内伤

2. 黄疸最重要的临床特征是（　　）

　A. 皮肤黄　　B. 尿黄　　C. 目黄　　D. 大便黄　　E. 舌苔黄

3. 黄疸的各种病理因素中，最重要的是（　　）

　A. 湿邪　　B. 热邪　　C. 寒邪　　D. 疫毒　　E. 气滞

A2 型题

1. 余某，女，21 岁。3 天来身目俱黄，黄色鲜明，发热口渴，腹部胀闷，口干而苦，

小便黄赤，舌苔黄腻，脉弦数。其诊断是（　　　）

    A. 黄疸（阳黄）湿重于热证　　　B. 黄疸（阳黄）热重于湿证

    C. 黄疸（阳黄）疫毒炽盛证　　　D. 黄疸（阳黄）胆腑郁热证

    E. 黄疸（阴黄）脾虚湿滞证

  2. 童某，女，48岁。5年来目睛及肌肤发黄反复出现，黄色晦暗不泽，肢软乏力，大便溏薄，舌质淡苔薄，脉濡细。治疗此病证首选的方剂是（　　　）

    A. 黄芪建中汤　　　　　B. 归芍六君子汤　　　　C. 茵陈术附汤

    D. 逍遥散合鳖甲煎丸　　E. 茵陈四苓散

  3. 丁某，女，53岁。1年来身目俱黄，黄色晦暗，神疲乏力，脘腹痞胀，纳谷减少，大便不实，舌淡苔腻，脉濡缓。该病证的治法是（　　　）

    A. 健脾养血，利湿退黄　　B. 调和肝脾，理气助运　　C. 利湿化浊运脾

    D. 温中化湿，健脾和胃　　E. 疏肝理气，活血化瘀

B1 型题

    A. 茵陈蒿汤　　　　　B. 大柴胡汤　　　　　C. 茵陈术附汤

    D. 黄芪建中汤　　　　E. 茵陈五苓散

  1. 治疗黄疸（阴黄）脾虚湿滞证，首选的方剂是（　　　）

  2. 治疗黄疸（阳黄）胆腑郁热证，首选的方剂是（　　　）

第十二节　积　聚

  积聚是由肝脾受损，气机阻滞，瘀血内停，痰湿凝滞而出现腹内结块，或胀或痛为主要临床表现的一种病证。积是有形，固定不移，痛有定处，病属血分，乃为脏病；聚是无形，聚散无常，痛无定处，病在气分，乃为腑病。积与聚关系密切，故并而讨论。

【病因】

1. 情志失调　情志不舒，肝气郁结，气机阻滞，血行不畅，气滞血瘀，日积月累，结积成块发为积聚，《金匮翼·积聚统论》说："凡忧思郁怒，久不得解者，多成此疾。"

2. 饮食所伤　酒食不节，饥饱失宜，损伤脾胃，脾失健运；精微不布，湿浊凝聚成痰，痰阻气机，血行不畅，脉络壅塞，痰浊和气血搏结，而成本病。若纳食时遇怒，食气交阻，气机不畅，也可成聚证。

3. 感受外邪　寒湿侵袭，伤及中阳，脾不健运，湿痰内聚，阻滞气机，气血瘀滞渐成积块。《灵枢·百病始生》说："积之始生，得寒乃生。"亦有风寒侵袭，复因饮食所伤，脾失健运，湿浊不化，凝聚成痰，风、寒、痰、食诸邪与气血搏结，壅塞脉络；或外感寒

邪，复因情志内伤，气因寒遏；脉络不畅，阴血凝聚亦可形成积聚。

4. 久病邪恋 黄疸、胁痛病后，湿浊流连，气血蕴结；或久疟不愈，痰血凝结，脉络痹阻；或感染虫毒，致肝脾不和，气血凝滞；或久泻、久痢之后，脾气虚弱，营血运行不畅，均可导致积聚。

【病位】

积聚的病位主要在肝、脾。

【病机】

积聚的发生，多因情志失调，或饮食所伤，或寒邪外袭，以及病后体虚，或黄疸、疟疾等经久不愈，致肝脾受损，脏腑失和，气机阻滞，瘀血内停，痰湿凝滞于腹而成。同时，本病的形成、病机演变与正气强弱密切相关，正如《素问·经脉别论》说："勇者气行则已，怯者则著而为病也。"一般初病多实，久则多虚实夹杂，后期则正虚邪实。少数聚证日久不愈，可以由气入血，转化为积证。癥积日久，瘀阻气滞，脾运失健，生化乏源，可导致气虚、血亏，甚则气阴并亏。若正气愈亏，气虚血涩，则癥积愈加不易消散，甚则逐渐增大。若病势进一步发展，还可以出现一些严重变证，如肝脾统藏失职，或瘀热灼伤血络，可致出血；若湿热蕴结中焦，可出现黄疸；若水湿泛滥，可出现腹满肢肿等症。

【诊断要点】

1. 病史 常有外感寒邪，内伤酒食不节，情志失调等病史。

2. 临床特征 积证以腹部可扪及或大或小、质地或软或硬的包块，并有胀痛或刺痛为临床特征。聚证以腹中气聚、攻窜胀痛、时作时止为临床特征。

3. 辅助检查 肝胆B超、CT、MRI、胃肠钡剂X线检查及纤维内窥镜检查等有助于诊断。

【鉴别诊断】

积聚与痞满：痞满是以脘腹部痞塞胀满为自觉症状，无块状物可触及；积聚则是腹内结块，或痛或胀，不仅有自觉症状，还可以触及结块。

【辨证论治】

聚证病在气分，重在调气，以疏肝理气、行气消聚为基本治则；积证病在血分，重在活血，以活血化瘀、软坚散结为基本治则。

1. 聚证

（1）肝气郁结证

证候：腹中结块柔软，时聚时散，攻窜胀痛，或脘胁胀闷不适，常随情绪波动而起伏，苔白，脉弦。

证机概要：肝失疏泄，气聚腹中。

治法：疏肝解郁，行气消聚。

代表方：逍遥散。

常用药：柴胡、白芍、当归、薄荷养血疏肝行气；白术、茯苓、甘草调理脾胃。

（2）食滞痰阻证

证候：腹胀或痛，时有条索状物聚起，按则胀痛更甚，便秘，纳呆，舌苔腻，脉弦滑。

证机概要：虫积、食滞、痰浊交阻，气聚成结。

治法：理气化痰，导滞散结。

代表方：六磨汤。

常用药：大黄、枳实、槟榔行气导滞通便；沉香、木香、乌药理气化痰，通畅气机。

2. 积证

（1）气滞血阻证

证候：腹部积块软而不坚，固着不移，胀痛不适，舌苔薄，脉弦。

证机概要：气滞血瘀，痹阻脉络，积而成块。

治法：理气活血，通络消积。

代表方：金铃子散合失笑散。

常用药：金铃子疏肝理气；延胡索活血止痛；蒲黄、五灵脂活血祛瘀。

（2）瘀血内结证

证候：腹部积块硬痛不移，隐痛或刺痛，面黯，消瘦，纳减乏力，面颈胸臂或有赤脉如缕，女子月事不下，舌质紫黯或有瘀斑瘀点，脉细涩。

证机概要：瘀结不消，正气渐损，脾运不健。

治法：祛瘀软坚，兼调脾胃。

代表方：膈下逐瘀汤。

常用药：当归、川芎、桃仁、红花、赤芍、五灵脂、丹皮、延胡索活血化瘀；香附、乌药、枳壳行气止痛；甘草益气缓中。

（3）正虚瘀结证

证候：积块坚硬，疼痛逐渐加重，面色萎黄或黧黑，肌肉瘦削，饮食大减，神倦乏力，甚则面肢浮肿，舌质淡紫，舌光无苔，脉细数或弦细。

证机概要：癥积日久，中虚失运，气血衰少。

治法：补益气血，化瘀消积。

代表方：八珍汤合化积丸。

常用药：三棱、莪术、香附、苏木、五灵脂活血祛瘀、软坚散结；阿魏、瓦楞子消痞去积；海浮石化痰软坚散结。

【中医适宜技术】

1. 单方验方

（1）甲鱼1只，黄泥封固，焙黄去泥，研细末，每服6g，每日3次，红糖调服。适用于脾大。

（2）醋炒三棱、莪术、牵牛子、槟榔、茵陈各15g，研细末，醋糊为丸，每服5g，每日2次。适用于腹中痞块。

2. 中成药
积聚气滞血瘀证，可用鳖甲煎丸、莪术油注射液等；热毒血瘀证，可用复方天仙胶囊、平消胶囊、复方斑蝥胶囊等；瘀血内阻证可用大黄䗪虫丸等。

3. 简易治疗技术

（1）外治疗法：①水红花膏：用水红花或子，3倍水煎，滤渣续煎熬成膏，用纸排贴。②贴痞琥珀膏：大黄、朴硝各30g，研末，以大蒜同捣膏贴之。

（2）针刺疗法：取穴肝俞、三焦俞、气海、内关、足三里、幽门，每次3～5穴，虚证用补法，实证用平补平泻法。

【转归预后】

聚证一般预后良好。少数聚证失治、误治或反复发作，日久成积者，治疗大多比较困难。积证初期，正气未伤，病邪尚浅，预后一般尚好。但腹内积块渐大，疼痛日益加重，形体逐渐消瘦，治疗多难奏效。如病势进一步发展，还可出现严重变证，如出血、黄疸、鼓胀等，均为病情重笃，预后不良之象，当积极救治。

【预防调护】

1. 预防
重视患者的心理调护，饮食有节，劳逸适度，情志舒畅，保持正气充沛，气血流畅，是预防积聚的重要措施。在血吸虫流行区域，要杀灭钉螺，整治疫水，做好防护工作；在肝吸虫流行区域，应避免食用鱼生，避免感受虫毒。

2. 调护
黄疸、胁痛、疟疾、久泻、久痢等应及时治疗，病情缓解后要继续清理余邪，疏畅气血，调肝运脾，防止邪气残留，气血瘀结成积。

案例选粹

张某，男，66岁。初诊日期：2007年3月8日。

患者有慢性乙型肝炎病史30余年。2006年9月因右胁疼痛前往某医院就诊，MRI检查示肝右叶占位性病变（肿块大小为3cm×2cm），AFP454μg/L，建议手术治疗。患者因无力承担费用，接受肝癌介入治疗2次，效果不显。诊见：面色晦暗，形体消瘦，精神倦怠，乏力纳差，语声低微，大便干，2～3天一行，小便黄，右胁疼痛，按之稍舒，未触及明显肿块；舌暗淡、边有齿痕，苔薄黄，脉沉细。肝功能：ALP378U/L，TB57U/L，GGT346U/L。中医诊断：积聚（脾肾两虚，热瘀互结）；治法：补益脾肾，化瘀软坚，清热解毒。处方：黄芪30g，茯苓30g，白术15g，虎杖30g，制大黄10g，肉苁蓉15g，怀牛膝30g，石斛15g，太子参30g，制鳖甲（先煎）30g，蜀羊泉30g，白花蛇舌草30g，猫爪草30g，延胡索15g，赤芍药、白芍药各15g，枳壳15g，郁金12g，炙甘草6g。每日1剂，水煎分服。

二诊（4月5日）：大便畅，精神转佳，疼痛减轻，自觉腹胀。上方加炒莱菔子30g，全瓜蒌30g。并嘱患者定期检查肝功能及甲胎蛋白、B超等，戒烟酒，慎饮食，畅情志。

三诊（4月26日）：精神可，无明显肝区疼痛，纳可，寐安，二便调。查肝功能转氨酶、黄疸指数正常，GGT257U/L，AFP224μg/L。继以上方加减调治半年，患者病情稳定，肿物未见增大及转移。

按语：本案系慢性乙型肝炎后肝癌。患者久罹顽疾，耗伤正气，脾胃失健，运化失司，气血津液不归正化，水谷精微不能濡养，遂见腹胀乏力、形体消瘦；久病及肾，肾阳受损，温煦不及，肾水上泛，故见面色晦暗、语声低微；脾肾两虚，气不运血，瘀积肝络，不通则痛，故患者右胁疼痛；热毒内聚，耗气伤津，阴津亏虚，则见大便干结；舌暗淡边有齿痕、苔薄黄、脉沉细俱为正虚瘀阻、热毒内结之象。治宜扶正祛邪，方中黄芪、太子参、茯苓、白术健脾益气，虎杖、蜀羊泉、白花蛇舌草、猫爪草清热解毒，鳖甲软坚散结，赤芍药、制大黄、怀牛膝凉血活血，枳壳、延胡索理气止痛。全方攻补兼施，益气健脾、养阴补肾、理气活血，药证相符，故取得了较好的疗效。[王见义，赵莹，王灵台.王灵台治疗原发性肝癌经验探微.上海中医药杂志，2010, 44(02): 20.]

练习题

A1 型题

1. 积聚病证是指结块出现在（　　　）
   A. 身体任何部位　　　　B. 颈部　　　　C. 胸腔内　　　　D. 腹腔内　　　　E. 腹壁上
2. 积聚的病位主要在（　　　）
   A. 心、肺　　　　B. 肺、肾　　　　C. 肝、脾　　　　D. 肝、肾　　　　E. 脾、肾

3. 积聚的基本病机是（　　）

    A. 痰凝、血瘀   B. 气机阻滞，瘀血内结

    C. 痰饮内停   D. 痰气交阻

    E. 气滞、痰凝、血瘀

A2 型题

1. 余某，女，41 岁。3 个月来腹部积块质软不坚，固定不移，胀痛不适，舌苔薄，脉弦。此病证的证机概要是（　　）

    A. 肝失疏泄，腹中气结成块   B. 痰浊交阻，气聚不散，结而成块

    C. 瘀结不消，正气渐损，脾运不健   D. 气滞血瘀，脉络不和，积而成块

    E. 癥积日久，中虚失运，气血衰少

2. 顾某，男，35 岁。两天来腹中结块柔软，时聚时散，攻窜胀痛，脘胁胀闷不适，苔薄，脉弦。其诊断是（　　）

    A. 聚证，肝气郁结证   B. 聚证，食滞痰阻证

    C. 积证，气滞血阻证   D. 积证，肝气郁结证

    E. 积证，正虚瘀结证

3. 童某，女，48 岁。两胁下积块 5 年，积块坚硬，隐痛，饮食大减，肌肉瘦削，神疲乏力，面色黧黑，舌质淡紫，脉细数。治疗此病证首选的方剂是（　　）

    A. 木香顺气散   B. 膈下逐瘀汤合六君子汤

    C. 柴胡疏肝散合失笑散   D. 逍遥散合鳖甲煎丸

    E. 八珍汤合化积丸

B1 型题

    A. 逍遥散   B. 六磨汤

    C. 枳实导滞丸   D. 柴胡疏肝散合失笑散

    E. 血府逐瘀汤

1. 治疗聚证食滞痰阻证，首选的方剂是（　　）

2. 治疗积证气滞血阻证，首选的方剂是（　　）

第十三节　胁　痛

胁痛是由肝络失和所致的以一侧或两侧胁肋疼痛为主要临床表现的病证。

【病因】

1. 情志不遂　情志抑郁，或大怒伤肝，肝失疏泄，气机不畅，络脉痹阻，而致胁痛。

2. 跌仆损伤　因跌仆外伤或强力负重，致使胁络受伤，瘀血停留，阻滞不通，致使胁痛。

3. 饮食所伤　饮食不节，过食肥甘，致脾失健运，湿浊中阻，郁而化热，湿热蕴结，令肝胆疏泄失调而胁痛。

4. 外感湿热　湿热之邪外袭，郁结少阳，枢机不利，肝胆经气失于疏泄，而致胁痛。

5. 劳欲久病　久病或劳欲过度，耗伤精血，肝阴不足，血虚不能养肝，肝之脉络失养，而致出现胁痛。

【病位】

胁痛的病位主要在肝胆，且与脾、胃、肾有关。

【病机】

胁痛的基本病机为肝络失和，其病理变化可归结为"不通则痛"和"不荣则痛"两类。其病理性质有虚实之分，其病理因素，不外乎气滞、血瘀、湿热三者。

【诊断要点】

1. 病史　常有情志不遂、饮食不节等病史。

2. 临床特征　一侧或两侧胁肋疼痛为主要临床表现。疼痛性质可表现为刺痛、胀痛、隐痛、灼痛、闷痛等。

3. 辅助检查　肝胆 B 超、CT、MRI、心电图等有助于诊断及鉴别诊断。

【鉴别诊断】

胁痛与悬饮：胁痛主要表现为一侧或两侧胁肋疼痛；悬饮表现为饮停胸胁，咳唾引痛，呼吸或转侧加重，患侧肋间饱满，叩诊呈清音，或兼见发热。

【辨证论治】

胁痛辨证，首先应根据疼痛的性质及相关的症状，区别气血虚实。一般胀痛多属气郁，疼痛游走无定；刺痛多属血瘀，痛有定所；隐痛多属阴虚，其痛绵绵；湿热胁痛，多疼痛剧烈，且伴有口苦。本证以实证为多见，实证又以气滞、血瘀、湿热为主，以气滞为先；虚证多属阴血亏损，肝失所养。治疗上实证多采用疏导祛邪以通，虚证则滋养不足以荣通。

1. 肝气郁结证

证候：胁痛以胀痛为主，疼痛游走不定，每因情志异常而加重，胸闷，食少嗳气，苔薄脉弦。

证机概要：肝失调达，气机郁滞，络脉失和。

治法：疏肝理气，通络止痛。

代表方：柴胡疏肝散。

常用药：柴胡、香附、枳壳、川芎疏肝理气止痛；芍药、甘草滋养肝阴。

2. 瘀血阻络证

证候：胁肋刺痛，痛有定处，入夜更甚，或胁肋下见痞块，舌质紫暗，脉象沉涩。

证机概要：瘀血内阻，肝络痹阻。

治法：活血祛瘀，通络止痛。

代表方：血府逐瘀汤。

常用药：柴胡、当归、川芎、桃仁、红花活血化瘀；生地黄、赤芍药滋阴清热；枳壳、桔梗行气活血。

3. 肝胆湿热证

证候：胁痛，口苦，胸闷纳呆，恶心欲呕，小便黄赤，或目黄、身黄，舌苔黄腻，脉弦滑数。

证机概要：湿热蕴结，肝胆失疏，络脉失和。

治法：清热利湿，疏肝利胆。

代表方；龙胆泻肝汤。

常用药：龙胆草、栀子、黄芩、木通、泽泻、车前子清热利湿；生地黄、当归、柴胡滋阴疏肝。

4. 肝络失养证

证候：胁肋隐痛，绵绵不休，遇劳加重，口干咽燥，心中烦热，头晕目眩，舌红少苔，脉弦细而数。

证机概要：肝肾阴亏，精血耗伤，肝络失养。

治法：滋养肝阴，柔肝止痛。

代表方：一贯煎。

常用药：生地黄、枸杞子、沙参、麦冬滋养肝阴；当归、川楝子疏肝理气。

【中医适宜技术】

1. 单方验方

（1）金钱草100g，水煎代茶饮，每日1剂。可清热化湿、利胆排石，适用于急慢性胆囊炎、胆石症引起的胁痛。

（2）威灵仙60g，水煎，早晚分服，每日1剂。可通络止痛，适用于胆石症引起的胁痛，尤其对于肝胆管泥砂样结石疗效显著。

（3）瓜蒌1个，没药（或红花）3g，甘草6g，水煎服．适用于肋间神经痛。

2. 中成药

胁痛肝气郁结证，可用逍遥丸、舒肝丸、柴胡舒肝丸等；瘀血阻络证，可用元胡止痛片、血府逐瘀口服液、五灵止痛胶囊等；肝胆湿热证，可用龙胆泻肝丸、茵莲清肝合剂、复方胆通胶囊、消炎利胆片等；肝阴不足证，可用慢肝养阴胶囊、复方益肝灵片等。

3. 简易治疗技术

（1）擦涂疗法：红灵酒擦涂患处，每次10分钟，每日2次。有活血通络止痛之效适用于外伤所致胁痛（《实用中医风湿病学》）。

（2）穴位注射疗法：用维生素B 2mL分别注入阳陵泉穴位，每穴1mL，每日1次，5天为1个疗程。适用于各证型之胁痛。

（3）耳针疗法：取神门、肝、胆、胸等耳穴，每次2～3穴，中、强刺激捻转，留针20～30分钟。适用于各证型胁痛。

【转归预后】

胁痛若治疗及时，病邪祛除，预后多佳；若失治误治，或治未痊愈，或摄生不当反复感邪，均可使病情反复发作，日渐加重，迁延不愈；日久可见胁下积块，甚至身目黄染，腹大坚满，预后较差。若虽初发而疼痛剧烈，为结石阻塞胆道者，需及时进行外科治疗，以免贻误病情，造成生命危险。

【预防调护】

1. 预防：胁痛的发生与肝的疏泄功能失常有关。因此，要调摄情志，保持精神愉快，情绪稳定，气机条达。应忌酒、辛辣肥甘、生冷不洁之品。不宜过量或长期服用香燥理气之品。

2. 调护：胁痛的调护应从生活起居做起，平时注意休息，劳逸结合，多食蔬菜、水果、瘦肉等清淡有营养的食物。

📚 案例选粹

李某，男，53岁。2009年3月15日初诊。

患者素患"慢性乙型肝炎"，平素有右胁下疼痛不适感，现症见：右胁疼痛，胃脘痞闷，口干、口苦，纳差，舌红苔黄腻，脉弦数。检查：总胆红素20.9μmol/L，谷丙转氨酶146.6U/L。中医诊断：胁痛（湿热蕴结）。治疗：以清热利湿、理气止痛为法。方用甘露消毒丹合金铃子散加减。处方：茵陈20g，藿香10g，浙贝母20g，白蔻仁6g，滑石15g，石菖蒲15g，黄芩10g，连翘15g，牡丹皮 10g，栀子 10g，炒山楂 20g，鸡内金 20g，川楝子 10g，延胡索 10g。20
剂，水煎服。2009 年 4 月 3 日二诊：胁脘痞痛稍减，舌红苔薄黄，脉弦。继原
方加减。处方：茵陈 20g，藿香 10g，浙贝母 20g，白蔻仁 5g，滑石 15g，石菖
蒲 10g，黄芩 10g，连翘 15g，牡丹皮 10g，栀子 10g，山楂 20g，炒麦芽 10g。
20 剂，水煎服。2009 年 5 月 24 日三诊：右胁胀痛、脘痞显减，舌苔薄黄，脉细。
续用原方巩固疗效。2009 年 7 月 3 日四诊：诸症悉除。复查：胆红素、谷丙转
氨酶均转为正常。

　　按语：《素问·刺热论》说："肝热病……胁满痛。"肝炎患者常因湿热疫毒，蕴结肝
胆，肝胆疏泄不利而致胁痛，甚至黄疸。此患者胁痛，脘痞，口干、口苦，舌红苔黄
腻，脉弦数，当为湿热蕴结所致。治宜清热利湿、理气止痛为法。方中以滑石、茵陈、
黄芩、连翘、栀子利水渗湿、清利湿热、泻火解毒；石菖蒲、藿香、白豆蔻行气化湿、
悦脾和中，令气畅湿行；木通清热利湿通淋；再用川楝子、炒山楂、鸡内金疏肝理气，
延胡索活血止痛。全方共奏清热解毒、疏肝理气之功，故能取得满意疗效。[姚欣艳，
李点，何清湖.熊继柏教授辨治胁痛经验.中华中医药杂志，2015，30(03)：790.]

练习题

A1 型题

1. 下列各项，属于胁痛病因的是（　　　）

　　A. 体虚年老　　　B. 外感湿热　　　C. 虫毒感染　　　D. 外感燥热　　　E. 外感风湿

2. 胁痛病的病理因素是（　　　）

　　A. 气滞　　　　　B. 痰饮　　　　　C. 水湿　　　　　D. 热毒　　　　　E. 风热

3. 胁痛病的基本病机是（　　　）

　　A. 肝郁气滞　　　B. 瘀血停着　　　C. 肝络失养　　　D. 肝络失和　　　E. 湿热蕴结

A2 型题

1. 余某，女，31 岁。胁肋胀痛，走窜不定，疼痛每因情志变化而增减，嗳气则胀痛
稍舒，胸闷腹胀，纳少口苦，舌苔薄白，脉弦。其诊断是（　　　）

　　A. 胁痛瘀血阻络证　　　　　　B. 胁痛肝郁气滞证　　　　　　C. 胁痛肝胆湿热证

　　D. 胸痹气滞心胸证　　　　　　E. 痰饮病悬饮证

2. 赖某，男，25 岁。两天来胁肋刺痛，痛有定处，痛处拒按，入夜痛甚，舌质紫暗，
脉沉涩。此病证的证机概要是（　　　）

　　A. 湿热蕴结，肝胆失疏，络脉失和

B.肝肾阴亏，精血耗伤，肝络失养

C.瘀血停滞，络脉痹阻

D.肝失条达，气机郁滞，络脉失和

E.瘀结不消，正气渐损，脾运不健

3.李某，女，78岁。胁肋隐痛，悠悠不休，遇劳加重，头晕目眩，舌红少苔，脉细弦而数。治疗此病证首选的方剂是（　　　）

　　A.生脉散　　　　　B.鳖甲煎丸　　　C.左归丸　　　　D.一贯煎　　　　E.天麻钩藤汤

B1 型题

　　A.胀痛，走窜不定　　　　　　　B.隐痛，悠悠不休　　　　　　C.刺痛，痛有定处

　　D.重着或灼热疼痛，触痛明显　　E.剧痛，连及肩背

1.胁痛瘀血阻络证的疼痛特点是（　　　）

2.胁痛肝络失养证的疼痛特点是（　　　）

第十四节　中　风

中风是由气血亏虚，心、肝、肾三脏失调，导致阴阳失调，气血逆乱的一种病证。临床主要表现为卒然昏仆，不省人事，半身不遂，口眼㖞斜，语言不利。病轻者可无昏仆而仅见半身不遂及口眼㖞斜等症状。

【病因】

1.内伤积损　素体阴亏血虚，阳盛火旺，风火易炽，或年老体衰，肝肾阴虚，肝阳偏亢，致使阴虚阳亢，气血上逆，上蒙神窍，突发本病。

2.劳欲过度　烦劳过度，耗气伤阴，易使阳气暴脱，引动风阳上旋，气血上逆，壅阻清窍；纵欲过度，房事不节，亦能引动心火，耗伤肾水，水不制火，则阳亢风动。

3.饮食不节　嗜食肥甘厚味，或饮酒过度，脾失健运，聚湿生痰，痰湿生热，热极生风，风火痰热内盛，窜犯络脉，上阻清窍。

4.情志所伤　五志过极，心火暴甚，可引动内风而发卒中，其中以郁怒伤肝为多。

【病位】

病位在脑，与心、肺、肝、肾均密切相关。

【病机】

中风基本病机总属阴阳失调，气血逆乱。由于病位浅深、病情轻重的不同，又有中经络和中脏腑之别。若肝风夹痰，横窜经络，血脉瘀阻，气血不能濡养机体，则见中经络之

证，表现为半身不遂、口眼歪斜，不伴神志障碍；若风阳痰火蒙蔽神窍，气血逆乱，上冲于脑，则见中脏腑重证，络损血溢，瘀阻脑络，而致卒然昏倒、不省人事。因邪正虚实的不同，中脏腑有闭脱之分及由闭转脱的演变，闭证之中腑者，因肝阳暴亢或痰热腑实，风痰上扰，见㖞僻不遂、神志欠清、大便不通；中脏者，风阳痰火内闭神窍，脑络瘀阻，则见昏仆、不省人事、肢体拘急等闭证。因于痰火瘀热者，为阳闭；因于痰浊瘀阻者为阴闭。若风阳痰火炽盛，进一步耗灼阴精，阴虚及阳，阴竭阳亡，阴阳离决，则出现脱证，表现为口开目合、手撒肢冷、气息微弱等虚脱症状。由此可见，中风的发生，病机虽然复杂，但归纳起来不外虚（阴虚、血虚）、火（肝火、心火）、风（肝风、外风）、痰（风痰、湿痰）、气（气逆、气滞）、血（血瘀）六端。

恢复期因风、火、痰、瘀之邪留滞经络，气血运行不畅，而仍留有半身不遂、口歪或不语等后遗症，一般恢复较难。

【诊断要点】

1. **病史**　多急性起病，好发于 40 岁以上年龄。常有眩晕、头痛、心悸等病史，病发多有情志失调、饮食不当或劳累等诱因。

2. **临床特征**　发病之前多有头晕、头痛、肢体一侧麻木等先兆症状。以半身不遂、口眼㖞斜、言语不利、偏身麻木，甚至神志恍惚、迷蒙、神昏、昏愦为主症。

3. **辅助检查**　颅脑 CT、MRI、动态血压等检查，有助于诊断。

【鉴别诊断】

1. **中风与厥证**　厥证也有突然昏仆、不省人事的表现，一般而言，厥证神昏时间短暂，发作时常伴有四肢逆冷，移时多可自行苏醒，醒后无半身不遂、口眼㖞斜、言语不利等表现。

2. **中风与痉证**　痉证以四肢抽搐、项背强直，甚至角弓反张为主症；而中风患者多在起病时即有神昏，而后可以出现抽搐。痉证抽搐时间长，中风抽搐时间短。痉证患者无半身不遂、口眼㖞斜等症状。

【辨证论治】

根据病程长短，分为三期。急性期为发病后两周以内，中脏腑可至一个月；恢复期指病两周后或一个月至半年内；后遗症期指发病半年以上。中风急性期标实症状突出，急则治其标，治疗当以祛邪为主。中经络以平肝息风、化痰祛瘀、活血通络、醒神开窍为主。中脏腑闭证，治当息风清火、豁痰开窍、通腑泄热；脱证急宜救阴回阳固脱；恢复期及后遗症期，多为虚实兼夹，当扶正祛邪，标本兼顾，平肝息风、化痰祛瘀与滋养肝肾、益气养血并用。

1. 急性期

（1）中经络

①风痰瘀阻证

证候：肌肤不仁，手足麻木，突然发生口眼㖞斜，语言不利，口角流涎，舌强语謇，甚则半身不遂，或兼见手足拘挛、关节酸痛等症，舌苔薄白，脉浮数。

证机概要：脉络空虚，风痰乘虚入中，气血闭阻。

治法：祛风化痰通络。

代表方：真方白丸子。

常用药：半夏、胆南星、白附子祛风化痰；天麻、全蝎息风通络；当归、白芍、鸡血藤、豨莶草养血祛风。

②风阳上扰证

证候：平素头晕头痛，耳鸣目眩，突然发生口眼㖞斜，舌强语謇，或手足重滞，甚则半身不遂等症，舌质红苔黄，脉弦。

证机概要：肝火偏旺，阳亢化风，横窜络脉。

治法：平肝潜阳，活血通络。

代表方：天麻钩藤饮。

常用药：天麻、钩藤平肝息风；珍珠母、石决明镇肝潜阳；桑叶、菊花清肝泄热；黄芩、山栀清肝泻火；牛膝活血化瘀，引气血下行。

③阴虚风动证

证候：平素头晕耳鸣，腰酸，突然发生口眼㖞斜，言语不利，手指𥆧动，甚或半身不遂，舌质红，苔腻，脉弦细数。

证机概要：肝肾阴虚，风阳内动，风痰瘀阻经络。

治法：滋阴潜阳，息风通络。

代表方：镇肝息风汤。

常用药：白芍、天冬、玄参、枸杞子滋阴柔肝息风；龙骨、牡蛎、龟板、代赭石镇肝潜阳；牛膝、当归活血化瘀，引血下行；天麻、钩藤平肝息风。

（2）中腑脏

①闭证

证候：闭证的主要症状是突然昏仆，不省人事，牙关紧闭，口噤不开，两手握固，大小便闭，肢体强痉。根据有无热象，又有阳闭和阴闭之分。阳闭除上述闭证的症状外，还有面赤身热，气粗口臭，躁扰不宁，苔黄腻，脉弦滑数。阴闭除上述闭证的症状外，还有面白唇暗，静卧不烦，四肢不温，痰涎壅盛，苔白腻，脉沉滑缓。

证机概要：肝阳暴张，气血上逆，痰火壅盛，清窍被扰；痰浊偏盛，风痰上扰，内闭心神。

治法：息风清火，豁痰开窍；化痰息风，宣郁开窍。

代表方：羚角钩藤汤；涤痰汤。

常用药：羚羊角、钩藤息风开窍；天竺黄、黄连、石菖蒲、郁金清热宣郁开窍；胆南星、半夏、茯苓、橘红化痰息风。

②脱证（阴竭阳亡）

证候：突然昏仆，不省人事，目合口张，鼻鼾息微，手撒肢冷，汗多，大小便白遗，肢体软瘫，舌萎，脉细弱或脉微欲绝。

证机概要：正不胜邪，元气衰微，阴阳欲绝。

治法：回阳救阴，益气固脱。

代表方：参附汤合生脉散。

常用药：人参、附子补气回阳；麦冬、五味子、山萸肉滋阴敛阳。

2. 恢复期

（1）痰瘀阻络证

证候：口眼㖞斜，舌强语謇或失语，半身不遂，肢体麻木，苔滑腻，舌暗紫，脉弦滑。

证机概要：风痰阻络，气血运行不利。

治法：搜风化痰，行瘀通络。

代表方：解语丹。

常用药：天麻、胆南星、天竺黄、半夏、陈皮息风化痰；地龙、僵蚕、全蝎搜风通络；远志、石菖蒲化痰宣窍；豨莶草、桑枝、鸡血藤、丹参、红花祛风活血通络。

（2）气虚血瘀证

证候：肢体偏枯不用，肢软无力，面色萎黄，舌质淡紫或有瘀斑，苔薄白，脉细涩或细弱。

证机概要：气虚血瘀，脉阻络痹。

治法：益气养血，化瘀通络．

代表方：补阳还五汤。

常用药：黄芪补气养血；桃仁、红花、赤芍、当归尾、川芎养血活血、化瘀通经；地龙、牛膝引血下行、活血通络。

（3）肝肾亏虚证

证候：半身不遂，患肢僵硬，拘挛变形，舌强不语，或偏瘫，肢体肌肉萎缩，舌红脉细，或舌红，脉沉细。

证机概要：肝肾亏虚，阴血不足，筋脉失养。

治法：滋养肝肾。

代表方：左归丸合地黄饮子。

常用药：干地黄、首乌、枸杞、山萸肉补肾益精；麦冬、石斛养阴生津；当归、鸡血藤养血和络。

【中医适宜技术】

1. 单方验方

（1）皂角膏：皂角60g，陈醋少许，将皂角去皮研细末，用陈醋少许，调成膏状；口眼向右斜者贴左面，向左斜者贴右面，每日2次，连贴5日，勿入眼内。适用于中风后遗症口眼㖞斜者。

（2）黑豆膏：黑豆适量，将其洗净加水煮汁，煎至稠膏状，用时先含于口中不咽，片刻后再饮下，每日3～4次。可除热活血，适用于中风后不语者。

2. 中成药

中风阳闭证，可用安宫牛黄丸、至宝丸、醒脑静注射液；中风阴闭证，可用苏合香丸；中风脱证，可用参附注射液、生脉注射液；中风后遗症之气虚血瘀证，可用华佗再造丸、大活络丸；肝肾亏虚者，可用杞菊地黄丸合血府逐瘀胶囊或脉络宁注射液。

3. 简易治疗技术

（1）推拿疗法：常用手法有推、按、捻、搓、拿、擦等。以患侧颜面部、背部、肢体为重点，常用穴有上肢的风池、肩井、天宗、曲池、手三里、合谷等；下肢的环跳、阳陵泉、委中、承山等。适用于治疗中风后遗症半身不遂者。

（2）拔罐疗法：常用穴位有曲池、合谷、环跳、伏兔、阳陵泉、足三里。口眼㖞斜加地仓、颊车。病程日久上肢加肩外俞；下肢配腰阳关、白环俞；言语不利加廉泉。此法用于治疗中风后遗症。

（3）针刺疗法：半身不遂取手足阳明经穴为主，以太阳、少阳经穴；或以百会、风池、曲池、外关、合谷、环跳、阳陵泉、足三里为主穴。口眼㖞斜取手足阳明经穴为主，取穴颊车、地仓。随症配牵正、下关、水沟、四白等穴。

【转归预后】

中风病的转归预后与体质强弱、正气盛衰、邪气浅深、中风轻重及治疗正确与否、调养是否得当等相关。中经络一般病情较轻，预后较好。中脏腑者，神志由昏迷逐渐转清，半身不遂趋于恢复，病势为顺，预后多好。若出现顽固性呃逆、呕血、厥脱者，此为中风变证，多致正气散脱。若邪盛正伤，虽经救治，终因正气已伤，致病程迁延，可成为中风后遗症。

【预防调护】

1. 预防　高度重视中风的先兆症状，如中老年人，经常出现一过性头晕，肢麻肉瞤者，乃中风先兆，应及早治疗，以防中风的发生。中老年人应做适当的体育锻炼，使气机条畅，血脉畅通。此外，饮食宜清淡，保持大便通畅，戒烟酒，避免精神刺激，保持心情舒畅和情绪的稳定。

2. 调护　密切观察病情变化，掌握疾病动态，重点观察神志、瞳神、气息、脉象等变化，并采取相应的救治措施。加强护理，防治褥疮、肺部感染、口腔感染、窒息及尿路感染等并发症。

案例选粹

患者，男，65 岁。2013 年 9 月 28 日初诊。

因"言语不利，左侧肢体活动不利半天"入院。症见：神志清醒，言语不利，左侧肢体活动不利，口角流涎，口眼㖞斜，痰多，口舌紫暗，舌底脉络瘀曲，苔滑腻，脉弦滑。既往史：高血压病 20 年，不规律服药，血压控制不详。查体：BP117/72mmHg，智力下降，口角右㖞，伸舌左偏，左侧上肢各关节肌力 2 级，左侧下肢各关节肌力 1 级，左侧巴氏征阳性。头颅 MRI 显示：①右侧基底节及顶叶多发脑梗死；②脑动脉硬化。中医诊断：中风（中经络，痰瘀阻窍证），治以活血祛瘀化痰，方拟疏血通脉方加减：三七 25g，薤白 9g，地龙 15g，瓜蒌皮 15g，冰片 0.1g，远志 10g，丹参 10g，桃仁 15g，红花 9g，赤芍 15g。日 1 剂，水煎至 400mL，早晚分服，配合针刺治疗。守方服药 20 余剂后，患者精神明显好转，言语不利、口角流涎较前好转，左侧上肢各关节肌力 3 级，左侧下肢各关节肌力 3 级，病情稳定后转入康复科治疗。

按语：患者辨证为痰瘀阻窍证，痰瘀阻滞中焦，升降失常，致脑脉闭塞不通。方中三七、薤白为君药，既善长化瘀，又善止血，具有化瘀止血、消肿定痛的功效，薤白能宣通胸阳之气，温散痰浊凝结，配合瓜蒌、丹参活血化瘀药使用，达化痰祛瘀功效；地龙，清热力强，善息风通行经络，擅治中风后经络不通、半身不遂、口眼㖞斜等；瓜蒌皮既能清肺润肺而化痰止咳，又可宽胸利气开痹，还能润肠通便，并能清热散结，功偏于宽胸利气，两味中药为臣药，协助君药以达化痰活血之效；冰片，又称"龙脑片"，具开窍醒神、清热止痛功效，善治神昏、痰热内闭，配合化痰、化瘀药使用，达化痰祛瘀、醒神开窍之效，为佐使药，引药上达脑络，共奏息风化痰、活血化瘀之功效。患者痰多阻窍，配以远志，既能宁心安神，又善祛痰开窍，治痰阻心窍，咳嗽痰多。舌下脉络瘀曲，配以丹参、桃仁、红花、赤芍加强活血化瘀，诸药合用，增强了化痰祛瘀之效，从而祛除病疾。[刘永辉，高玉广. 刘泰教授从痰瘀论治中风病的经验. 广西中医药大学学报，2015, 18(03): 10.]

练习题

A1 型题

1. 下列各项，不属中风病因的是（　　　）

　　A. 内伤积损　　　B. 饮食不节　　　C. 气虚邪中　　　D. 疮毒内侵　　　E. 劳欲过度

2. 与中风密切相关的脏腑是（　　　）

　　A. 心、肝、脾、肾　　　　　　B. 心、肺、肝、脾　　　　　　C. 肺、脾、肾、肝

　　D. 心、肺、肝、肾　　　　　　E. 心、肺、脾、肾

3. 中风的基本病机是（　　　）

　　A. 阴阳失调，神机逆乱　　　　B. 阴阳失调，气血逆乱，上犯于脑

　　C. 脑髓空虚，清窍失养　　　　D. 痰火上逆，扰动清窍

　　E. 外邪阻滞经络，脑窍失养

A2 型题

1. 郭某，男，52 岁。平素性急，时而头晕，有高血压史。今日中午突然昏仆，不省人事，牙关紧闭，两手握固，肢体强痉，面赤身热，苔黄腻，脉弦滑而数。治疗应首选的方剂是（　　　）

　　A. 镇肝息风汤　　　　　　B. 桃仁承气汤　　　　　　C. 羚角钩藤汤

　　D. 涤痰汤　　　　　　　　E. 天麻钩藤饮

2. 王某，男，62 岁。平素头晕耳鸣，腰酸。今日突然发生口眼歪斜，言语不利，半身不遂，舌质红，苔腻，脉弦细数。其诊断是（　　　）

　　A. 眩晕痰湿中阻证　　　　B. 中风中脏腑脱证

　　C. 中风中经络风痰入络证　　D. 眩晕肾精不足证

　　E. 中风中经络阴虚风动证

3. 李某，男，49 岁。素有头痛眩晕，心烦易怒。今日突然发病，半身不遂，口舌歪斜，神识欠清，痰多而黏，伴腹胀，便秘，舌质暗红，苔黄腻，脉弦滑。此病证的证机概要是（　　　）

　　A. 痰热阻滞，风痰上扰，腑气不通

　　B. 肝阳上亢，痰火壅盛，气血上逆，神窍闭阻

　　C. 痰浊偏盛，上壅清窍，内蒙心神，神机闭塞

D. 风痰阻络，气血运行不利

E. 肝火偏旺，阳亢化风，横窜络脉

B1 型题

A. 解语丹
B. 真方白丸子
C. 血府逐瘀汤

D. 补阳还五汤
E. 左归丸合地黄饮子

1. 治疗中风恢复期气虚络瘀证，首选的方剂是（　　　）

2. 治疗中风恢复期肝肾亏虚证，首选的方剂是（　　　）

第十五节　眩　晕

眩晕是由髓海失养或风、火、痰、瘀扰乱神机所致的一种病证，眩晕是目眩与头晕的总称。目眩即眼花或眼前发黑，视物模糊；头晕即感觉自身或外界景物旋转，站立不稳。二者常同时并见，故统称为眩晕。

【病因】

1. **年高体弱**　肾为先天之本，主藏精生髓，脑为髓之海。年高肾精亏虚，髓海不足，不能充盈于脑，导致髓海空虚，发为眩晕。

2. **久病劳倦**　若久病体虚，脾胃虚弱，可导致气血两虚，气虚则清阳不升，血虚则清窍失养，故而发为眩晕。

3. **情志不遂**　忧郁恼怒太过，肝失调达，肝气郁结，气郁化火，风阳易动，上扰头目，发为眩晕。

4. **外感六淫**　寒则收引，热则驰张，巅顶之上唯风可到，湿性黏滞，燥性干涩，均可致经脉运行失度，挛急异常，而致脑失所养，发为眩晕。

5. **饮食不节**　饮食不节、肥甘厚味太过，损伤脾胃，以致脾阳不振，健运失职，水湿内停，积湿成痰，痰阻经络，清阳不升，清空之窍失其所养，所以头目眩晕。

【病位】

眩晕的病位在头窍，病变脏腑以肝为主，涉及脾、肾。

【病机】

眩晕的基本病机是气、血、精不足，髓海失养或风、火、痰、瘀扰乱神机所致。肝乃风木之脏，其性主动主升，若肝肾阴亏，水不涵木，阴不维阳，阳亢于上，或气火暴升，上扰头目，则发为眩晕。脾为后天之本，气血生化之源，若脾胃虚弱，气血亏虚，清窍失养，或脾失健运，痰浊中阻，或风阳夹痰，上扰清空，均可发为眩晕。肾主骨生髓，脑为髓海，肾精亏虚，髓海失充，亦可发为眩晕。

【诊断要点】

1. **病史**　常有病后体虚、情志内伤、饮食劳倦等病史。

2. **临床特征**　头晕目眩，视物旋转，轻者闭目即止，重者如坐车船，甚则仆倒。

3. **辅助检查**　血压、心电图、头部 CT、MRI 等检查有助于明确诊断。

【鉴别诊断】

1. **眩晕与厥证**　厥证以突然昏倒，不省人事，或伴有四肢逆冷，发作后一般常在短时内逐渐苏醒，醒后无偏瘫、失语、口眼㖞斜等后遗症。但特别严重的，也可导致死亡。眩晕发作严重者，也有欲仆或晕旋仆倒的现象，但眩晕患者记忆空白，意识并不丧失。

2. **眩晕与中风**　中风以猝然昏仆，不省人事，伴有口眼㖞斜，偏瘫，失语，或不经昏仆，仅以㖞僻不遂为特征。眩晕之甚者与中风昏仆相似，但晕倒者记忆空白，瞬间即清，且无半身不遂、口舌歪斜诸症。

【辨证论治】

眩晕之治法，以滋养肝肾、益气补血、健脾和胃为主。若肝阳上亢，化火生风者，则清之、镇之、潜之、降之；痰浊上逆则荡涤之；兼外感则表散之；兼气郁则疏理之。均为急则治标之法。而眩晕多属本虚标实之证，故常须标本兼顾。

1. **肝阳上亢证**

证候：眩晕，耳鸣，头胀痛，易怒，失眠多梦，或兼面红、目赤、口苦、便秘尿赤，舌红苔黄，脉弦数。

证机概要：肝阳风火，上扰清窍。

治法：平肝潜阳，清火息风。

代表方：天麻钩藤饮。

常用药：天麻、钩藤平肝息风；石决明潜阳；黄芩、山栀子清肝火；牛膝、杜仲、桑寄生养肝肾；夜交藤、茯神养心神、固根本。

2. **痰湿中阻证**

证候：眩晕，倦怠或头重如蒙，胸闷或时吐痰涎，少食多寐，舌胖、苔浊腻或白厚而润，脉滑或弦滑。

证机概要：痰浊中阻，上蒙清窍，清阳不升。

治法：燥湿祛痰，健脾和胃。

代表方：半夏白术天麻汤。

常用药：半夏燥湿化痰；白术健脾祛湿；天麻息风止头眩；茯苓、甘草、生姜、大枣健脾和胃；橘红以理气化痰。

3. 瘀血内阻证

证候：眩晕，头痛，或兼见健忘，失眠，心悸，精神不振，面或唇色紫暗，舌有紫斑或瘀点，脉弦涩或细涩。

证机概要：瘀血阻络，气血不畅，脑失所养。

治法：去瘀生新，行血通经。

代表方：通窍活血汤。

常用药：川芎、赤芍、桃仁、红花活血化瘀、通窍止痛；白芷、石菖蒲、老葱通窍理气、温经止痛；当归养血活血；地龙、全蝎镇痉祛风。

4. 肾精不足证

证候：眩晕，精神萎靡，腰膝酸软，或遗精，滑泄，耳鸣，发落，齿摇，舌瘦嫩或嫩红，少苔或无苔，脉弦细或弱或细数。

证机概要：肾精不足，髓海空虚，脑失所养。

治法：补益肾精，充养脑髓。

代表方：河车大造丸或左归丸加减。

常用药：党参、茯苓、熟地、天冬、麦冬大补气血而益真元；紫河车、龟甲、杜仲、牛膝以补肾益精血；黄柏以清妄动之相火。

5. 气血亏虚证

证候：眩晕，动则加剧，劳累即发，神疲懒言，气短声低，面白少华或萎黄或面有垢色，心悸失眠，纳减体倦，舌色淡，质胖嫩，边有齿印，苔少或厚，脉细或虚大。

证机概要：气血亏虚，清阳不展，脑失所养。

治法：补益气血，健运脾胃。

代表方：归脾汤。

常用药：黄芪、党参益气生血；白术、茯苓、炙甘草健脾益气；当归、龙眼肉养血补血；远志、酸枣仁养血安神；木香行气，使补而不滞。

【中医适宜技术】

1. 单方验方

（1）钩藤30g，水煎，早晚分服，30日为1个疗程。可清热平肝、息风定眩，适用于肝阳上亢型眩晕。本品不宜久煎。

（2）黄芪10～15g，加水500mL，浸泡40分钟后煮沸，频频代茶饮，每日1剂。可益气升阳，适用于气血亏虚引起的头晕眼花、无力。

2. 中成药

眩晕肝阳上亢者，可用脑立清胶囊、清脑降压片、山菊降压片、复方罗布麻颗粒；痰湿中阻者，可用二陈丸；气血亏虚者，可用归脾丸、八珍颗粒、驴胶补血颗粒；瘀血阻窍者，可用通心络胶囊、心脉通胶囊、逐瘀通脉胶囊。

3. 简易治疗技术

（1）艾灸疗法：艾灸百会穴，可治各种虚证眩晕急性发作。

（2）针刺疗法：取穴太冲，适用于眩晕急性发作；气血亏虚者，加脾俞、肾俞、关元、足三里穴；肝阳上亢者，加风池、行间、侠溪穴；痰湿中阻者，加内关、丰隆、解溪穴（《实用中医内科学》）。

（3）外敷疗法：吴茱萸 20g，肉桂 2g，共研细末，米醋调匀，捏成饼状，于睡前贴敷于双足心涌泉穴。可引热下行，适用于眩晕耳鸣、烦躁多梦、颜面潮红。

（4）饮食疗法：车前子 15g，布包煎水去渣，入粳米 60g 煮粥，玉米粉适量用冷水调和，调入粥内煮熟即可。每日 1 剂，常食。适用于高血压痰湿中阻之眩晕。

【转归预后】

眩晕多虚实互见，迁延反复，时作时止。眩晕发作时，积极治疗每可中止眩晕或减轻眩晕程度；迁延日久者，要积极寻找病因并治疗原发疾病，才能达到治疗目的。极少数患者治疗不当或不及时，有发为中风之虞。

【预防调护】

1. 预防　预防眩晕之发生，应避免和消除能导致眩晕发生的各种内外致病因素。要坚持适当的体育锻炼，增强体质；保持心情舒畅，情绪稳定，防止七情内伤；注意劳逸结合，避免体力和脑力的过度劳累；饮食有节，防止暴饮暴食，少食肥甘醇厚及过咸伤肾之品。

2. 调护　保持房间安静、温暖，防止受凉。保持呼吸道通畅，吸氧。加强生活护理，当起床活动时，宜有人陪同，防止跌伤。对于烦躁不安的患者，病床要加床栏，必要时使用束缚带。注意观察神志、瞳孔、呼吸、心率、血压及呕吐变化。重视饮食调养，宜高蛋白质、高维生素、低脂肪饮食。加强心理护理，合理安排生活，注意劳逸结合，避免过度精神紧张和过度劳累。

📚 案例选粹

患者李某，男，26 岁，工人。2004 年 11 月 12 日初诊。

诉眩晕，头闷头重半年许，先在某脑科医院住院治疗，效不显，现仍需服镇静药以维持。就诊时症见：头目眩晕，头重如蒙，伴四肢麻木，耳鸣如蝉，两侧头痛，少食多寐，胸闷泛恶，喜吐涎，二便尚调。舌淡红，苔薄黄腻，脉弦滑。中医诊断：眩晕（风痰内蕴）。治疗：治以化痰息风，选用温胆汤加味。处方：石菖蒲10g，野天麻30g，僵蚕15g，全蝎6g，陈皮10g，法半夏15g，茯苓15g，枳实10g，竹茹10g，甘草6g。15剂，水煎服。

2005年1月5日二诊：诉其眩晕已大减，多寐、胸闷、喜吐涎诸症多有改善，但见两侧头痛。舌淡红，苔薄黄腻，脉弦滑。原方既效，略作调整，续进10剂。处方：野天麻30g，钩藤20g，川芎15g，白芷15g，黄芩6g，陈皮10g，法半夏10g，茯苓15g，枳实10g，竹茹10g，甘草8g，僵蚕15g。10剂，水煎服，日1剂。后患者因患瘰疬，复来就诊时，诉其头晕头蒙已痊愈，至今尚未复发。

按语：朱丹溪云"无痰不作眩"，本案患者眩晕，头重如蒙，并见肢麻、多寐、胸闷吐涎，查其舌苔薄黄腻，脉弦滑，知为风痰内蕴之证。治宜化痰息风，方用温胆汤加味，方中天麻、钩藤平肝风、止眩晕；川芎、僵蚕、白芷活血通络止痛；半夏、竹茹燥湿化痰、和胃止呕，半夏与竹茹相伍，一温一凉，化痰和胃、止呕除烦之功备；陈皮与枳实相合，亦为一温一凉，而理气化痰之力增；佐以茯苓，健脾渗湿，以杜生痰之源；加生姜、大枣调和脾胃，且生姜兼制半夏毒性；以甘草为使，调和诸药，故效显。[刘朝圣，李点，周兴，等. 熊继柏教授辨治眩晕经验. 中华中医药杂志，2015, 30(02): 462.]

练习题

A1 型题

1. 下列关于眩晕主症特点的叙述中，错误的是（　　　）

　A.眩是指眼花或眼前发黑

　B.晕是指头晕甚或感觉自身或外界景物旋转

　C.轻者闭目即止，重者如坐车船，旋转不定，不能站立

　D.突然昏仆，不省人事，四肢厥冷

　E.可伴有恶心、呕吐、汗出，甚则昏倒等症状

2. 下列各项，不属眩晕病因的是（　　　）

　A.情志不遂　　B.饮食不节　　C.跌仆损伤　　D.年高肾亏　　E.外感风湿

3. 眩晕的病变脏腑为（　　　）

　A.心、肝、肾　　　　　　　　B.肺、脾、肾　　　　　　　　C.肝、脾、肾

D.心、肺、脾　　　　　　　E.心、肝、肺

A2 型题

1.赵某，女，36岁。一年来眩晕，劳累即发，面色少华，神疲乏力，倦怠懒言，唇甲不华，纳少腹胀，舌淡苔薄白，脉细弱。其证候诊断是（　　　）

　A.肾精不足　　B.气血亏虚　　C.痰湿中阻　　D.瘀血阻窍　　E.肝阳上亢

2.李某，男，72岁。5年来时感眼前发黑，周围景物旋转，甚至无法站立，精神萎靡，腰酸膝软，两目干涩，耳鸣如蝉，舌红少苔，脉细数。其病证诊断是（　　　）

　A.中风中经络之阴虚风动证　　B.眩晕气血亏虚证　　　　　C.中风肝肾亏虚证

　D.眩晕肾精不足证　　　　　　E.厥证之血厥

3.崔某，男，43岁。3年来头晕伴头目胀痛，口苦，遇郁怒而加重，颜面潮红，急躁易怒，肢麻震颤，舌红苔黄，脉弦数。其治疗应首选的方剂是（　　　）

　A.天麻钩藤饮　　　　　　　B.归脾汤　　　　　　　　C.左归丸

　D.半夏白术天麻汤　　　　　E.通窍活血汤

B1 型题

　A.头晕胀痛，遇烦劳郁怒而加重

　B.眩晕动则加剧，劳累即发

　C.眩晕日久不愈，腰酸膝软

　D.头重昏蒙，伴视物旋转

　E.头痛如刺

1.眩晕痰湿中阻证的临床特点是（　　　）

2.眩晕气血亏虚证的临床特点是（　　　）

第十六节　头　痛

头痛是因外感六淫、内伤杂病致使头部脉络拘急或失养，清窍不利而引起的，以自觉头痛为临床特征的一种常见病证。

【病因】

1.感受外邪　多由起居不慎，感受风、寒、湿等外邪，邪气上犯巅顶，清阳之气受阻，气血凝滞，故发头痛。风为阳邪，易袭阳位，又风为"百病之长"，故六淫之中，以风为主，多夹寒、热、湿邪而发病。

2.情志失调　情志不遂，忧郁恼怒，肝失条达，郁而化火，肝阳上亢，上扰清窍，导致头痛。若肝郁日久，耗伤阴血，肝肾亏虚，阴虚阳亢，亦可引发头痛。

3. 禀赋不足或房事不节　脑为髓海，肾主骨生髓，脑髓赖于肾精的化生。先天禀赋不足，或房劳过度，使阴精耗损，肾精亏虚，使脑髓空虚，发为头痛。若阴损及阳，肾阳虚衰，清阳不升，脑髓失养，亦发为头痛。

4. 体虚久病或饮食劳倦　脾为气血生化之源，后天之本。若脾气虚弱，气血生化不足，或久病营血亏虚，不能上荣于脑髓清窍，可致头痛。若饮食不节，过食肥甘或嗜酒太过，脾失健运，痰湿内生，阻遏清阳，上蒙清窍而为痰浊头痛。

5. 外伤跌仆或久病入络　头部外伤或久病入络，气滞血瘀，阻于脑络，不通则痛，发为头痛。

【病位】

病位在脑，与肝、脾、肾三脏的功能失调有关。

【病机】

头为"诸阳之会""清阳之府"，又为髓海之所在，居于人体之最高位，五脏精华之血、六腑清阳之气皆上注于头，手足三阳经亦上会于头。若六淫之邪上犯清窍，阻遏清阳，或痰浊、瘀血痹阻经络，壅遏经气，或肝阴不足，肝阳偏亢，或气虚清阳不升，或血虚头窍失养，或肾精不足，髓海空虚，均可导致头痛的发生。

【诊断要点】

1. 病史　外感头痛者多有起居不慎、感受外邪的病史；内伤头痛者常有饮食、劳倦、房事不节、病后体虚等病史。

2. 临床特征　以头部疼痛为主要临床表现。头痛部位可发生在前额、两颞、巅顶、枕项或全头部。疼痛性质可为跳痛、刺痛、胀痛、灼痛、重痛、空痛、昏痛、隐痛等。头痛发作形式可为突然发作，或缓慢起病，或反复发作，时痛时止。疼痛的持续时间可长可短，可数分钟、数小时或数天、数周，甚则长期疼痛不已。

3. 辅助检查　常规做血压、血常规等项检查，必要时可做经颅多普勒、脑电图、脑脊液、颅脑 CT 或 MRI 等项检查以明确头痛的病因。

【鉴别诊断】

头痛与眩晕：头痛与眩晕可单独出现，也可同时出现，二者对比，头痛之病因有外感与内伤两方面，眩晕则以内伤为主。临床表现：头痛以疼痛为主，实证较多；而眩晕则以昏眩为主，虚证较多。

【辨证论治】

外感头痛属实证，以风邪为主，故治疗主以疏风，兼以散寒、清热、祛湿。内伤头痛多属虚证或虚实夹杂证，虚者以滋阴养血、益肾填精为主；实证当平肝、化痰、行瘀；虚实夹杂者，酌情兼顾并治。

1. 外感头痛

（1）风寒头痛

证候：头痛连及项背，常有拘急收紧感，或伴恶风恶寒，遇风尤剧，口不渴，苔薄白，脉浮。

证机概要：风寒外袭，上犯巅顶，凝滞经脉。

治法：疏风散寒止痛。

代表方：川芎茶调散。

常用药：川芎善行头目、活血通窍、祛风止痛，为治头痛之要药；白芷、藁本、羌活、细辛、荆芥、防风疏风解表、散寒止痛。

（2）风热头痛

证候：头痛而胀，甚则头胀如裂，发热或恶风，面红目赤舌尖红，口渴喜饮，大便不畅，或便秘，苔薄黄，脉浮数。

证机概要：风热外袭，上扰清窍，窍络失和。

治法：疏风清热和络。

代表方：芎芷石膏汤。

常用药：菊花、桑叶、薄荷、蔓荆子疏散风热、通窍止痛；川芎活血通窍、祛风止痛；白芷、羌活散风通窍而止头痛；生石膏清热和络。

（3）风湿头痛

证候：头痛如裹，肢体困重，胸闷纳呆，大便或溏，苔白腻，脉濡。

证机概要：风湿之邪，上蒙头窍，困遏清阳。

治法：祛风胜湿通窍。

代表方：羌活胜湿汤。

常用药：羌活、独活、藁本、白芷、防风、细辛、蔓荆子祛风除湿散寒而止头痛；川芎辛温通窍、活血止痛。

2. 内伤头痛

（1）肝阳头痛

证候：头昏胀痛，两侧为重，心烦易怒，夜寐不宁，口苦面红，或兼胁痛，舌红苔黄，脉弦数。

证机概要：肝失条达，气郁化火，阳亢风动。

治法：平肝潜阳息风。

代表方：天麻钩藤饮。

常用药：天麻、钩藤、石决明平肝息风潜阳；山栀、黄芩、丹皮苦寒清泄肝热；桑寄生、杜仲补益肝肾；牛膝、益母草、白芍活血调血、引血下行；夜交藤养心安神。

（2）血虚头痛

证候：头痛隐隐，时时昏晕，心悸失眠，面色少华，神疲乏力，遇劳加重，舌质淡，苔薄白，脉细弱。

证机概要：气血不足，脑窍失养。

治法：养血滋阴，和络止痛。

代表方：加味四物汤。

常用药：当归、生地、白芍、首乌养血滋阴；川芎、菊花、蔓荆子清利头目、平肝止痛；五味子、远志、酸枣仁养心安神。

（3）痰浊头痛

证候：头痛昏蒙，胸脘满闷，纳呆呕恶，神疲懒言，舌苔白腻，脉滑或弦滑。

证机概要：脾失健运，痰浊中阻，上蒙清窍。

治法：健脾燥湿，化痰降逆。

代表方：半夏白术天麻汤。

常用药：半夏、陈皮和中化痰；白术、茯苓健脾化湿；天麻、白蒺藜、蔓荆子平肝息风。

（4）瘀血头痛

证候：头痛经久不愈，痛处固定不移，痛如锥刺，或有头部外伤史，舌紫暗，或有瘀斑，苔薄白，脉细或细涩。

证机概要：瘀血阻窍，络脉滞涩，不通则痛。

治法：活血化瘀，通窍止痛。

代表方：通窍活血汤。

常用药：川芎、赤芍、桃仁、红花、益母草活血化瘀止痛；当归活血养血；白芷、细辛、葱白通窍止痛。

（5）气虚头痛

证候：头痛隐隐，时发时止，遇劳加重，纳食减少，神疲乏力，气短懒言，舌质淡，苔薄白，脉细弱。

证机概要：脾胃虚弱，中气不足，清阳不升，脑失所养。

治法：健脾益气升清。

代表方：补中益气汤。

常用药：黄芪、人参、白术、炙甘草补中益气、填髓止痛；陈皮理气；当归补血；升麻、柴胡升提下陷之阳气。

（6）肾虚头痛

证候：头痛且空，眩晕耳鸣，腰膝酸软，神疲乏力，滑精带下，舌红少苔，脉细无力。

证机概要：肾精亏虚，髓海不足，脑窍失荣。

治法：养阴补肾，填精生髓。

代表药：大补元煎。

常用药：熟地、枸杞、女贞子滋肾填精；杜仲、续断补益肝肾；龟板滋阴益肾潜阳；山萸肉养肝涩精；山药、人参、当归、白芍补益气血。

【中医适宜技术】

1. 单方验方

（1）夏枯草汤：夏枯草30g，水煎服，每日1～2次。可清肝明目，适用于肝阳上亢之头痛。

（2）苦丁茶：苦丁茶3～9g，沸水冲泡，代茶水饮用。可散风热、清头目，适用于风热头痛、目赤、齿痛。

（3）川芎葱茶汤：茶叶、川芎各10g，葱白2段，水煎服，每日1～2次。可疏风散寒止痛，适用于风寒头痛。

（4）全蝎、地龙、甘草各等份，研末，每次3g，每日3次。适用于顽固性头痛（《实用中医内科学》）。

2. 中成药

头痛风寒证，可用川芎茶调丸；风热证，可用芎菊上清丸；肝阳上亢证，可用天麻钩藤颗粒；阴虚阳亢证，可用天麻首乌片；肝肾阴虚证，可用杞菊地黄丸；气虚证，可用补中益气丸；血虚证，可用养血清脑颗粒、八珍颗粒；痰浊中阻证，可用二陈丸；瘀血内阻证，可用血府逐瘀胶囊、通天口服液。

3. 简易治疗技术

（1）刮痧疗法：头部（风池、风府、百会、太阳）、上肢肘外侧（曲池）、手腕外侧（列缺）、背部脊柱两侧（大椎、脾俞、膈俞、肾俞、肝俞）各刮痧1～2分钟。适用于外感头痛。

（2）针刺疗法：按头痛部位分经取穴，太阳头痛取天柱、风池、后溪，少阳头痛取率谷、悬颅、外关，阳明头痛取上星、印堂、合谷，厥阴头痛取百会、前顶、太冲，针刺治疗。按外感、内伤辨证取穴，外感头痛取百会、太阳、风池、列缺，内伤头痛取百会、头维、风池，针刺治疗。

（3）按摩疗法：在脚全息穴位区找压痛点，按揉3～5分钟。按揉合谷、太阳穴各

2分钟。前头痛加揉印堂穴2分钟；后头痛加揉双侧风池穴2分钟；头顶痛加揉百会穴1分钟。

（4）耳针疗法：取穴额、枕、神门、皮质下、枕小神经，以胶布固定王不留行贴压于上述穴位，每次保留5天。

【转归预后】

外感头痛一般起病较急，病程较短，经祛邪治疗后头痛多快速好转、消失；若头痛进行性加重，伴颈项强直、呕吐频频，甚至神昏、抽搐者，为病情危重。内伤头痛一般起病缓慢，病程较长，常反复发作，大多经治疗后，病情可逐渐好转，乃至痊愈；若头痛呈进行性加重，或伴颈项强直，或伴视力障碍，或口舌歪斜，一侧肢体不遂者，为病情危重；若头痛伴眩晕，肢体麻痹者，当预防中风发生。

【预防调护】

1. 预防　头痛可由多种因素诱发，针对诱因采取相应的措施可预防头痛的复发。例如，若与饮食有关，避免服用酪氨酸含量高的食物，如巧克力、奶酪、高脂食物等。

2. 调护　避免精神刺激，合理安排作息时间，保证充足的睡眠，禁烟戒酒。头痛患者宜注意休息，保持环境安静，光线不宜过强。此外，尚可选择合适的头部保健按摩法。

病例选粹

患者某，男，65岁。2005年10月20日初诊。

退休工人。头痛反复发作2年余。患者有"高血压病"病史，血压波动于150～170/80～100mmHg之间，常年服用降压药物，如"得高宁""依那普利"等，近2年来头痛反复发作，遇情绪变化，劳累时尤明显，性格急躁。刻下症见：头痛，巅顶尤甚，伴头晕，面色潮红，大便干结，口干口苦，失眠，舌质红苔薄黄，脉弦。测血压：150/90mmHg。中医诊断：头痛（肝阳上亢之头痛）。治疗：滋补肝肾，平肝潜阳。方用天麻钩藤饮合天麻止痉散加减：天麻20g，双钩15g，石决明30g，栀子10g，杜仲10g，桑寄生10g，怀牛膝15g，茯苓15g，夜交藤15g，茯神15g，僵蚕15g，酒大黄3g，全蝎3g。连服7剂，头痛明显缓解，血压有所下降，守上方续服15剂，头痛消失。

按语：患者头痛反复发作2年不愈，可知为内伤头痛。头痛，伴头晕，面色潮红，大便干结，口干，口苦，舌质红苔薄黄，脉弦。辨为肝阳上亢之头痛。治宜滋补肝肾、平肝潜阳。方用天麻钩藤饮合天麻止痉散加减；熊教授论治内伤头痛，对于头痛久发不愈或痛势较剧者，根据"久痛入络"的观点，常配伍虫类药物，取其钻锥搜剔之义，疏风通络而止痛，常在所选主方的基础上，配合天麻止痉散（天麻、全蝎、蜈蚣、僵蚕），倍增疗效。［姚欣艳，李点，刘朝圣.熊继柏教授辨治头痛经验.中华中医药杂志，2015, 30(07): 2419. ］

练习题

A1 型题

1. 头痛的病理因素有（ 　　 ）

　　A. 痰湿、风火、血瘀 　　　　B. 风毒、水湿、气滞 　　C. 血瘀、寒湿、气滞

　　D. 风火、水湿、气滞 　　　　E. 湿浊、气滞、血瘀

2. 前额及眉棱骨痛，经络归属为（ 　　 ）

　　A. 少阳经 　　　　　　　　　B. 阳明经 　　　　　　　C. 少阴经

　　D. 厥阴经 　　　　　　　　　E. 太阳经

3. 头痛的辨证，应首辨的要点是（ 　　 ）

　　A. 脏腑经络 　　　　　　　　B. 寒热缓急 　　　　　　C. 外感内伤

　　D. 虚实缓急 　　　　　　　　E. 寒热虚实

A2 型题

1. 李某，女，55 岁。时常感到头痛，头痛隐隐，时时昏晕，心悸失眠，面色少华，神疲乏力，遇劳加重，舌质淡，苔薄白，脉细弱。其诊断是（ 　　 ）

　　A. 肾虚头痛 　　　　　　　　B. 瘀血头痛 　　　　　　C. 血虚头痛

　　D. 痰浊头痛 　　　　　　　　E. 肝阳头痛

2. 赵某，男，42 岁。头昏胀痛，两侧为重，脾气暴躁，心烦不宁，口苦面红，胁痛，舌红苔黄，脉弦数。其治法是（ 　　 ）

　　A. 养血滋阴，和络止痛 　　　B. 疏风清热和络 　　　　C. 祛风胜湿通窍

　　D. 平肝潜阳息风 　　　　　　E. 疏风散寒，通络止痛

3. 王某，男，49 岁。头痛且空，眩晕耳鸣，腰膝酸软，神疲乏力，滑精，舌红少苔，脉细无力。其治疗应首选的方剂是（ 　　 ）

　　A. 天麻钩藤饮 　　　　　　　B. 通窍活血汤 　　　　　C. 加味四物汤

　　D. 当归补血汤 　　　　　　　E. 大补元煎

B1 型题

　　A. 头昏胀痛 　　　　　　　　B. 头痛如裹 　　　　　　C. 昏蒙重痛

　　D. 刺痛，痛点固定 　　　　　E. 头痛且空，腰膝酸软

1. 痰浊头痛的特点是（　　　）
2. 瘀血头痛的特点是（　　　）

第十七节　水　肿

水肿是因感受外邪，饮食失调，或劳倦过度等，导致肺失通调，脾失转输，肾失开阖，三焦气化不利，以致体内水液潴留，泛滥肌肤，引起以眼睑、头面、四肢、腹背甚至全身浮肿为特征的一种病证，严重者还可伴有胸水、腹水。

【病因】

1. 风邪袭表　风寒或风热之邪袭表，由皮毛肌腠或口鼻，侵袭肺卫，肺失宣降，水道不利，风遏水阻，风水相搏，泛滥肌肤，发为水肿。

2. 疮毒内侵　肌肤患痈疡疮毒，湿热之毒不得外散，内侵肺脾，致津液气化失常，水液内停，发为水肿。

3. 感受水湿　久居潮湿之地，或冒雨涉水，水湿困遏于脾，失于健运，水湿不运，泛于肌肤，发为水肿。

4. 饮食所伤　过食肥甘厚味辛辣，久则损伤脾胃；或饮食失于调摄，摄养不足，脾气虚弱，以致脾阳不振，运化失司，水湿内生，泛滥肌肤，发为水肿。

5. 劳欲体虚　先天禀赋不足，肾气亏虚，或房劳过度，或生育过多，肾精亏耗，不能化气行水，水液内停。

【病位】

水肿的病位主要在肺、脾、肾，其中与肾的关系最为密切，因肾主一身之水，主司气化，又为先天之本，故水肿以肾为本。

【病机】

水肿的基本病机在于肺失通调，脾失转输，肾失开阖，水液潴留。人体水液的正常输布与排泄，主要依靠肺、脾、肾的相互作用，并与三焦、膀胱的气化功能有密切联系。风寒或风热之邪，由皮毛或口鼻而入，内侵于肺。肺失宣降，不能通调水道，下输膀胱，风遏水阻，风水相搏发为水肿。脾主运化水湿，但又恶湿，若水湿或湿热之邪侵犯人体，则可困遏脾运；或饮食劳倦等伤及脾阳，脾失转输而水湿内停，发为水肿。久病或劳欲体虚，肾阳不足，肾失蒸化，开阖不利，水邪内停，则泛滥成水肿。三脏之中关键在肾，以肾为本，以肺为标，以脾为制水之脏。

【诊断要点】

1.**病史** 患者可有乳蛾、心悸、疮毒、紫癜以及久病体虚等病史。

2.**临床特征** 水肿一般先从眼睑或下肢开始，继及四肢和全身。轻者仅眼睑或足胫浮肿，重者全身皆肿。更严重者可见尿闭或尿少，恶心呕吐，口有秽味，鼻衄齿衄，头痛，抽搐，神昏等危象。

3.**辅助检查** 常规检测尿常规、血常规、肾功能、肝功能、心电图、肝肾B超等。自身免疫抗体、甲状腺激素水平、心脏彩超、肾穿刺活检等检查有助于进一步诊断和鉴别诊断。

【鉴别诊断】

水肿与鼓胀：鼓胀以腹胀大如鼓，皮色苍黄，腹壁脉络暴露为主要临床特征，可伴有双下肢浮肿，主要病机为肝、脾、肾功能失调，气、血、水结于腹内。而水肿则是肺、脾、肾功能失调，三焦气化不利，导致水液泛滥肌肤，头面或下肢先肿，继而全身，腹壁无脉络暴露。

【辨证论治】

水肿的辨证应以阴阳为纲。凡由风邪、水湿、湿毒、湿热诸邪所致，发病较急，见表、热、实证者，多属阳水；凡饮食劳倦，房劳过度，损伤脾肾所致，或由阳水转来，起病较缓，病程较长，见里、虚、寒证者，多属阴水。但阴水、阳水并非一成不变，是可以互相转化的。治疗原则如《素问·汤液醪醴论》所述，即"开鬼门"（发汗）、"洁净府"（利小便）、"去宛陈莝"（攻下逐水）三项治疗原则。

1.**阳水**

（1）风水相搏证

证候：眼睑浮肿，继则四肢及全身皆肿，来势迅速，多有恶寒发热、肢节酸楚、小便不利等，偏于风热者，伴咽红肿，舌质红，苔薄黄，脉浮滑数；偏于风寒者，舌淡红，苔薄白，脉浮滑或浮紧。

证机概要：风邪袭表，肺失通调，风水相搏。

治法：疏风解表，宣肺行水。

代表方：越婢加术汤。

常用药：麻黄解表宣肺，以祛在表之水气；生石膏解肌清热；白术、甘草、生姜、大枣健脾化湿。

（2）湿毒浸淫证

证候：眼睑浮肿，迅及全身，小便不利，身发疮痍，甚者溃烂，或伴恶风发热，舌质红，苔黄，脉浮数或滑数。

证机概要：湿毒内归脾肺，三焦气化不利，水湿内停。

治法：宣肺解毒，利湿消肿。

代表方：麻黄连翘赤小豆汤合五味消毒饮。

常用药：前方中麻黄、杏仁、桑白皮宣肺行水；连翘清热散结；赤小豆利水消肿；后方以银花、野菊花、蒲公英、紫花地丁、紫背天葵清热解毒祛湿，消除疮痍。

（3）水湿浸渍证

证候：全身水肿，下肢尤甚，按之没指，不易恢复，小便短少，身体困重，胸闷腹胀，纳呆泛恶，苔白腻，脉沉缓，起病缓慢，病程较长。

证机概要：水湿浸渍，脾阳受困，湿浊不化。

治法：健脾化湿，通阳利水。

代表方：五皮饮合胃苓汤。

常用药：前方以桑白皮、陈皮、大腹皮、茯苓皮、生姜皮理气化湿利水；后方中苍术、白术、茯苓、陈皮、厚朴燥湿运脾；猪苓、泽泻利水消肿；桂枝通阳化气行水。

（4）湿热壅盛证

证候：遍身浮肿，皮肤绷急光亮，脘腹胀闷，烦热口渴，小便短赤，或大便干结，舌红，苔黄腻，脉沉数或濡数。

证机概要：湿热内盛，壅滞三焦，气滞水停。

治法：分利湿热。

代表方：疏凿饮子。

常用药：羌活、秦艽疏风解表；大腹皮、茯苓皮去肌肤之水；泽泻、木通、椒目、赤小豆通利二便。

2. 阴水

（1）脾阳虚衰证

证候：肢体浮肿日久，腰以下为甚，按之凹陷不起，脘腹胀闷，纳呆便溏，面色无华，神倦肢冷，小便短少，舌质淡，苔白腻或白滑，脉沉缓或沉弱。

证机概要：脾阳虚衰，运化无权，土不制水。

治法：健脾温阳利水。

代表方：实脾饮。

常用药：附子、干姜、草果温运脾阳；白术、茯苓、甘草、生姜、大枣健脾和中；大腹皮、木瓜、木香、厚朴理气行水。

（2）肾阳衰微证

证候：面浮身肿，腰以下尤甚，按之凹陷不起，腰部冷痛酸重，尿少或反多，四肢逆冷，怯寒神疲，甚则心悸，喘促难卧，面色晦暗或淡白，舌质淡胖，苔白，脉沉细或沉迟无力。

证机概要：肾阳虚衰，气化无权，水湿内盛。

治法：温肾助阳，化气行水。

代表方：济生肾气丸合真武汤。

常用药：熟地、山药、山萸肉滋补肾阴，以阴中求阳；肉桂、附子温补肾阳；白术、茯苓、泽泻、车前子健脾渗湿、通利小便；生姜温散水寒之气；白芍调和营阴；牛膝引药下行，直趋下焦，强壮腰膝。

（3）瘀水互结证

证候：水肿延久不退，肿势轻重不一，四肢或全身浮肿，以下肢为主，皮肤瘀斑，腰部刺痛，或伴血尿，舌紫暗，苔白，脉沉细涩。

证机概要：水停湿阻，气滞血瘀，三焦气化不利。

治法：活血祛瘀，化气行水。

代表方：桃红四物汤合五苓散。

常用药：当归、赤芍、川芎、丹参养血活血；益母草、红花、凌霄花、路路通、桃仁活血通络；桂枝、附子通阳化气；茯苓、泽泻、车前子利水消肿。

【中医适宜技术】

1. 单方验方

（1）白茅根60g，浮萍30g，地肤子10g，水煎服，每日1剂。适用于风水证，以尿量增多、肿退为度。

（2）花生米（连衣）、生薏苡仁、赤小豆、红枣，各适量同煮，每日早晚各服1碗。适用于营养不良性水肿。

（3）白茅根30～60g，薏苡仁15～30g，赤小豆15～30g，水煎服。适用于水肿属湿热伤阴者。

2. 中成药 水肿风水相搏证，可用肾炎解热片；湿热浸淫证，可用慢肾宝口服液、肾炎灵胶囊；水湿浸渍证，可用五苓散；肾阳衰微证，可用金匮肾气丸、济生肾气丸、左归丸、杜仲补腰合剂、桂附地黄胶囊、六味地黄丸等；脾阳虚衰证，可用肾炎舒胶囊、肾炎消肿片；虚实夹杂证，可用尿毒清颗粒、肾炎康复片。

3. 简易治疗技术

（1）耳压疗法：取肾、肾俞、输尿管、膀胱、交感、神门、肾上腺、三焦、内分泌等穴，将粘有王不留行的胶布贴于耳穴上，隔日换一次，左右交替，每日用同侧手按10次，每次3～5分钟，3次为1个疗程。

（2）饮食疗法：乌鱼或鲫鱼1条，去肠杂，大蒜头1个，椒目10g，塞入鱼腹内，同煮，以鱼熟汤白为度，不加盐，喝汤食鱼及蒜头，1～2天内吃完。适用于阴水证。

【转归预后】

水肿的转归，一般而言，阳水易消，阴水难治。阳水患者如属初发年少，体质尚好，脏气未损，积极祛除病因，则病可向愈。阴水多为脏腑亏虚，病情缠绵难愈；后期还可影响到心、肝，出现癃闭、关格、头痛、眩晕及水邪凌心犯肺之重证，临床治疗较为棘手，预后不良。

【预防调护】

1. 预防 应注意避免各种诱因。流行性感冒季节，少去公共场所；居处宜通风；避免淋雨、受凉。水肿患者饮食宜清淡，水肿严重者应限盐，卧床休息；若因营养障碍所致水肿，饮食应富含蛋白质，清淡易消化；避免使用肾毒性药物。

2. 调护 水肿病患者应注意记录每日出入量。高度水肿患者，要保持皮肤干燥，勤翻身，避免褥疮的发生。

案例选粹

吴某，男，23岁。1994年5月10日初诊。

病发振寒蜷伏，头重胸痞，呼吸短促，目合神衰，面色暗黄，遍身浮肿，溲短便溏，形态呆木。诊脉迟微，舌淡苔滑，断为寒湿阴水所伤。寒之与湿，同是阴邪，"寒湿相搏，其表益虚"，阴乘阳位，水邪泛滥，故全身皆肿；胸中之阳不宣，卫外之阳被困，故面䵟肢冷。法当温阳导水，驱散阴霾。

处方：生薏苡仁13g，云茯苓13g，炒白术9g，熟附子9g，法半夏9g，广橘皮7g，川桂枝6g，西砂仁6g，炒泽泻9g，淡生姜9g。

复诊：前方服至十剂以上，脉缓苔薄，肿势消半，语能出声，目能转动，膝能屈伸，仍憎寒蜷卧，阴盛阳微之机已露。原方加炙甘草3g，连续与服，水肿全退，饮食增进，渐臻康复。

按语：《金匮要略》论"正水"喘咳上气，"石水"腹满不喘，同属寒湿阴水为病，喘与不喘，判然有别。正水为脾阳失运，气不外行而内迫于肺，则喘咳上气；气不下行而水聚于肾，则小便不利。因为脾气全赖肾中元阳气化以行，阴水自盛，元阳被湮，当实脾制水以救元阳。因此以运脾机为要，配附子直破阴寒，肾阳复则脾机运，脾机运则肾阳益壮，自然肿消气纳。石水亦因肾脏阴邪自盛，然邪结于下焦，肾病尚未及肺，而无喘咳水气上逆症状。急当真武汤扶脾制水温阳，不使水邪凌肺，肿自消除。（李聪甫 . 李聪甫医案 . 长沙：湖南科学技术出版社，1979.）

练习题

A1 型题

1. 水肿风水相搏证，其病位在（　　　）

　　A. 心　　　　　　B. 肺　　　　　　C. 肝　　　　　　D. 脾　　　　　　E. 肾

2. 下列各项，不属水肿病因的是（　　　）

　　A. 风邪袭表　　　B. 外感水湿　　　C. 疮毒内犯　　　D. 情志内伤　　　E. 久病劳倦

3. 下列各项，不属水肿病理因素的是（　　　）

　　A. 风邪　　　　　B. 水湿　　　　　C. 痰浊　　　　　D. 疮毒　　　　　E. 瘀血

A2 型题

1. 陈某，男，41 岁，反复肢体浮肿 5 年。腰以下为甚，按之凹陷不易恢复，纳减便溏，神疲乏力，四肢倦怠，小便短少，舌质淡，苔白腻，脉沉缓。其诊断是（　　　）

　　A. 水肿水湿浸渍证　　　　　B. 水肿脾阳虚衰证

　　C. 癃闭脾气不升证　　　　　D. 癃闭膀胱湿热证

　　E. 淋证之劳淋

2. 王某，男，45 岁。水肿延久不退 10 年，肿势轻重不一，以下肢为主，腰部刺痛，伴血尿，舌紫暗，苔白，脉沉细涩。其治疗应首选的方剂是（　　　）

　　A. 济生肾气丸合真武汤　　　B. 桃红四物汤合五苓散

　　C. 实脾饮　　　　　　　　　D. 疏凿饮子

　　E. 五皮饮合胃苓汤加减

3. 李某，女，15 岁。两周前身发疮痍，恶风发热。前天起眼睑浮肿，继而延及全身，皮肤光亮，尿少色赤，舌质红，苔薄黄，脉浮数。此病证的证机概要是（　　　）

　　A. 湿热内盛，三焦壅滞，气滞水停

　　B. 风邪袭表，肺气闭塞，通调失职，风遏水阻

　　C. 水湿内浸，脾气受困，脾阳不振

　　D. 疮毒内归脾肺，三焦气化不利，水湿内停

　　E. 水停湿阻，气滞血瘀，三焦气化不利

B1 型题

　　A. 遍体浮肿，皮肤绷急光亮

　　B. 面浮身肿，腰以下甚，按之凹陷不起

C. 全身水肿，下肢明显，按之没指

D. 身发疮痍，眼睑浮肿

E. 初起眼睑浮肿，继则四肢及全身皆肿

1. 水肿风水相搏证的水肿特点是（　　　）

2. 水肿湿热壅盛证的水肿特点是（　　　）

第十八节　淋　证

淋证是由肾与膀胱气化失司，而引起小便频数短涩，淋沥刺痛，小腹拘急，或痛引腰腹的一种病证。

【病因】

1. **外感湿热**　下阴不洁，秽浊之邪上逆膀胱，酿成湿热，膀胱气化不利，发为淋证。

2. **饮食不节**　过食辛辣肥甘厚腻之品，脾胃运化失常，积湿生热，湿热下注膀胱，膀胱气化不利而成淋证。

3. **情志失调**　忧思恼怒，肝气郁结，气滞膀胱或气郁化火，气火互结，膀胱气化不利而发为淋证。

4. **劳欲体虚**　禀赋不足，年老久病，劳欲过度，肾气虚衰，或久淋不愈，耗伤正气，脾肾两虚，肾与膀胱气化无权而发生淋证。

【病位】

本病病位在膀胱和肾，且与肝、脾密切相关。

【病机】

淋证基本病机是湿热蕴结下焦，肾与膀胱气化不利。淋证初起，热结膀胱，小便灼热刺痛则为热淋；湿热久蕴，煎熬尿液，尿中杂质结为砂石，石阻尿道，小便艰涩刺痛发为石淋；膀胱湿热，热盛灼络，迫血外溢，致小便涩痛有血，发为血淋；湿热阻肾，肾失分清泌浊，清浊相混，小便混浊涩痛，发为膏淋；若肝郁气滞，气火郁于膀胱，则为气淋。而脾肾两虚，肾与膀胱气化无权是淋证久病的病机关键。脾气不足，气虚下陷，发为气淋；脾虚不能统血，血随尿出，发为血淋；肾阴不足，阴虚火旺，虚火扰络，络伤血溢，则为血淋；肾气虚衰，固涩无权，不能制约脂液，尿液混浊如膏，发为膏淋；脾肾两虚，劳则气耗，遇劳即发，发为劳淋。

148

【诊断要点】

1. **病史**　本病多见于已婚女性，每因疲劳、情志变化、不洁房事而诱发。

2. **临床特征**　小便频数短涩，淋沥刺痛，小腹拘急，或痛引腰腹为各种淋证的基本特征。

3. **辅助检查**　尿常规、泌尿系 B 超、腹部 X 线片、静脉肾盂造影、膀胱镜等有助于诊断。

【鉴别诊断】

淋证与癃闭：二者均有小便量少、排尿困难的症状。但淋证尿频而疼痛，且每日排尿量多为正常，癃闭则无尿痛，每日排尿量低于正常，严重时甚至无尿。

【辨证论治】

淋证辨证首先是辨热淋、气淋、石淋、血淋、膏淋、劳淋等六种淋证的不同，再次辨证候的虚实。治疗的基本原则是：实则清利，虚则补益。

1. **热淋**

证候：小便短数，灼热刺痛，溺色黄赤，少腹拘急胀痛，或发热恶寒，口苦，呕恶，或腰痛拒按，或大便秘结，苔黄腻，脉濡数。

证机概要：湿热蕴结下焦，膀胱气化不利。

治法：清热利湿通淋。

代表方：八正散。

常用药：萹蓄、瞿麦、木通、车前子、滑石通淋利湿；大黄、山栀、甘草梢清热泻火。

2. **石淋**

证候：尿中时夹砂石，小便艰涩，时或尿来中断，尿道窘迫疼痛，少腹拘急，或突发腰腹绞痛难忍，尿中带血，或兼尿频急，灼热而痛，舌红，苔薄黄，脉滑数或弦数。

证机概要：湿热蕴结下焦，煎熬尿液成石，膀胱气化不利。

治法：清热利湿，通淋排石。

代表方：石韦散

常用药：石韦、滑石、冬葵子通淋滑窍、排泄砂石；车前子降火利水；瞿麦利水通淋。

3. **气淋**

证候：实证者，小便涩滞，淋沥不畅，少腹满痛，苔薄白，脉多沉弦；虚证者，少腹坠胀，尿有余沥，面白无华，舌质淡，脉虚细无力。

证机概要：本证实证病机为气机郁结，阻滞下焦，膀胱气化不利；虚证病机为中气下陷，膀胱气化无权。

治法：实证宜利气疏导；虚证宜补中益气。

代表方：实证用沉香散；虚证用补中益气汤。

常用药：沉香散中沉香、橘皮利气；当归、白芍养血和血；甘草清热；石韦、滑石、冬葵子、王不留行利尿通淋；补中益气汤中以黄芪、党参、白术、甘草益气健脾；当归养血活血；陈皮理气和胃；柴胡、升麻升举清阳。

4. 血淋

证候：实证者，小便热涩刺痛，尿色深红，或夹有血块，小腹疼痛满急加剧，或见心烦，苔黄，脉滑数；虚证者，尿色淡红，尿痛涩滞不显著，腰酸膝软，神疲乏力，舌淡红，脉细数。

证机概要：实证为湿热下注膀胱，热盛伤络；虚证为肾阴不足，虚火灼络。

治法：实证宜清热通淋、凉血止血；虚证宜滋阴清热、补虚止血。

代表方：实证用小蓟饮子；虚证用知柏地黄丸。

常用药：小蓟饮子中小蓟、生地、蒲黄、藕节凉血止血（生地、小蓟可重用）；竹叶清心火、利小便；栀子清泄三焦之火；通草、滑石利水通淋；当归和血养血；生甘草泻火止痛。知柏地黄丸中，以六味地黄丸（熟地、山药、山萸肉、泽泻、丹皮、茯苓）滋补肾阴，再加知母、黄柏清虚热。

5. 膏淋

证候：实证者，小便混浊如米泔水，置之沉淀如絮状，上有浮油如脂，或尿道热涩疼痛，舌质红，苔黄腻，脉数。虚证者，病久不已，反复发作，淋出如脂，涩痛反见减轻，但形体日渐消瘦，腰酸膝软，舌淡，苔腻，脉细弱无力。

证机概要：实证病机为湿热蕴结下焦，分清泌浊失司，脂液失于约束；虚证病机为脾肾亏损，脾虚气陷或肾虚下元不固，不能摄约脂液。

治法：实证清热利湿、分清泌浊；虚证补虚固涩。

代表方：实证用程氏萆薢分清饮；虚证用膏淋汤。

常用药：程氏萆薢分清饮中萆薢利湿、分清泌浊；石菖蒲通窍化浊而分利小便；黄柏、车前子清热利尿；白术、茯苓健脾除湿；莲子心、丹参清心活血通络。膏淋汤中党参、山药益气补脾；地黄、芡实滋肾；龙骨、牡蛎、白芍固涩脂液。

6. 劳淋

证候：淋证日久，小便不甚赤涩疼痛，但淋沥不已，时作时止，遇劳即发，腰酸膝软，神疲乏力，舌质淡，脉细弱。

证机概要：湿热留恋，脾肾亏虚，气化无权。

治法：健脾益肾。

代表方：无比山药丸。

常用药：山药、茯苓、泽泻健脾利湿；熟地、山茱萸、巴戟天、菟丝子、杜仲、牛膝、五味子、肉苁蓉益肾固涩。

【中医适宜技术】

1. 单方验方

（1）柴胡、黄芩、车前草、石韦、六一散各 30g，水煎服。适用于热淋。

（2）鲜车前草 60g，猪小肚 2 个，加清水煲烂，饮汤食肚肉。适用于热淋。

（3）金钱草 50g，薏苡仁 60g，鸡内金 20g，水煎取汁，加适量白糖代茶饮用。适用于石淋。

（4）菟丝子 30g，水煎分 3 次服；日 1 剂。适用于劳淋。

2. 中成药

热淋，可选用八正合剂、三金片、泌淋清胶囊、分清五淋丸；石淋，可用排石颗粒、石淋通片、金钱草颗粒；血淋，可用三七胶囊、云南白药、紫地宁血散、泌淋清胶囊；膏淋，可用萆薢分清丸、补中益气丸配合缩泉丸；劳淋，可用补中益气丸、癃闭舒胶囊。

3. 简易治疗技术

（1）针灸疗法：取中极、膀胱俞、三阴交等穴。热淋加曲池、合谷、行间；石淋加委阳、然谷、中封；气淋实证加合谷、太冲，虚证加气海、关元、足三里；血淋实证加血海、膈俞、少府，虚证加血海、膈俞、太溪、复溜；膏淋加气海、关元、命门；劳淋加脾俞、肾俞、命门、关元、足三里。实证用泻法，虚证用补法或配合艾灸。石淋，肾绞痛发作时，可针刺合谷、水沟、京门、肾俞，加电针。

（2）耳针疗法：取膀胱、肾、交感、枕、肾上腺等穴，每次取 2～4 穴，毫针刺，强刺激，留针 30 分钟，每日 1 次。

（3）饮食疗法：胡桃肉煮粥，多食可治劳淋。

【转归预后】

淋证的预后往往与其类型及病情轻重有关。淋证之实证如热淋、血淋、石淋初起，病情轻者一般预后良好，若处理不当可致热毒入营血；若久淋不愈，脾肾两虚，发为劳淋；甚者脾肾衰败，成为水肿、癃闭、关格；或石阻水道，出现水气上凌心肺等重证。

【预防调护】

1. 预防　注意外阴清洁，不憋尿，多饮水，每 2～3 小时排尿一次。房事后即行排尿，防止秽浊之邪从下阴入侵。妇女在月经期、妊娠期、产后更应注意外阴卫生，以免虚

体受邪。避免纵欲过劳，保持心情舒畅。

2. 调护　发病后注意休息，饮食宜清淡，忌肥腻辛辣酒醇之品。

📚 案例选粹

患者，女，55 岁。2013 年 5 月 13 日初诊。

反复小便涩痛、频数，伴镜下血尿 20 余年，曾服用抗生素或中药，效果均不佳。刻下：神疲乏力，腰膝酸软，小便频数涩痛，小腹坠胀，纳眠尚可，舌红，苔薄黄腻，脉滑数。尿常规示：隐血（++），红细胞（+），白细胞（+），蛋白（−）。中医诊断：淋证（脾肾两虚，湿热下注）。治法：健脾益肾，清热利湿。处方：萹蓄 15g，瞿麦 15g，车前草 15g，焦栀子 15g，碧玉散（包）15g，半枝莲 15g，白花蛇舌草 15g，马齿苋 15g，败酱草 15g，鸭跖草 15g，红藤 15g，仙鹤草 15g，土茯苓 30g，乌药 15g，白茅根 30g，淡竹叶 9g，小茴香 6g，青皮 6g。7 剂，每日 1 剂，水煎分服。

2013 年 5 月 20 日二诊：服药后仍觉腰酸乏力，有少腹坠胀感，小便次数明显减少、涩痛缓解，大便稀溏、每日 1 次，舌淡红，苔薄白，脉滑。尿常规示：隐血（+），红细胞（−），白细胞（−），蛋白（−）。予萹蓄 15g，瞿麦 15g，焦栀子 15g，碧玉散（包）15g，煨葛根 15g，乌药 15g，制香附 15g，地锦草 15g，车前草 15g，杜仲 15g，牛膝 15g，沙苑子 15g，白茅根 30g，升麻 9g，红藤 9g，败酱草 9g，小茴香 6g，陈皮 6g。继服 7 剂。

2013 年 5 月 27 日三诊：腰酸乏力及少腹坠胀感较前缓解，无小便频数及涩痛等不适，大便偏稀、每日 1 次，纳寐可，偶有盗汗，舌淡红，苔薄白，脉细。尿常规示：隐血（+），红细胞（−），白细胞（−），蛋白（−）。予黄芪 30g，党参 15g，山药 15g，麸炒白术 15g，杜仲 15g，牛膝 15g，鹿衔草 15g，仙鹤草 15g，糯稻根须 15g，瘪桃干 15g，楮实子 15g，乌药 15g，制香附 10g，碧玉散（包）15g，升麻 9g，小茴香 6g。继服 14 剂。

2013 年 6 月 10 日四诊：除时感腰酸外无其他不适，尿检阴性，继服上方 14 剂善后。

按语：唐容川《血证论》提出"气与水本属一家，治气即治水""气行水亦行"，故治疗淋证应重视调畅气机。淋证首责肾与膀胱气化不利，故予宣化膀胱浊气之药，如乌药、石菖蒲等。三焦为"决渎之官"，又"主持诸气"，强调宣肺以清"上源"，醒脾以利"堤防"，疏肝以畅"枢纽"，故予黄芩、栀子、半枝莲、白花蛇舌草、马齿苋清金泄热，以宣上通下，又有"提壶揭盖"之功；以乌药行中焦之气以燥湿；以小茴香、青皮疏肝解郁而理气降浊，使上、中、下三焦气化有司，则水道自利。［周珊

珊，王琛．王琛论治淋证经验．中国中医药信息杂志，2015，22(11): 99.］

练习题

A1 型题

1. 下列各项，不属淋证病因的是（　　　）

　　A. 外感湿热　　　B. 饮食不节　　　C. 情志内伤　　　D. 禀赋不足　　　E. 瘀浊内停

2. 下列各项，属淋证主要病理因素的是（　　　）

　　A. 正虚　　　　　B. 湿热　　　　　C. 痰浊　　　　　D. 瘀血　　　　　E. 气滞

3. 下列关于石淋的各项叙述中，错误的是（　　　）

　　A. 小便排出砂石为主症

　　B. 排尿时突然中断，尿道窘迫疼痛

　　C. 突发一侧腰腹绞痛，疼痛难忍，痛引少腹

　　D. 结石大，阻塞尿路者，用金钱草煎汤代茶

　　E. 治疗以清热利湿、排石通淋为主

A2 型题

1. 患者，女，45 岁。反复尿频急、刺痛伴肉眼血尿 2 年余，目前尿色淡红，尿痛涩滞不显著，腰膝酸软，神疲乏力，舌质淡，苔白腻，脉沉缓。治疗应首选的方剂是（　　　）

　　A. 八正散　　　B. 小蓟饮子　　　C. 六味地黄丸　　　D. 知柏地黄丸　　　E. 无比山药丸

2. 患者，女，35 岁。小便涩滞，尿后余沥不尽，少腹胀满疼痛，常因情志不舒而加重，苔薄白，脉弦。此病证的治法是（　　　）

　　A. 清热利湿　　　B. 利气疏导　　　C. 健脾益气　　　D. 补虚益肾　　　E. 分清泄浊

3. 患者，女，63 岁。小便浑浊日久不已，反复发作，尿出如脂，上有浮油，置之沉淀，有絮状凝块物，涩痛不甚，形体日见消瘦，头昏无力，腰膝酸软，舌淡，苔腻，脉细无力。其证候诊断是（　　　）

　　A. 气淋实证　　　B. 气淋虚证　　　C. 膏淋实证　　　D. 膏淋虚证　　　E. 劳淋

B1 型题

　　A. 小便赤热，尿时灼痛

　　B. 小便窘急不能卒出，尿道刺痛，痛引少腹

　　C. 少腹满闷胀痛，小便艰涩疼痛，尿后余沥不尽

　　D. 尿道热涩疼痛，尿色如米泔水

　　E. 小便量少，排出不畅，点滴而短少

1. 气淋的主症特点是（   ）

2. 热淋的主症特点是（   ）

第十九节 癃 闭

癃闭是因肾与膀胱气化功能失常，而出现以小便量少，排尿困难，点滴而出，甚则小便闭塞不通为主症的一种肾系疾病。其中又以小便不利，点滴而短少，病势较缓者称为"癃"；以小便闭塞，点滴不通，病势较急者称为"闭"。

【病因】

1. 体虚久病 年老体弱或久病体虚，可致肾阳不足，命门火衰，致膀胱气化之权失司；或因久病、热病耗损阴液，导致肾阴不足，化源不足，水府枯竭而无尿。

2. 瘀浊内停 瘀血败精，或痰瘀肿块，或砂石内生，阻塞尿路，尿道不通，因而形成癃闭。

3. 外邪侵袭 温热之邪犯肺，热壅于肺，津液输布失常，不能下输膀胱，又因热气过盛，下移膀胱以致上下焦为热气闭阻，均能导致癃闭。

4. 饮食不节 嗜食辛辣醇酒，肥甘厚味，导致脾胃运化功能失常，内湿自生，而酿湿生热，湿热中阻，下注膀胱，膀胱气化不利。

5. 情志内伤 七情内伤，引起肝气郁结，疏泄失司，导致三焦气化失司，水道不通，决渎受阻，形成癃闭。

【病位】

主要在肾和膀胱，但与三焦、肺、脾、肝密切相关。

【病机】

癃闭的基本病机为肾与膀胱气化功能失调，尿液的生成或排泄障碍。水道的通畅，有赖于三焦气化的正常，而三焦气化主要依靠肺的通调、脾的转输、肾的气化来维持，又需要肝的疏泄来协调。故肺、脾、肾、肝功能失常，均可导致癃闭。其中，肾主水，与膀胱相表里，若肾与膀胱气化失常，则膀胱气化不利，小便排泄失常；若肾阳不足，命门火衰，或肾阴不足，气化不及州都，则膀胱气化无权，而发生癃闭。此外，肺位上焦，为水之上源，若肺热壅盛，气不布津，通调失职，或热伤肺津，肾失滋源；脾居中焦，为水液升降之枢纽，若湿热壅阻，下注膀胱，或中气不足，升降无力；肝主疏泄，协调三焦气机之通畅，若肝气郁结，疏泄失常，气机不利；以及砂石、痰浊、瘀血阻塞尿路，均可导致膀胱气化不利，而成癃闭。

【诊断要点】

1. **病史**　多见于老年男性或水肿、淋证、消渴病日久不愈患者；新起突发者，多见于产后妇女及肛门、会阴部手术、腹部手术后患者。

2. **临床特征**　小便不利，点滴不畅，甚则小便闭塞不通，尿道无涩痛，小腹胀满甚至胀痛。病情严重者，可伴头晕头痛、呕吐、腹胀、喘促、水肿、烦燥不宁等，甚至出现神昏。

3. **辅助检查**　泌尿系 B 超、腹部及尿道膀胱 X 线摄片造影、膀胱镜、尿流动力学检查、肾功能检查等，有助于明确癃闭的诊断。

【鉴别诊断】

癃闭与淋证：癃闭与淋证均属膀胱气化不利，皆可出现排尿困难、点滴不畅的证候。癃闭则无尿痛之感，每天排出的小便总量少于正常，甚则无尿排出。而淋证则小便频数短涩，淋沥涩痛，欲出未尽，而每日排尿量正常。

【辨证论治】

癃闭的辨证首先辨证候虚实，因膀胱湿热、浊瘀阻塞、肝郁气滞、肺热气壅、膀胱气化不利所致者，多属实证；因脾气下陷、肾阳衰惫、膀胱气化无权所致者，多属虚证。治疗原则应根据"六腑以通为用"的原则，着重于通。

1. **膀胱湿热证**

证候：小便量少难出，点滴而下，短赤灼热，小腹胀满，口苦口黏，或口渴不欲饮，或大便不畅，苔黄腻，舌质红，脉数。

证机概要：湿热下注，蕴结膀胱，气化不利。

治法：清利湿热，通利小便。

代表方：八正散。

常用药：川木通、车前子、萹蓄、瞿麦通利小便；山栀子清化三焦之湿热；滑石、甘草清利下焦之湿热；大黄泻火通便。

2. **肺热壅盛证**

证候：小便点滴不通，或点滴不爽，咽干，烦渴欲饮，呼吸急促，或有咳嗽，舌质红，苔薄黄，脉数。

证机概要：肺热壅盛，肺失肃降，水道不利。

治法：清泄肺热，通利水道。

代表方：清肺饮。

常用药：黄芩、桑白皮、麦冬清泄肺热、滋养肺阴；车前子、木通、茯苓、山栀子清热通利，使上清下利，则小便自通。

3. 肝郁气滞证

证候：情志抑郁，或多烦善怒，小便不通或通而不畅，胁腹胀满，舌质红，苔薄或薄黄，脉弦。

证机概要：肝失疏泄，三焦膀胱气化失司，水道不利。

治法：疏利气机，通利小便。

代表方：沉香散。

常用药：沉香、橘皮可疏达肝气；当归、王不留行以行下焦之气血；石韦、冬葵子、滑石、茯苓能通利水道。

4. 浊瘀阻塞证

证候：小便点滴而下，或尿细如线，或时时中断，甚则阻塞不通，小腹胀满疼痛，舌质紫暗，或有瘀点，脉涩。

证机概要：瘀血败精或结石，阻塞尿路，水道不通。

治法：行瘀散结，通利水道。

代表方：代抵当丸。

常用药：当归尾、山甲片、桃仁、大黄、芒硝化瘀散结；生地养血滋阴，使活血而不伤血；肉桂温通经脉，鼓舞气血以助生化，亦能温暖肾元、化气行水、通利水道，肉桂用量应小，以免助热伤阴。

5. 脾气不升证

证候：小腹坠胀，时欲小便而不得出，或量少而不畅，精神疲乏，食欲不振，气短声低，舌质淡，苔薄，脉细弱。

证机概要：脾虚失运，清气不升，浊阴不降，气化无权。

治法：升清降浊，化气行水。

代表方：补中益气汤合春泽汤。

常用药：人参、黄芪、白术、甘草益气健脾；升麻、柴胡升提中气；桂枝通阳以助膀胱气化；茯苓、猪苓、泽泻利水渗湿；当归养血和营；陈皮理气行滞。

6. 肾阳衰惫证

证候：小便滴沥不畅，排尿无力，或尿闭，畏寒，腰膝冷而酸软无力，精神萎靡，面色淡白，舌淡，苔薄白，脉沉细。

证机概要：肾阳虚衰，气化无权。

治法：温补肾阳，化气利水。

代表方：济生肾气丸。

常用药：肉桂、附子温补肾阳，以鼓舞肾气；熟地黄、山茱萸、怀山药补肾养阴，以阴中求阳；茯苓、泽泻、牛膝、车前子淡渗利水。

7. 肾阴亏耗证

证候：小便量少或全无，口咽干燥，腰膝酸软，烦躁不安，潮热盗汗，头晕耳鸣，舌绛红，少苔，脉细数。

证机概要：肾阴亏耗，气化无源。

治法：滋补肾阴，育阴利水。

代表方：六味地黄丸合猪苓汤。

常用药：熟地、山药、山茱萸滋补肾阴；茯苓、猪苓、泽泻、滑石祛湿利水。

【中医适宜技术】

1. 单方验方

（1）杏仁 10～15g，熬米服之。适用于肺气闭阻之癃闭。

（2）秦艽 30g，去苗，加水一大碗，煎服七分，去渣，食前分 2 次服。适用于湿热而致的小便艰难、小腹胀满。

（3）琥珀粉、虎杖、当归尾、桃仁、石韦各 1g，大黄、海金沙各 1.5g，土鳖虫（研末）2g，每日分 2～3 次冲服。适用于癃闭尿路阻塞。

（4）浮小麦 200g，微炒，煎汤频饮。适于尿路阻塞证。

2. 中成药

癃闭湿热蕴结者，可用八正散；脾气虚弱者，可用补中益气丸；肾阳衰惫者，可用济生肾气丸、右归丸；肝气郁结者，可用柴胡疏肝散、逍遥丸；瘀血阻滞者，可用少腹逐瘀丸、大黄䗪虫丸等。

3. 简易治疗技术

（1）针灸疗法：针刺阴陵泉、三阴交，强刺激，反复捻转提插，使针感上传。体虚者，灸关元、气海。

（2）取嚏或探吐疗法：取皂角末 0.3～0.6g，吹鼻取嚏；或用消毒棉签向鼻中取嚏，或喉中探吐。

（3）外敷疗法：独头蒜 1 个，栀子 3 枚，盐少许捣烂，摊纸贴脐部。良久可通，未通可再涂阴囊上。食盐 250g，炒热，布包熨小腹。麝香 0.15g，敷脐，胶布盖之。

（4）导尿疗法：膀胱尿液潴留、小腹胀满甚者，用导尿法以缓其急。

【转归预后】

癃闭的预后，取决于邪正斗争的结果及治疗是否及时。若病情轻浅，病邪不盛，正气无大伤者，且救治及时、有效，可见尿量逐渐增多，可能获得痊愈。若病情深重，正气衰愈，邪气壅盛者，则可由"癃"至"闭"，甚至产生喘证、心悸、关格、神识昏厥等各种变证，预后多差。癃闭患者应消除外邪入侵和湿热内生的各种因素，如过食肥甘、辛辣、醇酒，或憋尿、纵欲过度及劳累等。

【预防调护】

1. 预防 癃闭患者应避免紧张、焦虑情绪，切忌忧思恼怒。积极治疗淋证、水肿等疾患。

2. 调护 对于水蓄膀胱证需导尿者，必须严格执行操作规范，避免外邪入侵，当患者能自动解出小便时，尽快拔除导尿管，还应保持会阴部卫生，鼓励患者多饮水。

案例选粹

患者，男，73岁。

小便点滴难下，小腹胀痛，腰酸痛，尿常规白细胞30～40，西医诊断为"前列腺增生合并尿路感染"，终日导尿，患者痛苦不堪。脉弦滑而稍数，舌质红，苔少，曾静脉点滴多种抗生素均无明显疗效，服中药八正散之类百余剂，效亦不明显。辨证为肾阳衰微，下元虚寒，湿浊痰瘀，阻塞水道，治以调补肾中阴阳兼清热利湿之法，方用济生肾气丸加味。药物组成：熟地25g，山药15g，山萸肉15g，茯苓15g，丹皮15g，泽泻15g，黄柏15g，知母15g，肉桂10g，附子10g，瞿麦20g，萹蓄20g，车前子20g，大黄7g，桃仁15g。水煎服，每日1剂。服药14剂，不需导尿小便可自行排出，但仍不甚通畅，腰酸痛，小腹胀痛大减，尿常规白细胞8～10，嘱继续服此方。又服14剂，排尿基本通畅，诸症消失，尿常规恢复正常。

按语：《诸病源候论·诸淋》："寒淋者，由肾气虚弱，下焦受于冷气，入胞，与正气交争，寒气胜则战寒而成淋。"寒淋除可见于慢性肾盂肾炎，泌尿系感染患者外，亦可见尿路综合征；临床往往虚实寒热错杂，而下焦肾阳虚衰气化失司却为其共性，故在治疗上应时时注意温补肾阳，如附子、肉桂、山萸肉等补火助阳之品，同时佐以瞿麦、萹蓄、车前子等清热利湿，寒热并用，方有治愈本例多年宿患沉疴痼冷之可能。[孙元莹，张海峰，郭茂松. 著名老中医张琪治疗劳淋临证举隅. 中国乡村医生杂志，2000(05)：42.]

练习题

A1 型题

1. 癃闭的病位主要在（　　　）

    A. 膀胱与肾　　　　　　B. 肺、脾、肾　　　　　　C. 心、肝、肾

    D. 肺、脾、肝　　　　　E. 肾与精室

2. 下列各项，对于诊断癃闭无意义的是（　　　）

    A. 排尿点滴不畅　　　　B. 每次尿量减少　　　　C. 有水蓄膀胱之证候

    D. 每日尿量减少　　　　E. 多见于老年男性

3. 下列各项，不属癃闭病理因素的是（　　　）

    A. 湿热　　　　　　　　B. 热毒　　　　　　　　C. 气滞

    D. 疮毒　　　　　　　　E. 痰瘀

A2 型题

1. 陈某，男，65 岁，有前列腺肥大史 7 年。近 1 年小便不畅，尿如细线，甚则阻塞不通，小腹胀满疼痛，舌紫暗，或有瘀点，脉涩。其诊断是（　　　）

    A. 淋证石淋　　　　　　B. 淋证劳淋　　　　　　C. 癃闭脾气不升证

    D. 癃闭膀胱湿热证　　　E. 癃闭浊瘀阻塞证

2. 王某，男，45 岁。1 周来小便不畅，点滴而下，每日尿量极少而短赤灼热，小腹胀满，口苦口黏，大便不畅，舌质红，苔黄腻，脉数。其诊断是（　　　）

    A. 癃闭膀胱湿热证　　　B. 癃闭浊瘀阻塞证　　　C. 癃闭肺热壅盛证

    D. 淋证热淋　　　　　　E. 淋证石淋

3. 李某，女，35 岁。5 小时前与同事吵架，随后出现小便不通，情志抑郁，胁腹胀满，舌红，苔薄黄，脉弦。此病证的证机概要是（　　　）

    A. 肺热壅盛，失于肃降，不能通调水道，无以下输膀胱

    B. 脾虚运化无力，升清降浊失职

    C. 肝气失于疏泄，三焦气机失宣，膀胱气化不利

    D. 湿热壅结下焦，膀胱气化不利

    E. 水停湿阻，气滞血瘀，三焦气化不利

B1 型题

    A. 小便量少，但能点滴而出　　　　　　B. 由"癃"转"闭"者

    C. 小便闭塞不通，水蓄膀胱者　　　　　D. 由"闭"转"癃"者

    E. 虚实夹杂之证者

1. 癃闭中属于急病的是（　　　）

2.癃闭中属于病势加重的是（　　　）

第二十节　消　渴

消渴是因肺、胃、肾三脏失调，导致阴津亏损，燥热偏盛的一种病证，临床主要表现为多饮、多食、多尿、形体消瘦，或尿有甜味。

【病因】

1.**饮食不节，积热伤津**　长期过食肥甘、醇酒厚味、辛燥刺激食物，损伤脾胃，脾胃运化失司，积于胃中酿成内热，消谷耗液，津液不足，脏腑经络皆失濡养发为消渴。

2.**情志失调，郁火伤阴**　长期过度的精神刺激，如郁怒伤肝，肝气郁结，郁久化火，火热炽盛，不仅上灼胃津，下耗肾液，而且肝之疏泄太过，肾之闭藏失司，则火炎于上，津液泄于下，三多之症随之而起，发为消渴。另外，心气郁结，郁而化火，心火亢盛，致心脾精血暗耗，肾阴亏损，水火不济，亦可发为消渴。

3.**禀赋不足，五脏虚弱**　先天禀赋不足，五脏虚弱，尤其是肾脏素虚，与本病的发生有关。因五脏主藏精，精为人生之本，肾又受五脏六腑之精而藏之，若五脏虚羸，则精气不足，气血虚弱，肾亦无精可藏，复因调摄失宜，终至精亏液竭而发为消渴。

4.**房劳过度，肾精亏损**　房室不节，劳伤过度，肾精亏损，虚火内生，则"火因水竭而益烈，水因火烈而益干"终至肾虚、肺燥、胃热俱现，发为消渴。

5.**过用温燥，耗伤阴津**　长时服用温燥壮阳之剂，或久病误服温燥之品，致使燥热内生，阴津亏损，发为消渴者。

【病位】

消渴病变的部位虽与五脏均有关，但主要在肺、脾（胃）、肾三脏，尤以肾为重。

【病机】

消渴的病机主要在于阴津亏损，燥热偏盛，而以阴虚为本、燥热为标，两者互为因果，阴愈虚燥热愈盛，燥热愈盛阴愈虚。

肺主气为水之上源，输布津液，肺受燥热所伤，则不能敷布津液而直趋下行，随小便排出体外，故小便频数量多，肺不布津则口渴多饮。胃为水谷之海，主腐熟水谷，脾为后天之本，主运化，为胃行其津液，脾胃受燥热所伤，胃火炽盛，脾阴不足，则口渴多饮、多食善饥；脾气虚不能转输水谷精微，则水谷精微下流而为小便，故小便味甘，水谷精微不能濡养肌肉，故形体日渐消瘦。肾为先天之本，主藏精而寓元阴元阳。肾阴亏损则虚火内生，上燔心肺则烦渴多饮，中灼脾胃则胃热消谷，阴虚阳盛，肾之开阖失司、固摄失权，水谷精微直趋下泄为小便而排出体外，故尿多味甜，或混浊如脂膏。若肾阳虚则无以化气上升，津液不布，则口渴多饮，下焦不摄，多尿随之而起。如《景岳全书·三消干渴》说："有阳不化气，则水精不布，水不得火，则有降无升，所以直入膀胱，而饮一溲二，以致泉源不滋，天壤枯涸者，是皆真阳不足，火亏于下之消症也。"说明肾与消渴的发病甚为密切。

消渴病虽有在肺、脾（胃）、肾的不同，但常常互相影响，如肺燥津伤，津液失于敷布，则脾胃不得濡养，肾精不得滋助；脾胃燥热偏盛，上可灼伤肺津，下可耗损肾阴；肾阴不足则阴虚火旺，亦可上灼肺胃，终至肺燥、胃热、脾虚、肾亏常可同时存在，而"三多"之证常可相互并见。但肺、脾（胃）、肾三脏中，尤以肾最为重要，即使症状表现在肺或脾（胃），亦与肾密切相关。如《石室秘录·卷六·内伤门》说："消渴之证，虽分上、中、下，而以肾虚致渴，则无不同也。"由此可见，消渴病以肾为本。消渴之病，若迁延日久不愈，常可累及五脏，致精血枯竭，阴阳俱衰，燥热内蕴而并发多种兼症。

【诊断要点】

1. **病史** 常有先天禀赋不足，外感湿热疫毒，内伤饮食不节，或有情志失调等病史。

2. **临床特征** 多饮、多食善饥、多尿、消瘦或尿有甜味。

3. **辅助检查** 血糖、OGTT、C肽释放试验、糖化血红蛋白、尿常规等有助于诊断。

【鉴别诊断】

1. **消渴与口渴症** 口渴症系指口渴饮水的一个临床症状，尤为外感热病所常见，与消渴病的口渴引饮相类似，在古代文献中亦有将外感热病过程中出现的口渴饮水症状称为"消渴"者，如五苓散证即是。但这类口渴无多饮、多食、多尿并见的特点，故不同于消渴病。

2. **消渴与瘿病** 瘿病以情绪激动、多食善饥、形体日渐消瘦、心悸、眼突、颈部一侧或两侧肿大为特征。其中，消渴病的中消亦有多食善饥、消瘦等症状，但无眼突、颈前生长肿物。在病机及病位方面，两者亦不同，瘿病为痰气郁结、日久化火、心肝火旺、心胃阴虚所致，病变脏腑主要在肝；消渴为阴津亏损，燥热偏盛所致，病位在肺、胃、肾。

【辨证论治】

消渴证候，古今许多医家采用三消分证。对于三消之间的关系，认为上轻、中重、下危，上、中不甚则不传于下，故下消为上、中消的传变结果。由于三消症状互见为多，且有密切的内在联系，故实难截然划分。本病常因多尿而耗伤津液，津液耗伤则多饮、多食，所谓的上消、中消之证则随之而起。由于水谷精微下泄，不能濡养机体，虽多食、多饮，而机体却日益消瘦，五脏焦枯。

1. 上消

肺热津伤证

证候：口渴多饮，口舌干燥，尿频量多，烦热多汗，舌边尖红，苔薄黄，脉洪数。

证机概要：肺脏燥热，津液失布。

治法：清热润肺，生津止渴。

代表方：消渴方。

常用药：天花粉、葛根、麦冬、生地生津清热、养阴增液；黄连、黄芩、知母清热降火。

2. 中消

（1）胃热炽盛证

证候：多食易饥，口渴引饮，尿多，形体消瘦，大便燥结，或便闭不通，舌红少津，苔黄燥，脉实有力。

证机概要：胃火内炽，胃热消谷，耗伤津液。

治法：清胃泻火，养阴增液。

代表方：玉女煎。

常用药：生石膏、知母、黄连、栀子清胃泻火；生地、玄参、麦冬生津止渴；川牛膝活血化瘀，引热下行。

（2）气阴亏虚证

证候：口渴引饮，能食与便溏并见，或饮食减少，精神不振，四肢乏力，体瘦，舌质淡红，苔白而干，脉弱。

证机概要：气阴不足，脾失健运。

治法：益气健脾，生津止渴。

代表方：七味白术散。

常用药：黄芪、党参、白术、茯苓、山药、甘草益气健脾；木香、藿香醒脾行气散津；葛根升清生津；天冬、麦冬养阴生津。

3. 下消

（1）肾阴亏虚证

证候：尿频量多，混浊如脂膏，或尿甜，腰膝酸软，乏力，头昏耳鸣，多梦遗精，皮肤干燥，全身瘙痒，舌红少苔，脉细数。

证机概要：肾阴亏虚，肾失固摄。

治法：滋阴固肾。

代表方：六味地黄丸。

常用药：熟地、山萸肉、枸杞子、五味子固肾益精；山药滋补脾阴，固摄精微；茯苓淡渗脾湿；泽泻、丹皮清泄火热。

（2）阴阳两虚证

证候：小便频数，混浊如膏，甚则饮一溲一，手足心热，咽干舌燥，面容憔悴，耳轮干枯，面色黧黑，腰膝酸软乏力，四肢欠温，畏寒怕冷，甚则阳痿或月经不调，舌淡苔白而干，脉沉细无力。

证机概要：阴损及阳，肾阳衰微，肾失固摄。

治法：滋阴温阳，补肾固涩。

代表方：金匮肾气丸。

常用药：熟地、山药、山茱萸、泽泻、茯苓、丹皮滋阴清热补肾；附子、桂枝温阳暖肾，意在微微生火，以鼓舞肾气，取"少火生气"之义。

【中医适宜技术】

1. 单方验方

（1）猪胰1个，低温干燥，研成粉末，装入胶囊，每日2次，每次3g，长期服用。适用于消渴各证型。

（2）炒黑豆、天花粉等份为末，面糊梧子大，用黑豆汤送服70丸，每日2次。可清热生津，适用于肾虚消渴。

（3）新鲜藕、梨、荸荠、芦根各200g，麦冬60g，切碎、捣烂，绞取汁液，和匀凉服或炖热服。适用于胃热炽盛之中消。

2. 中成药

消渴肺热津伤证，可选用消渴丸、玉泉丸、参精止渴丸、玉兰降糖胶囊；胃热炽盛证，可选用牛黄清胃丸、消渴安胶囊、金芪降糖片；气阴两虚证，可选用十味玉泉胶囊、参芪降糖片、消渴灵片、养阴降糖片；肾阴亏虚证，可选用六味地黄丸、麦味地黄丸；肾阴阳两虚证，可选用金匮肾气丸、参鹿补片。

3. 简易治疗技术

（1）针刺疗法：主穴取胃脘下俞、三焦俞、外关等穴，肺热津伤配尺泽、鱼际、肺俞、少商等穴；胃热炽盛配天枢、上巨虚、内庭、胃俞、隐白等穴；肾阴亏虚配肾俞、复溜、太溪等穴；阴阳两虚配命门、关元、气海等穴。

（2）耳针疗法：选渴点、饥点、内分泌、三焦、肾、脾、肺、胃等穴，以王不留行贴压，两耳交替，每侧3天。

（3）穴位敷贴疗法：用丁香、肉桂、细辛、姜汁、冰片等药物做成敷贴膏，贴于肾俞、脾俞、气海等穴，每次3天，每周2次，第7天皮肤休息，5周为1个疗程。

【转归预后】

消渴病若早期发现，坚持治疗，生活饮食规律，预后较好。若失治误治，病变累及多个脏腑，病变影响广泛，未及时医治或病情严重的患者，不仅病情反复发作，且会日渐加重，并发多种疾患。如肺失滋养，日久可并发肺痨；肝肾亏虚，失去濡养，肝肾精血不能上呈于耳目，则可并发白内障、雀目、耳聋等疾患；若脉络瘀阻，毒蕴成脓，则发为疮疖痈疽等。若虽初诊而病程较长，已并发多种疾患，预后较差。

【预防调护】

1.预防 生活调摄对于本病具有十分重要的意义，节制饮食具有基础治疗的重要作用。戒烟酒、浓茶及咖啡等。保持情志平和，生活起居规律。

2.调护 在保证机体合理需要的情况下，应限制粮食、油脂的摄入，忌食糖类，饮食宜以适量米、麦、杂粮，配以蔬菜、豆类、瘦肉、鸡蛋等，定时定量进餐。

📖 案例选粹

刘某，男，33岁。2011年9月20日初诊。

因"口干、多食3个月"就诊。此前已于外院行口服葡萄糖耐量试验（OGTT）诊断为2型糖尿病，口服多种西药，症状无缓解，血糖控制欠佳，对病情感到忧虑，转范教授就诊。初诊时患者心情抑郁、口干不欲饮、易疲倦，纳欠佳，眠差，舌偏红，苔薄黄，舌根偏厚腻，脉弦滑，近期空腹血糖7～8mmol/L。中医诊断：消渴（湿热内蕴，肝气郁结）。治法为清热化湿运脾、疏肝理气。考虑消渴病阴虚为本的一般病机规律，酌加益气养阴之品。具体处方：苍术10g，黄柏10g，薏苡仁30g，车前草30g，绵茵陈30g，柴胡10g，白芍15g，牡丹皮15g，薄荷（后下）10g、五指毛桃15g，生地黄15g，地骨皮15g，葛根15g，甘草5g。共7剂，每日1剂，水煎服。并嘱患者加强饮食运动治疗，原二甲双胍缓释片减量为0.5g，1次/天口服。

二诊：自测血糖较前下降，诉少许头晕不适，纳眠好转，舌稍红，苔薄黄，舌根厚腻较前减轻，脉弦。嘱加强晚餐后运动，原西药继用，中药于原方基础上去苍术、黄柏，共14剂，每日1剂，水煎服。

三诊：患者血糖基本稳定，诉易疲倦，舌偏红，苔少，脉弦。考虑患者血糖控制可，甚至偶有低血糖发生，嘱停用西药，仅以饮食运动加中药治疗。

按语：该患者从血糖控制欠佳，到逐渐控制达标，整体身心状况得到改善，其治疗方案经历了"西药降糖→逐渐停药→纯中药治疗→逐渐减少中药剂量"的过程。细读该案例，便可见范教授运用"动－定序贯八法"辨治消渴病的主要心得，即善于归纳核心症状，抓准核心病机，根据不同时期患者症状及舌脉的变化灵活辨证，并始终注意消渴病"阴虚为本"的一般规律，适当予以固护阴液、益气养阴等治疗。而且，善于关注患者情志因素，通过减少关注血糖变化来减轻消渴病患者心理压力。[龙艳，邹冬吟，沈歆，等.范冠杰教授以"动－定序贯八法"辨治消渴病经验.广州中医药大学学报，2013, 30(02): 255.]

练习题

A1 型题

1. 消渴的基本病机主要是（   ）

　A. 胃热炽盛　　　B. 肺热津伤　　　C. 肾阴亏损　　　D. 阴虚燥热　　　E. 阴阳两虚

2. 消渴的病变脏腑主要是（   ）

　A. 肝、脾、肾　　　　　　B. 脾、胃、肾　　　　　　C. 心、肝、肾

　D. 肺、脾、肾　　　　　　E. 肺、胃、肾

3. 消渴的治疗原则是（   ）

　A. 健脾补肾　　　　　　　B. 滋阴温阳

　C. 滋阴清热，益气健脾　　D. 清热润燥，养阴生津

　E. 滋阴益气，活血化瘀

A2 型题

1. 患者，男，52 岁。口渴多饮 2 年，目前自觉口舌干燥，尿频量多，烦热多汗，舌边尖红，苔薄黄，脉洪数。其证候诊断是（   ）

　A. 上消肺热津伤证　　　　B. 中消胃热炽盛证

　C. 中消气阴亏虚证　　　　D. 下消肾阴亏虚证

　E. 下消阴阳两虚证

2. 患者，女，66 岁。发现血糖升高 10 年，目前多食易饥，口渴，尿多，形体消瘦，大便干燥，苔黄，脉滑实有力。本证候的证机概要是（   ）

　A. 肺脏燥热，津液失布　　B. 胃火内炽，胃热消谷，耗伤津液

　C. 气阴不足，脾失健运　　D. 肾阴亏虚，肾失固摄

　E. 肾精不足，失于濡养

3. 患者，男，49 岁。发现血糖升高近 12 年，小便频数，混浊如膏，甚至饮一溲一，面容憔悴，耳轮干枯，腰膝酸软，四肢欠温，畏寒肢冷，阳痿，舌淡白而干，脉沉细无力。治疗本病的首选方剂是（   ）

　　A. 六味地黄丸　　B. 金匮肾气丸　C. 右归丸　　　D. 十全大补汤　E. 七味白术散

B1 型题

　　A. 二冬汤　　　　B. 二陈汤　　　　C. 生脉散　　　D. 白虎汤　　　E. 金匮肾气丸

1. 消渴上消证，若出现烦渴不止，小便频数，而脉数乏力者，宜选用的方剂是（　　　）

2. 消渴下消肾阴亏虚证，若出现烦渴、头痛、唇红舌干、呼吸深快，宜选用的方剂是（　　　）

第二十一节　痰　饮

　　痰饮是指三焦气化失常，水液在体内运化输布失常，停积于某些部位的一类病证。广义的痰饮是诸饮的总称，根据水饮停积的部位不同，有痰饮、悬饮、溢饮和支饮之分；狭义的痰饮是诸饮的一个类型，专指水邪停积于脾胃、肠间的病证。

【病因】

　　1. 寒湿外袭　凡气候湿冷，或冒雨涉水，坐卧湿地，寒湿之邪侵袭卫表，均可损伤肌表卫阳，由皮毛而伤及肺气，肺失宣发。寒湿之邪由表入里，浸渍肌肉，内困脾胃，以致外湿引动内湿，水津停滞，聚而为痰，积而为饮。《素问·至真要大论》所谓"太阴之胜……独胜则湿气内郁……饮发于中"，即指此类情况。

　　2. 饮食不当　暴饮过量，或进食生冷，或夏暑及酒后，恣饮冷水，因热伤冷，冷热相搏，中阳暴遏，脾运不健，水湿内生，津液停积而作痰饮。如《金匮要略·痰饮咳嗽病脉证并治》说："夫患者饮水多，必暴喘满，凡食少饮多，水停心下，甚者则悸，微者短气。"《儒门事亲·饮当去水温补转剧论》说："因隆暑津液焦涸，喜饮寒水，本欲止渴，乘快过多，逸而不动，亦为留饮。"

　　3. 劳欲所伤　素体虚弱，或过度劳倦，纵欲太过，或久病体虚，伤及脾肾之阳，则水液失于输布，也能停而成饮。若体虚气弱之人，一旦伤于水湿，更易水液停蓄而成痰饮。如《儒门事亲·饮当去水温补转剧论》认为"人因劳役远来，乘困饮水，脾胃力衰"，也为停饮的因素。

【病位】

　　痰饮之病位在三焦及肺、脾、肾三脏。

【病机】

　　本病的基本病机为三焦气化失常，肺、脾、肾三脏功能失调。正常生理情况下，水液的运化、输布，与三焦的气化作用和肺、脾、肾三脏的功能活动有关。饮食经胃腐熟后，水精通过脾的转输上行，肺的通调下降，肾的蒸化开合，三焦的气化作用，共同完成水液吸收、运行、排泄的整个过程。痰饮病证，责之于三焦及肺、脾、肾三脏气化功能失常，尤以脾失健运为甚。因脾阳虚衰，则上不能输精以养肺，反聚为痰饮而干肺；下不能助肾以制水，反令水寒阴气戕伐元阳，由此必然导致水液内停中焦，流溢各处，波及五脏。

痰饮之病性，总属阳虚阴盛，输化失调，因虚致实，水饮停积为患。因水为阴类，非阳不运，若阳气虚衰，气不化津，则阴邪偏盛，寒饮内停。饮邪具有流动性，若饮留胃肠，则为痰饮；饮流胁下，则为悬饮；饮流肢体，则为溢饮；饮聚胸肺，则为支饮。故中阳虚损，脏气不足，实是痰饮发病的内在病理基础。

【诊断要点】

1. **病史**　常有外感寒湿，内伤饮食不当，或久病虚弱等病史。

2. **临床特征**　四饮各有其不同的临床症状。痰饮者，属饮停胃肠，症见心下满闷，呕吐清水痰涎，肠间沥沥有声，形体昔盛今瘦；悬饮者，属饮流胁下，症见胸胁饱满，咳唾引痛，喘促不能平卧；溢饮者，属饮溢肢体，症见身体疼痛而沉重，甚则肢体浮肿，当汗出而不汗出；支饮者，属饮邪支撑胸肺，症见咳逆倚息，短气不得平卧，其形如肿。

3. **辅助检查**　胸部 X 线、B 超、胃镜检查、颈静脉压检查、尿常规检查均有助于诊断。

【鉴别诊断】

1. **悬饮与胸痹**　悬饮的胸痛与胸痹相似。但胸痹为当胸（心前区）部闷痛，并可引及左侧肩背或左臂内侧，常于劳累、受寒、饱餐、情绪激动后突然发作，历时短暂，休息或用药后得以缓解；而悬饮为胸胁胀痛，持续不解，且多伴有咳唾、呼吸时疼痛加重，肋间饱满，并有咳嗽、咳痰等肺系证候。

2. **溢饮与风水水肿**　《医宗金鉴》卷二十一认为"溢饮者……即今之风水水肿病也"。但水肿有表实、表虚两个类型。表实者，症见水肿，无汗，身体困重、疼痛，与溢饮之水泛肌表成肿者基本相同；表虚者，症见肢体浮肿而汗出恶风，则与溢饮有异。

【辨证论治】

痰饮的辨证，首先应根据其停积的部位区别四类不同的证型。如停留胃肠者为痰饮，水流胁下者为悬饮，饮溢肢体者为溢饮，支撑胸肺者为支饮。其次尚须掌握阳虚阴盛、本虚标实的特点，本虚为阳气不足，标实指水饮停聚，无论病之新久，都应根据症状，辨别二者的主次。

1. **痰饮**

（1）脾阳虚弱证

证候：胸胁胀满，心下痞闷，胃中有振水音，脘腹喜温畏冷，背寒，泛吐清水痰涎，饮入易吐，口渴不欲饮，伴头晕目眩、心悸、气短，食少便溏，形体逐渐消瘦，舌苔白滑，脉弦细而滑。

证机概要：脾阳虚弱，清阳不升，水饮内停。

治法：温脾化饮。

代表方：苓桂术甘汤合小半夏加茯苓汤。

常用药：桂枝、甘草辛甘化阳、温脾化饮；茯苓、白术健脾渗湿利水；半夏、生姜和胃降逆。

（2）饮留胃肠证

证候：心下坚满或痛，自利，利后反快，虽利心下仍坚满；或肠间沥沥有声，腹胀、便秘，口干舌燥，舌苔腻、色白或黄，脉沉弦或伏。

证机概要：水饮壅结，留于胃肠，郁久化热。

治法：攻下逐饮。

代表方：甘遂半夏汤或己椒苈黄丸。

常用药：甘遂、半夏降逆逐饮；白芍、蜂蜜酸甘缓中，以防伤正；甘遂与甘草相反相激、祛逐饮邪；大黄、葶苈子攻坚决壅、泻下逐水；防己、椒目辛宣苦泄、导水利尿。

2. 悬饮

（1）邪犯胸肺证

证候：寒热往来，身热起伏，汗少，或发热不恶寒，有汗而热不解，咳嗽痰少，气急，胸胁刺痛，呼吸转侧时疼痛加重，心下痞满，干呕，口苦，咽干，舌苔薄白或黄，脉弦数。

证机概要：邪犯胸肺，枢机不利，肺失宣降。

治法：和解宣利。

代表方：柴枳半夏汤。

常用药：柴胡、黄芩清热和解少阳；瓜蒌、半夏宽胸化痰散结；枳壳、青皮、赤芍理气和络止痛；杏仁、桔梗宣肺止咳。

（2）饮停胸胁证

证候：胸胁疼痛，咳唾引痛，痛势较前略轻，而呼吸困难加重，咳喘气逆，息促不能平卧，或仅能偏卧于停饮一侧，病侧肋肋胀满，甚则可见患侧胸廓隆起，舌苔薄白，脉沉弦或弦滑。

证机概要：饮停胸胁，脉络受阻，肺气郁滞。

治法：攻逐水饮。

代表方：十枣汤。

常用药：甘遂、大戟、芫花攻逐水饮；大枣缓和药性，顾护胃气。

（3）络气不和证

证候：胸胁灼痛，或感刺痛，胸闷不舒，呼吸不畅，或有闷咳，甚则迁延经久不愈，阴雨天更为明显，可见患侧胸廓变形，舌苔薄，质黯，脉弦。

证机概要：饮邪久郁，气机不利，脉络痹阻。

治法：理气和络。

代表方：香附旋覆花汤。

常用药：旋覆花、苏子、半夏、薏苡仁、茯苓降气化痰；香附、陈皮疏肝理气解郁；郁金、当归活血行血。

（4）阴虚内热证

证候：呛咳时作，咯吐少量黏痰，口咽干燥，或午后潮热，颧红，心烦，手足心热，盗汗，或伴胸胁闷痛，病久不复，形体消瘦，舌质偏红，少苔，脉小而数。

证机概要：饮阻气郁，化热伤阴，肺气不利。

治法：滋阴清热。

代表方：沙参麦冬汤合泻白散。

常用药：沙参、麦冬、天花粉、玉竹养阴生津；桑白皮、地骨皮、甘草清热泻肺止咳。

3. 溢饮

表寒里饮证

证候：身体疼痛而困重，甚则四肢浮肿，恶寒，无汗，或有咳喘，痰多白沫，胸闷，干呕，口不渴，舌苔白腻，脉弦紧。

证机概要：肺脾失调，寒水内留，泛流肢体。

治法：解表化饮。

代表方：小青龙汤。

常用药：麻黄、桂枝解表散寒；半夏、干姜、细辛温肺化饮；五味子温敛肺气；白芍、炙甘草和中缓急，以防麻桂辛散太过。

4. 支饮

（1）寒饮伏肺证

证候：咳逆喘满不得卧，痰吐白沫量多，经久不愈，天冷受寒加剧，甚至引起面浮跗肿；或平素伏而不作，遇寒即发，发则寒热，背痛，腰疼，目泣自出，身体振振瞤动，舌苔白滑或白腻，脉弦紧。

证机概要：寒饮伏肺，遇寒引动，肺失宣降。

治法：宣肺化饮。

代表方：小青龙汤。

常用药：麻黄、桂枝、干姜、细辛温肺散寒化饮；半夏、厚朴、苏子、杏仁、甘草化痰利气；白芍、炙甘草和中缓急，以防麻桂辛散太过。

（2）脾肾阳虚证

证候：喘促动则尤甚，气短，或咳而气弱，痰多，胸闷，纳少，怯寒肢冷，神疲乏力，小腹拘急不仁，脐下悸动，小便不利，足跗浮肿，或吐涎沫而头目昏眩，舌体胖大，质淡，苔白润或灰腻，脉沉细而滑。

证机概要：支饮日久，脾肾阳虚，饮凌心肺。

治法：温补脾肾，以化水饮。

代表方：金匮肾气丸合苓桂术甘汤。

常用药：桂枝、附子温阳化饮；怀山药、白术、炙甘草补气健脾；茯苓、泽泻利水祛饮；熟地、山萸肉补肾纳气。

【其他疗法】

1. 单方验方

（1）常山、甘草各 30g，水 500mL，煎服 100mL，去渣，加蜂蜜适量，温服，取吐，不吐再服。适用于饮停胸中。

（2）瓜蒌仁（去壳，焙）30g，炒神曲 15g，为末，每服 6g，葱白汤送服。治疗两胁胀满、时呕吐、腹中如水声。

（3）白芥子 15g，白术 30g，为末，和捣为丸子大，每日服 50 丸。适用于悬饮。

2. 中成药 痰饮可选健脾丸、理中丸等；悬饮可选急支糖浆、正柴胡饮；溢饮可选小青龙口服液；支饮可用桂龙咳喘宁、小青龙口服液、金匮肾气丸等。

3. 简易治疗技术

（1）针刺疗法：选定风门、肺俞、中院、丰隆、合谷等穴，适用于痰饮阻肺；中脘、内关、足三里、丰隆、隐白、三阴交、脾俞、胃俞等穴，适用于痰湿中阻。

（2）耳针疗法：取肺、肾、肾上腺、交感、定喘等用耳针埋压。

（3）敷贴疗法：中药悬饮贴膏（甘遂、大戟、葶苈子、胆南星等）外贴患侧胸壁，10 天更换，1 个月为 1 个疗程；适用于肿瘤并发恶性胸腔积液的辅助治疗。

【转归预后】

本病早期及时治疗，多能控制病情，预后良好。但若饮邪内伏或久留体内，正气不复，则其病多缠绵难愈，且易因感受外邪、饮食不当、劳欲过度等因素而反复发作，进而导致病势逐渐加重。重者可因阳气衰微，饮邪独盛，导致亡阳暴脱。《金匮要略》提供了根据脉象判断预后的范例，认为久病正虚而脉弱，是脉证相符，可治；如脉反实大而数是正衰邪盛，病为重危候；脉弦而数亦为难治之症，因饮为阴邪，脉当弦或沉，如弦而数乃脉证相反之征。

【预防调护】

1. 预防　凡有痰饮病史者，平时应避免风寒湿冷，注意保暖；饮食宜清淡，忌甘肥生冷之物。

2. 调护　平素饮食上可适当服用怀山、茯苓、赤小豆等健脾利湿的食物；戒烟酒；劳逸适度。

案例选粹

王某，男，29 岁。

主诉：胸闷、咳嗽 2 周。患者 2 周前无明显诱因出现胸胁满闷不舒，咳嗽，少痰，初起未予重视，后症状逐渐加重，遂来就诊。刻下症见：胸闷气憋，咳嗽，咳少量白痰，易咳出，不发热，疲乏无力，纳少，眠差，二便调。舌红、苔薄黄腻，脉滑细。查体：胸廓对称，左中下肺叩诊浊音，右肺叩诊清音，左中下肺听诊呼吸音消失，右肺呼吸音正常，未闻及干湿啰音。心率 72 次 / 分，律齐。理化检查：X 线胸片提示"左侧胸腔积液"，B 超提示"左侧胸腔大量胸水，最深处 11.9cm"。结核菌素试验（PPD）强阳性，血沉（ESR）39mm/h，痰抗酸杆菌（−），抗结核抗体（＋）。西医诊断：结核性渗出性胸膜炎。予异烟肼、利福平、乙胺丁醇三联抗痨治疗。中医诊断：悬饮（饮停胁下）。中医治以十枣汤泻肺逐水。将等量的芫花、甘遂、大戟粉，混合搅拌均匀，装入空心胶囊，每日晨起用浓煎的大枣汤送下，第 1 天服 4 粒，以后每日增加两粒，连服 3 天。药后患者每日大便 3 ～ 4 次，稀水样便，3 天后复查，B 超提示：左侧胸腔积液明显减少，最深处 5.1cm。停服十枣汤 3 天，服用六君子汤调养脾胃，再次连续服用 3 天，从每次服用 6 粒胶囊开始，停药后复查，胸水消失。

按语：悬饮的病位在胸胁，"饮后水流在胁下，咳唾引痛，谓之悬饮""脉沉而弦者，悬饮内痛"。盖两胁为阴阳气机升降之道，水流胁间，络道被阻，升降失常，故胁痛。水饮上迫于肺，则咳唾，肋间胀满，气短息促。水结在里，故脉沉弦。在正盛邪实之际，可攻逐水饮，使胸胁之水从大小便泻下而去。本方应用的关键在于药物的制作、煎服方法，由于芫花、甘遂、大戟攻下逐水的有效成分不溶于水，因此必须以丸散入药。另外由于此三药药性强烈，刺激消化道黏膜，故用 10 枚大枣煎浓汤，冲服芫花、甘遂、大戟的药末，可以保护口腔、食道、胃的黏膜，使药物仅产生泻下逐水作用，不致引起恶心、呕吐等症状。［焦扬，王玉光，刘锡瞳，等.周平安应用《金匮要略》痰饮方治疗疑难病经验.中医杂志，2008(08): 684.］

练习题

A1 型题

1.下列各项中，不属于痰饮病因的是（　　　）

　　A.外感寒湿　　B.外感湿热　　C.饮食不当　　D.劳欲太过　　E.久病体虚

2.按痰饮停积的部位分类，饮留胃肠的是（　　　）

　　A.痰饮　　　B.支饮　　　C.溢饮　　　D.悬饮　　　E.伏饮

3.按痰饮停积的部位分类，饮留胁下的是（　　　）

　　A.痰饮　　　B.支饮　　　C.溢饮　　　D.悬饮　　　E.伏饮

A2 型题

1.患者，女，68 岁。3 日前外感风寒后，自觉身体沉重而疼痛，甚则肢体浮肿，恶寒，无汗，伴咳喘、痰多白沫、胸闷、干呕、口不渴，苔白，脉弦紧。本病的诊断是（　　　）

　　A.痰饮　　　B.支饮　　　C.溢饮　　　D.悬饮　　　E.伏饮

2.患者，女，32 岁。平素嗜食生冷。近期心下坚满，自利，利后反快，虽利，心下续坚满，肠间沥沥有声，腹满，便秘，口舌干燥，舌苔黄腻，脉沉弦。本病的证候诊断是（　　　）

　　A.痰饮脾阳虚弱证　　　　　B.痰饮饮留胃肠证

　　C.悬饮邪犯胸肺证　　　　　D.悬饮饮停胸胁证

　　E.支饮脾肾阳虚证

3.患者，女，45 岁，肥胖。平素喜肥甘厚味，近半年觉胸胁支满，心下痞闷，胃中有振水音，脘腹喜温畏冷，泛吐清水痰涎，饮入易吐，口渴不欲饮水，头晕目眩，心悸气短，食少，大便溏，形体逐渐消瘦，舌苔白滑，脉弦细而滑。本病的治法是（　　　）

　　A.温脾化饮　　B.攻下逐饮　　C.泻肺祛饮　　D.理气和络　　E.宣肺化饮

B1 型题

　　A.小青龙汤　　　　　B.苓桂术甘汤　　　　　C.苓甘五味姜辛汤

　　D.葶苈大枣泻肺汤　　E.真武汤

1.治疗支饮无寒热、身痛等表证，见动则喘甚，易汗，应选用的方剂是（　　　）

2.治疗支饮饮多寒少，外无表证，喘咳痰稀或不得息，胸满气逆，应选用的方剂是（　　　）

第二十二节 痹 证

痹证是由于正气不足，感受风寒湿热外邪，闭阻经络，气血运行不畅，引起肢体关节疼痛、肿胀、酸楚、麻木、重着以及活动不利为主要症状的一种疾病。轻者病在四肢关节肌肉，重者可内舍于脏。

【病因】

1. **感受外邪** 感受风寒湿邪，久居湿地、严寒冻伤、贪凉露宿、涉水冒雨、汗出当风等，风寒湿邪内侵，注入肌腠经络，滞留于关节筋骨，造成气血运行受阻而发为风寒湿痹。感受风湿热邪，久居炎热潮湿，或者外感风寒湿邪，郁久化热，风湿热邪侵袭肌腠，壅于经络，痹阻气血，发为风湿热痹。

2. **饮食不节** 恣食肥甘厚腻、海膻发物，或者服药不当，导致脾运受损，湿热痰浊内生，流注关节，痹阻经脉而发病。

3. **跌仆损伤** 外伤跌仆，伤及肢体筋脉，气血运行失畅，亦与痹证发生有关。

4. **正气不足** 劳逸失当，年老体虚，是本病发病的内因，体质因素与感邪因素关系密切。

【病位】

痹证的病位主要在筋脉、关节，涉及肝、脾、肾三脏。

【病机】

痹证的基本病机主要为外邪侵袭肢体，经脉闭阻，气血运行不畅，不通则痛。由于感邪性质有偏盛，临床分为风寒湿痹及风湿热痹两大类。其中风邪偏盛者为行痹，寒邪偏盛为痛痹，湿邪偏盛为着痹，热邪偏盛为热痹。平素体虚，阳气不足，易受风寒湿邪而发为风寒湿痹；素体阴虚，易受风湿热邪，或感受风寒湿邪，寒易从热化，而为风湿热痹。病初以邪实为主，久则虚实夹杂。日久痰瘀互阻，关节肿大，强直变形，造成功能障碍。病邪留恋或反复感邪，病邪由表及里，由经入脏，发为五脏痹。

【诊断要点】

1. **病史** 本病不分年龄、性别，但体力劳动者、运动员以及体育爱好者尤易罹患。发病及病情的轻重与寒冷、潮湿、劳累以及天气变化有关。

2. **临床特征** 肢体关节、肌肉疼痛，屈伸不利，或疼痛游走不定，甚则关节剧痛、肿大、强硬、变形。

3. 辅助检查 抗溶血性链球菌 "O"、红细胞沉降率、C– 反应蛋白、黏蛋白、血清免疫球蛋白、类风湿因子、血清抗核抗体等实验室检查和 X 线检查有助于诊断。

【鉴别诊断】

痹证与痿证：痹证以关节疼痛为主，而痿证则为肢体力弱，无疼痛症状；痿证是无力运动，痹证是因痛而影响活动；部分痿证病初即有肌肉萎缩，而痹证则是由于疼痛或关节僵直不能活动，日久导致废用性肌肉萎缩。

【辨证论治】

治疗应以祛邪通络为基本原则，并根据邪气的偏盛，分别予以祛风、散寒、胜湿、清热、祛痰、化瘀。痹证的治疗，还宜重视养血活血，即所谓 "治风先治血，血行风自灭"；治寒宜结合温阳补火，即所谓 "阳气并则阴凝散"；治湿宜结合健脾益气，即所谓 "脾旺能胜湿，气足无顽麻" 之意。久痹正虚者，应重视扶正，补肝肾、益气血是常用之法。

1. 风寒湿痹证

（1）行痹

证候：肢体关节、肌肉疼痛酸楚，游走不定，关节屈伸不利，或有恶风、发热等表证，舌苔薄白，脉浮或浮缓。

证机概要：风邪兼夹寒湿，留滞经脉，闭阻气血。

治法：祛风通络，散寒除湿。

代表方：防风汤。

常用药：防风、麻黄、桂枝、葛根祛风散寒、解肌通络止痛；当归养血活血通络；茯苓、生姜、大枣、甘草健脾渗湿、调和营卫。

（2）痛痹

证候：肢体关节疼痛，痛势较剧，部位固定，遇寒则痛甚，得热则痛缓，关节屈伸不利，局部皮肤或有寒冷感，舌质淡，苔薄白，脉弦紧。

证机概要：寒邪兼夹风湿，留滞经络，闭阻气血。

治法：散寒通络，祛风除湿。

代表方：乌头汤。

常用药：制川乌、麻黄温经散寒、通络镇痛；芍药、甘草、蜂蜜缓急止痛；黄芪益气固表、利血通痹。

（3）着痹

证候：肢体关节肌肉酸楚、重着、疼痛，肿胀散漫，关节活动不利，肌肤麻木不仁，舌质淡，舌苔白腻，脉濡缓。

证机概要：湿邪兼夹风寒，留滞经脉，闭阻气血。

治法：除湿通络，祛风散寒。

代表方：薏苡仁汤。

常用药：薏苡仁、苍术、甘草益气健脾除湿；羌活、独活、防风祛风除湿；麻黄、桂枝、制川乌温经散寒、驱湿止痛；当归、川芎养血活血通脉。

2. 风湿热痹证

证候：关节疼痛，局部灼热红肿，痛不可触，得冷则舒，关节活动不便，可有皮下结节或红斑，常伴有发热、恶风、汗出、口渴、烦躁不安等全身症状，舌质红，苔黄或黄腻，脉滑数或浮数。

证机概要：风湿热邪壅滞经脉，气血闭阻不通。

治法：清热通络，祛风除湿。

代表方：白虎加桂枝汤合宣痹汤。

常用药：生石膏、知母、黄柏、连翘清热养阴；桂枝疏风解肌通络；防己、杏仁、薏苡仁、滑石、赤小豆、蚕砂清利湿热、通络宣痹。

3. 痰瘀痹阻证

证候：关节肿大、僵硬、变形、刺痛，关节肌肤紫暗、肿胀，按之较硬，肢体顽麻或重着，屈伸不利，或有硬结、瘀斑，面色黧黑，眼睑浮肿，或胸闷痰多，舌质紫暗或有瘀斑，舌苔白腻，脉弦涩。

证机概要：痰瘀互结，留滞肌肤，闭阻经脉。

治法：化痰行瘀，蠲痹通络。

代表方：双合汤。

常用药：桃仁、红花、当归、川芎、白芍活血化瘀、通络止痛；茯苓、半夏、陈皮、白芥子、竹沥、姜汁健脾化痰。

4. 肝肾两虚证

证候：痹证日久不愈，肌肉瘦削，腰膝酸软，关节屈伸不利，或畏寒肢冷，阳痿、遗精；或骨蒸劳热，心烦口干，舌质淡红，舌苔薄白或少津，脉沉细弱或细数。

证机概要：肝肾不足，筋脉失于濡养、温煦。

治法：培补肝肾，舒筋止痛。

代表方：补血荣筋丸。

常用药：熟地黄、肉苁蓉、五味子滋阴补肾、养血暖肝；鹿茸、菟丝子、牛膝、杜仲补肝肾、壮筋骨；桑寄生、天麻、木瓜祛风湿、舒筋通络止痛。

5. 寒热错杂证

证候：关节灼热肿痛，而又遇寒加重，恶风怕冷，苔白罩黄，或关节冷痛喜温，而手心灼热，口干口苦，尿黄，舌红苔白，脉弦或紧或数。

证机概要：寒郁化热，或经络蓄热，客寒外侵，闭阻经脉。

治法：温经散寒，清热除湿。

代表方：桂枝芍药知母汤。

常用药：桂枝、防风、秦艽、羌活祛风胜湿、温经通络；麻黄、细辛温经散寒；苍术、木防己、蚕沙除湿宣痹；芍药、知母、黄柏、忍冬藤清热化湿通络。

6. 气血虚痹证

证候：关节疼痛、酸楚，时轻时重，或气候变化、劳倦活动后加重，形体消瘦，神疲乏力，肌肤麻木，短气自汗，面色少华，唇甲淡白，头晕目花，舌淡苔薄，脉细弱。

证机概要：风寒湿邪久留经络，气血亏虚，经脉失养。

治法：益气养血，和营通络。

代表方：黄芪桂枝五物汤。

常用药：黄芪、党参益气；当归、白芍养血活血；桂枝和营通络；川芎、姜黄、鸡血藤、天仙藤行气和血通络。

【其他疗法】

1. 单方验方

（1）威灵仙 500g，切碎，和入白酒 1500mL，放入锅内隔水炖 30 分钟后取出，过滤备用。每次 10～20mL，每日 3～4 次；或酒浸 3～7 日，晒干研细末，炼蜜为丸，每丸重 6g，每次服 1 丸，每日 2 次。体虚者不宜常服；适用于痹证。

（2）骨碎补 60g，入狗肉或羊肉适量共炖。适用于风寒湿痹证。

（3）怀牛膝 15g，汉防己 15g，酒桑枝 30g，丝瓜络 30g，水煎服。适用于风湿热痹证。

2. 中成药

风寒湿痹，可用益肾蠲痹丸、马钱片、麝香风湿胶囊；风湿热痹可用风湿圣药胶囊、四妙丸；痰瘀痹阻证可用小活络丸、复方南星止痛膏；肝肾不足证可用杜仲壮骨丸、鹿筋壮骨酒。

3. 简易治疗技术

（1）针刺疗法：以近部与循经取穴为主。行痹配膈俞、血海，痛痹配肾俞、关元，着痹配脾俞、阴陵泉，可以温针、电针、刺络拔罐等法治疗。

（2）耳针疗法：取相应区压痛点，肾上腺、神门。毫针刺，每日 1 次，每次留针 20～30 分钟，10 次为 1 个疗程。

（3）穴位注射疗法：取曲池、合谷、外关、环跳、秩边、承扶、阳陵泉等穴，每次选

2～4穴，以当归注射液或威灵仙注射液穴位注射，每穴0.5～1mL，注意勿注入关节腔，每隔1～3日注射1次，10次为1个疗程。

（4）外敷疗法：食盐500g，小茴香120g，研末，共炒热，用布包熨痛处。

（5）TDP神灯疗法：局部治疗20～30分钟，注意不要烫伤，有红肿热痛者，慎用。

【转归预后】

痹证治疗及时，病邪祛除，预后多佳。若失治误治，或治未痊愈，或摄生不当，反复感寒受邪，均可使病情反复发作，日渐加重，迁延不已。日久可见关节肿胀畸形，甚至腰背强直变形。若虽初发而感邪深重，严重影响功能活动或损伤内脏，预后较差。

【预防调护】

1. 预防　改善生活与工作环境，避免久处湿地、感受风寒湿邪。平时应注意生活调摄，加强锻炼，调护正气。水下或潮湿环境中作业，应加强防护。

2. 调护　痹证初发，应积极治疗，防止病邪传变。疼痛剧烈、病情较重者应卧床休息。关节畸形、活动不利者，应防止跌仆，以免发生骨折。

📖 案例选粹

苏某，女，31岁。6月14日初诊。

3个月前顺产1孩。4日前上街遇大雨，当夜无感觉，次日即不能起床，腰部以下如瘫痪状，两腿疼痛不能移动，只能仰卧，不能翻身。经查，腰骶关节处外部不红不肿，亦无压痛，脉象两关弦虚，两寸尺均无力。依据以上症状，显然由于产后气血虚受风寒，与内湿搏结，合而为痹。中医诊断：痹证（风寒湿痹）。治拟温经散寒、调和营卫，以黄芪桂枝汤合术附汤加减。处方：黄芪、桑寄生各15g，桂枝、白术、生姜各9g，川附片、炙甘草各6g，炒薏苡仁30g，红枣4枚。服后腹内觉热，次日即痛减。2日后月经来潮，小腹有轻微痛。此为产后第一次行经。3剂后能独自来门诊。切脉弦兼数，方予当归、川芎、秦艽、白术、川牛膝各6g，白芍、桂枝、生地、桑寄生各9g，黄芪15g，杜仲12g，防风4.5g，细辛、炙甘草各3g。调和气血，并祛风湿。连进3剂，痛再减，脉象渐趋缓和，基本上已告痊愈。

按语：所谓痹，就是闭塞的意思，由于风寒湿三气的混合感受，使人体气血凝涩，闭阻不通，四肢疼痛不遂者，便称为风寒湿痹。本例产后未满百日，受大雨，风、寒、湿三气同时侵袭，故主以温经散寒、调和营卫之法，3剂即见明显效果。（中国中医研究院 . 蒲辅周医案 . 北京：人民卫生出版社，2005.）

练习题

A1 型题

1. 引起痛痹最主要的外邪是（   ）

　　A. 风邪　　　　　B. 寒邪　　　　　C. 湿邪　　　　　D. 热邪　　　　　E. 燥邪

2. 痹证日久出现关节周围结节、关节肿大畸形的病机是（   ）

　　A. 气血不足　　　　　　　　　B. 肝肾亏虚

　　C. 瘀血痰浊痹阻经络　　　　　D. 寒湿留滞经脉

　　E. 湿热壅滞经脉

3. 下列各项，不属痹证病理因素的是（   ）

　　A. 风邪　　　　　B. 湿邪　　　　　C. 寒邪　　　　　D. 热邪　　　　　E. 燥邪

A2 型题

1. 金某，女，21 岁。1 周来双侧肩、肘、膝关节游走性疼痛，局部灼热红肿，痛不可触，得冷则舒，有皮下结节，伴有发热、恶风、汗出、口渴，舌质红，苔黄腻，脉滑数。其诊断是（   ）

　　A. 痹证的行痹　　　　　　B. 痹证的着痹　　　　　　C. 痹证的痛痹

　　D. 痹证的风湿热痹　　　　E. 痹证痰瘀痹阻证

2. 林某，男，15 岁。5 天来双膝关节、肌肉疼痛酸楚，屈伸不利，疼痛呈游走性，初起有恶风、发热。舌苔薄白，脉浮。此病证的证机概要是（   ）

　　A. 湿邪兼夹风寒，留滞经脉，闭阻气血

　　B. 风邪兼夹寒湿，留滞经脉，闭阻气血

　　C. 风湿热邪壅滞经脉，气血闭阻不通

　　D. 寒邪兼夹风湿，留滞经脉，闭阻气血

　　E. 痰瘀互结，留滞肌肤，闭阻经脉

3. 李某，女，65 岁。关节、肌肉疼痛，屈伸不利 25 年。现症：肌肉关节刺痛，固定不移，关节僵硬变形，屈伸不利，有硬结、瘀斑。舌质紫暗，舌苔白腻，脉弦涩。此病证的治法是（   ）

　　A. 除湿通络，祛风散寒　　　B. 培补肝肾，舒筋止痛

　　C. 化痰行瘀，蠲痹通络　　　D. 清热通络，祛风除湿

　　E. 散寒通络，祛风除湿

B1 型题

　　A. 疼痛关节游走不定　　　　B. 痛有定处，遇寒加重

　　C. 关节酸痛、重着　　　　　D. 关节灼热疼痛

E. 关节僵硬，疼痛不移

1. 痹证着痹的主症特点是（　　　）

2. 痹证行痹的主症特点是（　　　）

扫一扫，知答案

第 七 章

中医外科常见病

扫一扫，看课件

第一节 丹 毒

丹毒是患部皮肤突然发红成片、色如涂丹的急性感染性疾病。其临床特点是病起突然，局部皮肤忽然变赤，色如丹涂脂染，焮热肿胀，边界清楚，迅速扩大，一般不化脓，有明显的全身症状，数日内可逐渐痊愈，但容易复发，消退后局部可遗留有轻度色素沉着和脱屑。根据其发病部位的不同，丹毒有不同的病名，如生于躯干部的内发丹毒，发于头面部的抱头火丹，发于小腿足部的流火，多生于新生儿臀部的赤游丹等。

【病因】

素体血分有热，或在肌肤破损处有湿热火毒之邪乘隙侵入，郁阻肌肤而发。

【病位】

丹毒的病位主要在肌表，多发于小腿、颜面部。

【病机】

总由血热火毒为患，发于头面部者，多夹风热；发于胸腹腰胯部者，多夹肝脾郁火；发于下肢者，多夹湿热；发于新生儿者，多由胎热火毒所致。

【诊断要点】

1.病史　常有皮肤、黏膜破损病史。

2.临床特征　局部皮肤见小片红斑，迅速蔓延成大片鲜红斑，有烧灼感，稍肿胀，界限清楚，边缘似"地图样"并稍隆起，指压褪色，去压复原。一般预后良好，约 5～6 天后消退，皮色由鲜红转为暗红及棕黄色，脱屑而愈。病情严重者，有时皮肤红肿处可伴有水疱、瘀斑、紫癜，附近淋巴结肿大疼痛，或伴高热、烦躁、呕吐等全身症状，或一边消退，一边进展，连续不断，缠绵数周。

3. **辅助检查**　血常规、血沉、血管 B 超可有助于诊断。

【鉴别诊断】

1. **丹毒与漆疮**　后者常有过敏物质接触史。皮损以红肿、水疱、丘疹为主，灼热或瘙痒明显，多无疼痛，一般无明显全身症状。

2. **丹毒与类丹毒**　后者发病前多有猪骨、鱼虾刺等刺伤皮肤，或破损皮肤接触猪肉、鱼虾史。常表现为游走性的红紫色斑片，范围小，症状轻，红肿不明显，一般不会化脓，全身症状不明显。

【辨证论治】

治疗原则为清热凉血、解毒化瘀，同时结合砭镰、拔罐法放血泄毒。抱头火丹须散风清火；内发丹毒须清肝泻脾；流火须利湿清热。

1. **风热毒蕴证**

证候：多见于头面部，皮肤焮红灼热，肿胀疼痛，甚则发生水疱，眼胞肿胀难睁，伴恶寒发热，头痛，舌质红，舌苔薄黄，脉浮数。

证机概要：风热火毒，蕴阻上焦，气血凝滞，经络阻塞。

治法：疏风清热解毒。

方药：普济消毒饮。

常用药：酒黄连、酒黄芩清热泻火，祛上焦头面热毒；牛蒡子、连翘、薄荷、僵蚕辛凉疏散头面；玄参、马勃、板蓝根加强清热解毒；甘草、桔梗清利咽喉；陈皮理气散邪；升麻、柴胡疏散风热，引药上行。

2. **肝胆湿热证**

证候：发于胸腹腰胯部，皮肤红肿蔓延，摸之灼手，肿胀疼痛，伴口干口苦，舌质红，舌苔黄腻，脉弦滑数。

证机概要：湿热火毒，凝聚肝胆，泛溢肌肤。

治法：清肝泻火利湿。

方药：龙胆泻肝汤。

常用药：龙胆草清利肝胆实火、湿热；黄芩、栀子燥湿清热泻火；泽泻、木通、车前子渗湿泄热，导热下行；当归、生地养血滋阴；柴胡舒畅肝经之气，引诸药归肝经；甘草调和诸药。

3. **湿热毒蕴证**

证候：发于下肢，局部红赤肿胀、灼热疼痛，或见水疱、紫斑，甚至结毒化脓或皮肤坏死，或反复发作，可形成象皮腿，伴发热，胃纳不香，舌质红，苔黄腻，脉滑数。

证机概要：湿热下注，泛溢肌肤。

治法：清热利湿解毒。

方药：五神汤合草薢渗湿汤。

常用药：草薢、薏苡仁利湿解毒；赤茯苓、黄柏、丹皮、泽泻、滑石清热泻火解毒。

4. 胎火蕴毒证

证候：发生于新生儿，多见于臀部，局部红肿灼热，常呈游走性，或伴壮热烦躁，甚则神昏谵语、恶心呕吐。

证机概要：胎热火毒，蕴阻血分，泛溢肌肤。

治法：清热凉血解毒。

方药：犀角地黄汤合黄连解毒汤。

常用药：犀角凉血清心解毒；生地凉血滋阴生津；赤芍、丹皮清热凉血，活血散瘀；黄连、黄芩、黄柏合用清三焦火热，栀子清热凉血解毒。

【中医适宜技术】

（1）外敷法：用玉露散或金黄散，以冷开水或鲜丝瓜叶捣汁或金银花露调敷；或用鲜荷叶、鲜蒲公英、鲜紫花地丁全草、鲜马齿苋、鲜四季青等捣烂湿敷。

（2）砭镰法：患处消毒后，用七星针或三棱针叩刺患部皮肤，放血泄毒。适用于下肢复发性丹毒。赤游丹毒、抱头火丹患者禁用。

（3）若流火结毒成脓者，可在坏死部分作小切口引流，掺九一丹，外敷红油膏。

【转归预后】

一般治愈情况较可。婴儿和年老体弱的患者，如治疗不及时，常可发生肾炎、皮下脓肿及败血症等并发症，预后危重；婴儿发生丹毒可导致败血症，死亡率较高。

【预防调护】

（1）患者应卧床休息，多饮水，床边隔离。

（2）流火患者应抬高患肢30°～40°。

（3）有肌肤破损者应及时治疗，以免感染毒邪而发病。因脚湿气导致下肢复发性丹毒患者应彻底治愈脚湿气，可减少复发。

案例选粹

华某，男，78岁。2010年2月9日初诊。

患者于1年前摔伤后未重视，左腿出现伤口流脓，用膏药拔脓，并口服虎力散。患者近 1 周无明显诱因出现左下肢红肿、疼痛流脓，遂来就诊。刻诊：神清，精神可，左下肢红肿、疼痛流脓，活动受限，红肿处皮温高，纳寐可，大便干燥，每日 1 次，小便色黄，舌暗红胖，苔薄黄腻，脉滑数。中医诊断：丹毒（气虚夹湿，热毒内蕴）。治法：清热解毒，健脾祛湿。处方：薏苡仁 25g，制附子 6g，败酱草 15g，蒲公英 15g，白鲜皮 15g，牛膝 15g，苍耳子 15g，连翘 20g，苍术 15g，黄柏 12g，熟大黄 8g，泽兰 30g，丹参 15g，硼砂 5g，煅牡蛎 15g。5 剂，水煎服，每日 1 剂。

二诊：左下肢已不流脓，肿胀减轻，仍有红肿、疼痛，皮温较前减轻，纳寐可，二便调，舌红体胖苔薄黄，脉滑数。前方薏苡仁减至 18g，熟大黄加至 10g，加桑枝 30g，苍耳子减至 12g，去白鲜皮、牛膝，继服 7 剂。

三诊：左下肢肿胀明显减轻，红肿消退，疮口已愈，稍感疼痛，皮温稍高，纳可，寐安，二便调，舌淡体胖，苔薄黄，脉弦。前方制附子减至 3g，熟大黄减至 6g，去硼砂、煅牡蛎，继服 7 剂，痊愈。

按语：薏苡附子败酱散出自《金匮要略》，由薏苡仁、制附子及败酱草组成，具有振奋阳气、消肿排脓之功。患者由于皮肤受损破溃，毒邪乘隙侵入而成，加之机体气虚热盛夹湿，治宗益气利湿、清热解毒排痈。方以薏苡附子败酱散合四妙丸加减以清热利湿排痈，加用蒲公英、白鲜皮、熟大黄清热解毒通便，加用疮家圣药连翘以助消痈散结之效，泽兰、丹参活血消肿，苍耳子止痛，硼砂、煅牡蛎敛肌，以促进伤口愈合。[郭敏，王耀光．王耀光运用薏苡附子败酱散治疗外科疾患经验．中医杂志，2012, 53(10): 884.]

练习题

A1 型题

1. 发生于躯干部的丹毒称为（　　　）

　A. 缠腰丹毒　　B. 抱头火丹　　C. 流火　　　　D. 赤游丹毒　　E. 内发丹毒

2. 丹毒总的病因病机是（　　　）

　A. 湿热蕴结　　B. 血热火毒　　C. 气血瘀滞　　D. 气血不和　　E. 肝郁脾虚

3. 发于小腿足部的丹毒是（　　　）

　A. 抱头火丹　　B. 内发丹毒　　C. 流火　　　　D. 无头疽　　　E. 赤游丹毒

A2 型题

1. 丹毒患者局部红赤肿胀的观察不包括（　　　）

A. 观察红赤肿胀的部位、性质、范围

B. 每日定时、定位用软尺测量患肢肿胀部位的周径

C. 患侧肢体严禁静脉输液

D. 患侧肢体可以静脉输液

2. 丹毒患者患肢抬高（　　　）

A. 30～40°　　　B. 20～40°　　　C. 15～30°　　　D. 40～45°

3. 患者，女，60岁，左小腿焮红灼热疼痛、发热3天，症见小腿皮肤鲜红一片，稍高出皮面，色如丹涂，伴口干口苦，舌红，苔黄腻，脉弦滑数。诊断为丹毒，其证型为（　　　）

A. 湿热毒蕴　　B. 风热毒蕴　　C. 肝胆湿热　　D. 胎火蕴毒　　E. 以上均非

B1 型题

A. 类丹毒　　　　B. 抱头火丹　　C. 流火　　　　D. 赤游丹毒　　E. 内发丹毒

1. 躯干部皮肤突然发红成片，色如丹涂的疾病称为（　　　）

2. 手指被鱼虾之刺划破皮肤后，局部红斑，无明显全身症状的疾病称（　　　）

第二节　痈

痈是一种发于体表皮肉之间的急性化脓性疾病。痈有"内痈"与"外痈"之分，本节只叙述外痈。如颈痈、脐腹痈、委中毒、脐痈等。其特点是局部光软无头、红肿疼痛（少数初起皮色不变），结块范围多在6～9cm，发病迅速，易肿、易脓、易溃、易敛，或伴有恶寒、发热、口渴等全身症状。

【病因】

1. 感受外邪　外感六淫邪毒，风温、风热挟痰蕴结于少阳、阳明之络，以致气血运行失常。

2. 他病传变　因乳蛾、口疳、龋齿或下肢、阴部破碎等感染毒邪而诱发。

3. 饮食不当　过食膏粱厚味而内郁湿热，肝胃火毒蕴积皮肉之内，以致局部气血凝滞，经络阻隔，故焮红肿胀疼痛。

【病位】

外痈病位在体表部皮肉之间，与肝、脾、胃相关。

【病机】

痈多为外感六淫邪毒，及饮食不洁而内郁湿热火毒，或外来伤害，毒邪乘隙内侵等，

邪毒湿毒留阻肌肤，郁结不散，致使营卫不和，气血凝滞，经络壅塞，化火为毒而成痈。特殊部位的痈多兼夹痰火。发于上部的，如颈痈，多兼有风温风热；发于中部的，如腋痈、脐痈，多兼有气郁、火郁；发于下部的，如胯腹痈、委中毒，多兼有湿热、湿火。

【诊断要点】

1. 病史　本病可见于任何年龄、性别，常发生于抵抗力低下者，如糖尿病、肥胖、不良卫生习惯以及免疫缺陷状态等，好发于颈部、背部、肩部等皮肤厚韧处。

2. 临床特征　一般痈的发病特点是发病迅速，局部光软无头，红肿热痛明显，范围约6～9cm，易肿、易脓、易溃、易敛，纯属阳证。特殊部位痈初起局部表现为白肿热痛，2～3天后即逐渐色红而成红肿热痛明显，常发于颈侧、腋窝、腹股沟、腘窝等处。分为以下三个阶段：①初期：局部光软无头，很快结块，焮红（特殊部位的痈，初起可皮色如常），肿胀灼热疼痛，日后渐扩大，边界不清；轻者无全身症状，重者则恶寒、发热、头痛、泛恶。②成脓期：约7天左右，局部肿势高突，疼痛剧烈，痛如鸡啄，边界清楚，肿块局部按之中软应指者，为脓已成，全身症状加重。③溃后期：溃破脓出黄白稠厚，或夹有紫色血块。若排脓通畅，则局部肿消痛止，逐渐收口而愈。

3. 辅助检查　血常规检查提示白细胞总数及中性粒细胞比例增高。

【鉴别诊断】

1. 痈与痄腮　后者多见于儿童，发于腮部，以耳垂为中心的色白漫肿，触之边界不清，濡肿不甚硬，酸胀少痛，常双侧相继发病，终不化脓，1周左右消退，并有传染性。而本病初期虽亦于耳垂旁色白漫肿，但以手触之边界清楚且较硬。

2. 痈与发　后者在皮肤疏松部位突然红肿蔓延成片，灼热疼痛，红肿以中心明显，四周较淡，边界不清，范围较痈大，3～5日皮肤湿烂，随即腐溃、色黑，或中软而不溃，并伴有明显全身症状。

【辨证论治】

本病治疗原则为清热解毒、和营消肿。

1. 火毒凝结证（初期）

证候：局部皮肤焮红，灼热疼痛，或兼见恶寒、发热、头痛，舌质红，苔黄腻，脉弦滑或洪数。

证机概要：风火痰毒，闭阻气血。

治法：清热解毒，行瘀活血。

代表方：仙方活命饮。

常用药：防风、白芷疏风消肿；贝母、天花粉、金银花清热解毒散结；当归、赤芍、乳香、没药活血散瘀止痛；陈皮理气行滞；穿山甲、皂角刺消肿溃痈排脓、活血通经；生甘草调和诸药并解毒。

2. 热盛肉腐证（成脓期）

证候：局部红肿灼热，肿势高突，疼痛剧烈，痛如鸡啄，舌质红，苔黄，脉数。

证机概要：热毒壅滞，炼液为痰，热壅血瘀，蕴酿成痈。

治法：和营清热，托毒透脓。

代表方：仙方活命饮合五味消毒饮。

常用药：防风、白芷疏风消肿；贝母、天花粉、金银花清热解毒散结；赤芍、乳香、没药活血散瘀止痛；陈皮理气行滞；穿山甲、皂角刺消肿溃痈排脓、活血通经；野菊花、紫花地丁、天葵子、蒲公英清热解毒。

3. 气血两虚证（溃后期）

证候：浓水稀薄，创面新肉不生，色淡红而不鲜或暗红，愈合缓慢。伴面色无华，神疲乏力，纳少；舌质淡胖，苔少，脉沉细无力。

证机概要：气血两虚，失于濡养，新肉难生。

治法：益气养血，托毒生肌。

代表方：托里消毒散合。

常用药：出自《景岳全书》，人参、黄芪、白术、茯苓、甘草益气托毒；当归、川芎、芍药以滋血分；金银花、白芷、连翘清热解毒。

【中医适宜技术】

1. 初期　金黄膏（散）或玉露膏（散）外敷。

2. 成脓期　脓成切开排脓，九一丹、八二丹掺于金黄膏或玉露膏围敷，或用药线引流。发于口底及颌下的痈必要时尽早切开减压，以防喉头水肿。

3. 溃后期　脓尽新生，用生肌散掺于生肌玉红膏或生肌白玉膏敷贴。

【转归预后】

本病一般预后良好，但与热毒的轻重、体质的强弱、诊治是否及时得当等因素有关。

【预防调护】

（1）经常保持局部皮肤清洁。

（2）平素少食辛辣炙煿助火之物及肥甘厚腻之品，患病时忌烟酒及辛辣、鱼腥发物。

（3）有全身症状者宜静卧休息，并减少患部活动。

案例选粹

陆某，男，11岁，学生。1963年11月15日入院。

主诉：14天前左脚背不慎被沥青烫伤，10天前患处又被竹竿打伤，次日左腘窝感觉疼痛，步履不便，并日渐加重，3天前骤发高热，持续不退。诊查：患处焮红肿胀，灼热疼痛难忍，范围约11cm×6cm，按之中软应指，头面躯干皮肤出现风团样块物，伴有口干欲饮、便燥溲短，苔黄，脉数。病因病机分析：火邪热毒外侵，郁于肌肤，复因外伤，以致经络被阻，营卫失和，血凝毒滞而成痈肿。故《内经》有"营气不从，逆于肉里，乃成痈肿"之说。中医诊断：委中毒（湿热蕴阻证）。治法：治当切开引流，使毒邪得以外泄，内服凉血清热解毒之剂。处方：银花9g，赤芍9g，丹皮6g，连翘15g，地丁15g，生山栀9g，制大黄9g，生甘草4.5g，川牛膝9g。入院当日，给以切开排脓，流出稠脓100mL。二宝丹药线引流，金黄膏盖贴，外以垫棉包紧，防止袋脓。内服凉血清热解毒之品，局部疼痛减轻，肿胀缩小，皮疹块亦消失，体温降到38℃以下。考虑到患儿体弱，又有咳嗽，故应用土霉素250mg，日4次，服2天。此后，体温正常。中药改为和营清热解毒之品。后期并嘱患者注意病足功能锻炼。痊愈出院。

按语：委中毒生在膝后腘窝中，有急性与慢性两种。急性者，因湿热瘀滞，或足跟冻疮、皲裂碰破后，不洁之物侵入而引起。宜内服萆薢化毒汤加忍冬藤、茯苓；外敷玉露膏。慢性者，由伤筋瘀滞或寒湿阻络而成。宜内服活血散瘀汤；寒湿阻络者，活血散瘀汤去大黄、瓜蒌，加独活、苍术、牛膝；外敷冲和膏，掺以红灵丹。大半有消退之希望，如2周后不消者，即欲成脓，宜内服和营托毒之剂，按之中软者，乃脓已成熟，可以切开排脓。溃后，用纸线蘸九黄丹嵌入疮口内，外盖冲和膏。脓净，停用纸线，掺九一丹收口。（上海市中医文献馆.顾伯华医案.海口：南方出版社，2010.）

练习题

A1型题

1.发于体表皮肉之间的急性化脓性疾患是（　　　）

A.疖　　　B.有头疽　　　C.附骨疽　　　D.疔　　　E.痈

2.外痈病位在体表部皮肉之间，与（　　　）相关。

A.肝、脾、胃　　　B.肺、脾、胃　　　C.肝、脾、肾

D.心、肺、脾　　　E.脾、肾、胃

3. 不属于痈的证型的是（　　　）

　　A. 火毒凝结证　　　　　　B. 热盛肉腐证　　　　　　C. 气血两虚证

　　D. 湿热蕴结证　　　　　　E. 以上均非

A2 型题

1. 患者，女，25 岁，一个月前左上肢突然疼痛，检查局部光软无头，红、肿、热、痛，范围在 6 ～ 9cm，易肿，易溃，易脓，易敛。应诊断为（　　　）

　　A. 疖　　　　B. 疔　　　　C. 痈　　　　D. 有头疽　　　　E. 跗骨疽

2. 患者，男，31 岁。右侧臀部结块肿胀疼痛三天，皮肤灼热，红肿以中心为著，边界不清，步行困难，身热头痛，病前有局部肌肉注射史。应诊断为（　　　）

　　A. 丹毒　　　　B. 留注　　　　C. 臀痈　　　　D. 环跳疽　　　　E. 附骨疽

3. 患者，男，13 岁。三天来结喉之处肿势散漫、坚硬、灼热、疼痛，壮热口渴，吞咽困难，大便秘结。其诊断是（　　　）

　　A. 颈痈　　　　B. 瘰疬　　　　C. 发颐　　　　D. 锁喉痈　　　　E. 臀核

B1 型题

　　A. 发病较快，结块形如鸡卵，漫肿无头，焮热疼痛

　　B. 发病较慢，结块初起如豆，串生累累，不红不痛

　　C. 继发感染，结块初起如豆，压之疼痛，很少化脓

　　D. 多见老年，结块形如堆粟，按之坚硬，生长迅速

　　E. 起病较快，初起无头，红肿成片，四周色泽较淡

1. 颈痈的局部表现特点是（　　　）

2. 发的局部表现特点是（　　　）

第三节　乳　痈

　　乳痈是由热毒入侵乳房而引起的急性化脓性疾病。相当于西医的急性化脓性乳腺炎。常发生于产后未满月的哺乳妇女，尤以初产妇多见。在哺乳期发生的，名外吹乳痈；在妊娠期发生的，名内吹乳痈；在非哺乳期和非妊娠期发生的，名不乳儿乳痈。临床上以外吹乳痈最为常见。其特点是乳房局部结块、红肿热痛，并有恶寒发热等全身症状。

【病因】

1. 乳汁郁积　新产妇由于乳头娇嫩，婴儿吸允咬破乳头，乳窍受阻，乳汁不得出；或乳汁多而少饮，未及时排空；或先天乳头凹陷，影响哺乳；或断乳不当，宿乳瘀滞等，均可导致乳汁郁积，乳络阻塞，郁久化热，热盛肉腐，肉腐成脓而成乳痈。

2. 情志不调　女子乳头属肝，主疏泄，调节乳汁分泌；乳房属胃，乳汁为气血化生，因乳母不知调养，精神紧张，肝气郁滞，乳络不畅，瘀结成块，郁久化热而发为乳痈。

3. 饮食不当　产后饮食不节，恣食膏粱厚味，伤及脾胃，运化失司，胃热壅滞，阻塞乳络成乳痈。

4. 感受外邪　妇女产后体虚，汗出当风，露胸授乳而感受风邪；或婴儿含乳而睡，口气燃热，吹入乳孔；或乳头破损，外邪入侵，皆可导致乳络闭塞，乳汁淤积，郁久化热，发为乳痈。

【病位】

乳痈的发病部位在乳房，涉及肝、脾、胃三脏。

【病机】

乳痈系由肝气郁结，胃热壅滞，乳汁凝滞不通，邪热壅滞而发，并有"传囊"和"袋脓"之变。正气不足会加重病情。本病初期以邪实为主，迁延日久可出现虚实夹杂的临床表现。

【诊断要点】

1. 病史　好发于产后 3～4 周的哺乳期妇女，乳头破碎或乳汁郁滞者更易发生。

2. 临床特征　①初起：以乳房肿胀疼痛为主，皮肤微红或不红，可能触及肿块，乳汁排泄不畅，病变处皮肤微热。②成脓期：肿块渐增大，肿痛加剧，如成脓有跳痛，或鸡啄样痛，皮色燃红光亮，压痛明显，肿块中央变软，按之有波动感。③溃后期：乳房脓肿自溃或切开后，如脓出黄稠，排乳通畅，会很快热退，肿消痛减，病情向愈。若脓流不畅，疼痛不减，身热不退，可能形成袋脓，或脓液波及其他乳囊（腺叶），形成"传囊乳痈"，亦可形成败血症。若有乳汁从疮口溢出，久治不愈，则可形成乳漏。

3. 辅助检查　血常规提示白细胞及中性粒细胞计数增多；深部脓肿行 B 超检查，可见低回声区，加压有流动感；穿刺可抽吸出脓液。

【鉴别诊断】

1. 乳痈与乳房局部蜂窝织炎　后者多发于平时不注意卫生的女性，发病急骤，来势凶险，病变范围大，局部燃红漫肿，中央颜色较深，四周较浅，且与周围组织分界不清，局部灼热，疼痛剧烈，呈持续性跳痛，迅速出现局部组织坏死、化脓，全身症状有寒战、高热等。

2. 乳痈与炎性乳癌　后者是一种特殊类型乳腺癌，发于青年女性，尤其是在妊娠期或者哺乳期，病变以乳房下半部为甚，局部皮肤呈一种特殊的暗红或紫红色，皮肤肿胀有韧性感，呈橘皮样改变，局部无痛或轻压痛，未及特殊肿瘤性肿块。同侧腋窝淋巴结肿大，质硬固定。无全身症状或较轻，体温正常，白细胞计数不高，抗感染治疗无效。本病进展较快，预后不良。

【辨证论治】

治疗原则：初期以消为贵，郁滞者通；成脓期以彻底排脓为要；溃后期以扶正为主。

1.气滞热壅证（初期）

证候：乳房肿痛，肿块或有或无，皮色不变或微红，乳汁排出不畅，伴有恶寒发热、头痛、周身酸楚、口渴、便秘，舌质红，苔黄或黄腻，脉弦数。

证机概要：肝郁气滞，热壅乳络。

治法：疏肝解郁，消肿通乳。

代表方：瓜蒌牛蒡汤。

常用药：瓜蒌仁、牛蒡子、天花粉、皂角刺消肿通乳；黄芩、山栀、金银花、连翘清热解毒；青皮、陈皮、柴胡疏肝理气。

2.热毒炽盛证（成脓期）

证候：乳房肿痛加剧，出现跳痛，或鸡啄样痛，肿块增大，皮色焮红灼热，肤温高，肿块中软，按之波动，有应指感，穿刺有脓，或切开排脓后引流不畅，红肿热痛不消，有"传囊"现象，伴壮热、口渴、便秘、尿赤等，舌质红，苔黄腻，脉洪数。

证机概要：里热炽盛，热盛肉腐而成脓。

治法：清热解毒，托里排脓。

代表方：透脓散。

常用药：出自《外科正宗》，黄芪益气托毒；当归、川芎活血补血；穿山甲、皂角刺软坚溃脓。

3.正虚毒恋证（溃后期）

证候：溃脓后乳房肿痛虽减轻，但疮口脓水不断，脓汁稀薄，愈合缓慢或形成乳漏，全身乏力，面色少华，或低热不退，饮食减少，舌质淡，苔薄，脉弦细无力。

证机概要：气血两虚，余毒未清。

治法：益气养血，和营托毒。

代表方：托里消毒散。

常用药：人参、黄芪、白术、茯苓、甘草益气托毒；当归、川芎、芍药以滋血分；金银花、白芷、连翘清热解毒。

【中医适宜技术】

1. 中医外治

（1）初期：用金黄散或玉露散以冷开水或醋调敷；或用金黄膏或玉露膏敷贴；或用鲜野菊花、鲜蒲公英、鲜地丁草、仙人掌（去刺）等洗净捣烂外敷；或用20%芒硝溶液湿敷；或用大黄、芒硝各等份研末，适量凡士林调敷。

（2）成脓期：局部按之有波动感或经穿刺抽脓抽得脓液者，应及时切开引流，或采用火针洞式引流。一般采用与乳头方向呈放射状的切口，切口位置选择脓肿稍低的部位，切口长度与脓腔基底的大小基本一致，使引流通畅不致袋脓，但需避免手术损伤乳络形成乳漏。而乳晕部的浅表脓肿、乳房后的脓肿或乳房周边脓肿，则可在乳晕边缘或乳房周边作弧形切口。若脓腔较大者，必要时可在脓腔最低部位作对口引流。脓肿小而浅者，可用针吸穿刺抽脓。

（3）溃后期：切开排脓后，用八二丹、九一丹药线或凡士林纱条引流，外敷金黄散或金黄膏；脓尽改用生肌散收口，外用红油膏或生肌玉红膏盖贴；若有袋脓现象，可在脓腔下方用垫棉法加压，使脓液不致潴留；如有乳汁从疮口溢出，则可在患侧用垫棉法束紧，排出乳汁，促进愈合；若成传囊乳痈者，则在肿块按之应指处另作一切口；若形成乳房部窦道者，可用五五丹药捻，插入窦道至脓腔深处，以腐蚀管壁，至脓液减少后用九一丹药线，脓净则改用生肌散线条，直至愈合。

2. 手法排乳　乳痈初起，局部肿痛，瘀乳明显者，可行乳房按摩。先做热敷，再在患侧乳房涂上少许润滑油，先轻揪乳头数次，然后一手掌托起患乳，另一手手指并拢由乳房基底边缘向乳头方向轻轻推按，将郁滞的乳汁逐步挤出。

【转归预后】

本病若早期诊断，病情较轻，正气较强，及时治疗，一般预后良好。但若素体本虚，溃后脓毒虽泄，气血俱虚，故收口缓慢，乳汁从疮口溢出，久治不愈，则可能形成乳漏。

【预防调护】

（1）妊娠5个月后应经常用温开水或肥皂水洗净乳头，乳头内陷者可经常提拉矫正。

（2）乳母应保持心情舒畅，情绪稳定。饮食清淡，忌食辛辣炙煿之物。

（3）保持乳头清洁，不使婴儿含乳而睡，注意乳儿口腔清洁；要定时哺乳，每次哺乳应将乳汁吸空，如有积滞，可按摩或用吸奶器帮助排出乳汁。

（4）若有乳头擦伤、皲裂，可外涂麻油或蛋黄油；身体其他部位有化脓性感染时，应及时治疗。

（5）断乳时应先逐步减少哺乳时间和次数，再行断乳。断乳前可用生麦芽60g，生山楂 60g 煎汤代茶，并用皮硝 60g 装入纱布袋中外敷。

（6）以胸罩或三角巾托起患乳，脓未成者可减少活动牵痛，破溃后应防止袋脓，有助于加速疮口愈合。

案例选粹

凌某，女，27 岁。1982 年 9 月 16 日入院。

左乳红肿热痛反复发作 2 月余。先后出现自溃疮口 2 个，刀溃疮口 1 个，曾屡用中药和多种抗生素治疗，寒热不退，体温维持在 39℃，并出现新发红肿结块。目前左乳以乳晕为中心，红肿波及整个乳房，范围有 18cm×14cm，外上象限已有轻度波动，舌边尖红、苔腻，脉细数。病因病机分析：新产体虚，更受病邪缠绵日久，肝胃蕴热，外吹积乳化脓，传囊为患。中医诊断：乳痈（正虚邪实）。治法：扶正托毒，和营清化湿热。内服生黄芪 12g，白术 9g，茯苓 9g，当归 12g，金银花 9g，蒲公英 30g，皂角刺 12g，丹皮 9g，黄芩 9g，紫花地丁 30g，生甘草 3g。外用千捶膏贴于轻度波动处，再外盖金黄膏。2 天后，于左乳外上象限乳晕附近波动最明显处切开排脓，量约 100mL。疮口用二宝丹药线引流，红油膏盖贴外，加用胸罩将乳房托起垫棉压紧，使疮口引流通畅。经治 10 天，脓液减少，脓色转清，停用药线，继续加压抬高乳房，苔薄润脉濡细，现患者处于溃后期，治当益气养荣、和营清化。内服生黄芪 12g，党参 12g，焦白术 9g，当归 12g，白芍 9g，川芎 9g，瓜蒌 12g，蒲公英 30g，陈皮 6g，天冬 9g，生甘草 4g。1 周后痊愈。

按语：本方为治疗正虚余毒未清之疮疡病症的代表方。常用于治疗蜂窝组织炎、化脓性扁桃体炎、乳腺炎、脓疱疮、疖肿、深部脓肿等急性化脓性疾病后期疼痛不显，红肿而颜色深暗的病症。乳腺癌是机体正气虚弱，外邪入侵导致气血瘀滞，邪浊交结之结果。故治疗的根本原则，应是扶正与祛邪相结合。扶正选用黄芪、白术、茯苓、丹皮等补益气血；祛邪则用金银花、蒲公英、皂角刺、紫花地丁等托毒外出。溃后期则以益气养荣为主，诸药合用方见此效。（唐汉钧工作室.唐汉钧学术经验撷英.上海：上海中医药大学出版社，2009.）

练习题

A1 型题

1. 发生在妊娠期的急性乳腺炎，中医称之为（　　　）

　　A. 外吹乳痈　　　B. 内吹乳痈　　　C. 乳儿乳痈　　　D. 传囊乳痈　　　E. 不乳儿乳痈

2. 导致乳痈发生的主要病原体是（　　　）

　　A. 结核杆菌　　　B. 绿脓杆菌　　　C. 大肠杆菌　　　D. 肺炎杆菌　　　E. 金葡球菌

3. 乳痈总的病机为（　　　）

　　A. 肝郁胃热　　　B. 气血亏虚　　　C. 肝胆湿热　　　D. 火热毒蕴　　　E. 血瘀痰凝

A2 型题

1. 乳痈初起的内治法则为（　　　）

　　A. 理气，化痰，散结　　　　　　B. 益气，和营，托毒

　　C. 疏肝清胃，通乳消肿　　　　　D. 清热解毒，托里透脓

　　E. 调和冲任

2. 乳痈的主要病因病机中，不正确的是（　　　）

　　A. 乳汁淤积，阻塞乳络　　　　　B. 肝郁痰凝，积聚乳络

　　C. 肝郁胃热，闭阻乳络　　　　　D. 感受外邪，郁滞乳络

　　E. 胎气上冲，蕴阻乳络

3. 乳痈发病多在产后的（　　　）

　　A. 1～2 周　　　B. 3～4 周　　　C. 5～6 周　　　D. 7～8 周　　　E. 1 年

B1 型题

　　A. 乳衄　　　B. 乳漏　　　C. 乳发　　　D. 乳痨　　　E. 传囊乳痈

1. 乳痈溃后脓液波及其他乳络会形成（　　　）

2. 乳痈溃后乳汁自疮口溢出会形成（　　　）

第四节　乳　癖

　　乳癖是以乳房有形状大小不一的肿块，疼痛与月经周期、情志变化相关为主要表现的乳腺组织良性增生性疾病。好发于 25～45 岁妇女，约占全部乳腺疾病的 75%，是临床上常见的乳房疾病。本病有一定的癌变危险。相当于西医的乳腺增生症，也称乳腺结构不良。是乳腺主质和间质不同程度的增生与复旧不全所致的乳腺结构在数量和形态上的异常。

【病因】

1. 情志因素 情志不畅，郁久伤肝，气机郁滞，结于乳房，脉络闭阻，不通则痛，重则气血凝滞，痰瘀互结而发本病。

2. 饮食因素 恣食生冷、肥甘厚腻，损伤脾胃，聚生痰湿，久之阻滞气机，痰气互结，经络阻塞，发为乳癖。

3. 劳倦内伤 房劳、劳力过度，耗伤元气，日久乃伤脾胃，脾胃乃后天之本，无以滋养肾之阴阳，久则肾虚，冲任失调而生乳癖。

【病位】

乳癖的发病部位在乳房，与肝、脾、肾、冲脉、任脉关系密切。

【病机】

本病总属本虚标实，由情志、饮食、劳倦所伤，肝、脾、肾功能失常，肝旺侮土，气郁化火，冲任失调，气结血瘀，痰凝郁聚于乳房形成结块，气机阻滞，不通则痛，其中肝郁是病机关键。或年届七七，肾气渐衰，肝肾不足，冲任失调，气血瘀滞；或脾肾阳虚，痰湿内结，经脉阻塞而致乳癖。

【诊断要点】

1. 病史 发病年龄从青春期到绝经期的任何年龄，甚至绝经后女性也可发，以25～45岁女性多见，尤以社会地位高、受教育程度高、早初潮、低胎产、大龄初孕和绝经迟的女性为高发人群。

2. 临床特征 ①症状：乳房疼痛，一般以胀痛为主，亦有刺痛、牵拉痛、隐痛，可累及一侧或双侧乳房，疼痛可在月经前加重，月经后减轻，可向患侧腋窝及肩背部放射，部分伴有乳头疼痛及瘙痒。也有患者无明显疼痛或疼痛无明显周期性。部分囊性乳腺增生病患者可出现乳头溢液，单侧或双侧均可发生，多呈被动性，一般为黄色、白色、棕色、浆液性或清水样，偶见血性。其他伴随症状：胸闷不舒、精神抑郁、心烦易怒、月经不调或痛经。②体征：一侧或双侧乳房内，可触及单个或多个肿块，好发于乳房外上象限，也可散于整个乳房内。肿块可呈片块型、结节型、混合型、弥漫型等，质韧或稍硬，推之可移，常有触痛。肿块可在月经前变大，月经后变小，部分患者可有腋下淋巴结肿大。

3. 辅助检查 乳腺彩超检查、乳腺钼靶X线片、针吸细胞学检查、组织学检查有助于诊断。

【鉴别诊断】

1. 乳癖与乳核 后者多见于20～30岁年轻女性，可单侧或双侧发病，肿块为无痛性，乳房内可触及单个或多个圆形、椭圆形肿块，部分呈分叶状，边界清晰，表面光滑，质硬不坚，活动度良好。乳腺彩超或乳腺X线片可见密度较均匀的圆形或椭圆形的团块影。

2. **乳癖与乳岩**　后者为多数患者无意间发现乳房无痛性肿块，逐渐增大，质地硬，表面或有凹凸不平，与周围组织分界不清，活动度差，侵犯皮肤时可成"橘皮样"改变或有"酒窝征"，或有乳头抬高或内陷。乳头可有血性溢液，同侧腋窝或锁骨上下窝可触及肿大淋巴结。乳腺X线片可见高密度肿块影，边缘参差不齐或有毛刺征，聚集的沙粒样、针尖样钙化点，血管增多、增粗、迂曲或模糊。特别提出的是X线片显示的肿块影比触诊的包块范围要小。

【辨证论治】

治疗原则：实者当理气散结；虚者当调和冲任二脉。

1. **肝郁痰凝证**

证候：青年女性，乳房胀痛、窜痛或刺痛，乳房疼痛和（或）肿块与月经、情绪变化相关，善郁易怒，失眠多梦，两胁胀满。肿块呈单一片状，质软，触痛明显，或伴月经失调、痛经。舌质淡红，舌苔薄白或薄黄，脉弦。

证机概要：肝郁痰凝，阻塞经络，不通则痛。

治法：疏肝理气，化痰散结。

代表方：逍遥蒌贝散。

常用药：柴胡疏肝理气；当归、白芍养血柔肝；瓜蒌、贝母、半夏、南星化痰散结。

2. **冲任失调证**

证候：多见于中年妇女，乳房疼痛症状较轻，或无疼痛，腰膝酸软或伴足跟痛，或头晕耳鸣，月经周期紊乱，量少或行经天数短暂或淋漓不尽，或闭经，舌质淡，苔薄白，脉沉细。

证机概要：肾经亏损，阴阳失调，伤及冲任。

治法：调摄冲任。

代表方：二仙汤合四物汤。

常用药：仙茅、淫羊藿、巴戟天温肾阳、补肾精；黄柏、知母、熟地黄泻肾火、滋肾阴；当归、白芍温润养血、调理冲任。

【中医适宜技术】

（1）针刺疗法：针灸、穴位埋线、穴位贴敷、穴位注射等，可选肝俞、乳根、膺窗、膻中、期门等穴位。耳针可选乳腺、神门、内分泌等。

（2）敷贴疗法：阳和解凝膏或黑退消或桂麝散盖贴，或以生白附子或鲜蟾蜍皮外敷，或用大黄粉以醋调敷，乳宁霜外敷或中药乳罩外用。

（3）按摩疗法：自乳头向下直接按推至期门穴，并按压期门穴。

【转归预后】

本病若早期诊断，病情较轻，及时治疗，一般预后良好。但本病病程较长，常达数年，肿块的生长和发展多为间歇性，常在经前加剧，也可出现一段较长时间的缓解；有癌变的风险。

【预防调护】

（1）应保持心情舒畅，情绪稳定。

（2）应适当控制脂肪类食物的摄入。

（3）及时治疗月经失调等妇科疾患和其他内分泌疾病。

（4）对发病高危人群要重视定期检查。

案例选粹

患者，女，22岁，未婚。1993年9月20日初诊。

患者13岁月经初潮，既往周期、色量基本正常，经期一般，经期无不适。1993年以来，经行紊乱，每次经将行则心烦易怒，夜寐不安，少腹、小腹及乳房胀痛剧烈，以左侧乳房为甚，经行之后则痛减。脉弦细，舌苔薄白，舌尖有瘀点。中医诊断：乳癖（肝气郁滞证）。治法：疏肝解郁，行气化瘀。处方：北柴胡6g，白芍10g，枳壳10g，香附10g，川芎10g，当归12g，丹参15g，莪蓬10g，益母草15g，合欢花10g，甘草10g。每日1剂，连服6剂。

9月30日二诊：上方服4剂之后，经将行而少腹、小腹及乳房胀痛减轻。月经来潮，色量较上次改善，但仍夹有小血块，脉细，舌苔如初诊，效不更方，仍守上方再服6剂，每日1剂。

10月9日三诊：上方已连续服6剂，精神好，但乳房硬块未小，脉细缓。仍守上方，加夏枯草15g，猫爪草10g，鸡血藤20g，凌霄花10g以加强软坚化瘀之功，每日1剂，连服6剂。

10月26日四诊：22日已有经行，周期已调整，色量正常，乳房及少腹胀痛大减，左侧乳房硬块缩小。仍嘱继续服用本方，每日1剂，连服6剂。嗣后以净山楂20g，炒麦芽30g，赤砂糖40g清水煎服善后。半年后随访，经行周期正常，色量正常，少腹、小腹及乳房不痛，左侧乳房小块基本消失。

按语：班老认为，本案为乳癖（气滞血瘀证），治当疏肝理气、活血柔肝，一诊中方选柴胡疏肝散加减。方中北柴胡疏肝解郁，是为君药，臣以香附、枳壳、合欢花和蒺藜平肝解郁，白芍、当归养血柔肝，丹参、益母草、川芎活血化瘀，甘草顾护中土共为佐药。诸药合用，共奏疏肝理气、活血柔肝之效。一诊及二诊药证相应而取效。三诊时，患者乳房胀痛大为好转，乳房硬块未小，自当加强软坚散结、疏肝活血之功，守原方加夏枯草、猫爪草、鸡血藤及凌霄花四药。服药多剂后患者气郁血瘀之象已不显，乳房硬结已基本消退，不宜再用大量疏肝行气、活血化瘀之剂，故用山楂、炒麦芽疏肝散结之缓品，赤砂糖甘味益脾以善后。［彭红华 . 班秀文治疗乳腺增生经验 . 中医杂志，2014，55(02): 103.］

练习题

A1 型题

1. 乳癖的临床表现常随什么变化而变化（　　　）

　　A. 月经周期　　　B. 饮食多少　　　C. 运动强度　　　D. 睡眠长短　　　E. 季节变化

2. 乳癖的发病部位在乳房，与肝、脾、肾及（　　　）关系密切

　　A. 冲脉　　　　B. 任脉　　　　　C. 冲脉、任脉　D. 督脉　　　　　E. 带脉

3. 乳癖的肿块特点是（　　　）

　　A. 形如鸡卵，光滑，柔韧，活动，无痛

　　B. 坚硬如石，表面不平，固定不活动，与皮肤粘连

　　C. 结节样肿块，位于乳晕下，按压乳窍溢血

　　D. 肿胀疼痛

A2 型题

1. 下列哪项不是乳癖肿块的常见类型（　　　）

　　A. 片块型　　　B. 结节型　　　C. 分叶型　　　D. 混合型　　　E. 条索型

2. 患者，女，45 岁，双乳肿块疼痛 10 余年，平素体弱，神疲倦怠，短气乏力，腰膝酸软，畏寒肢冷，月经失调。查双乳腺体增厚，于多个象限可触及片块结节，质韧，活动可，与皮肤无粘连，压痛，乳头有少量清水样溢液，舌淡苔白，脉沉细。其中医诊断及证型考虑为（　　　）

　　A. 乳癖　　冲任失调证　　　　　B. 乳疬　　肝郁痰凝证

　　C. 乳岩　　正虚毒恋证　　　　　D. 乳核　　血瘀痰凝证

　　E. 乳痨　　肝肾不足证

3. 患者，女，30 岁，反复乳房胀痛 1 年余，乳房疼痛与月经、情绪变化相关，善郁

易怒，两胁胀满。肿块呈单一片状，质软，触痛明显。舌质淡红，舌苔薄白或薄黄，脉弦。中医诊断及证型（　　　）

    A.乳癖　冲任失调证　　　　　B.乳癖　肝郁痰凝证

    C.乳岩　正虚邪恋证　　　　　D.乳核　血瘀痰凝证

    E.乳痨　肝肾不足证

B1 型题

    A.肝、肾　　　B.肝、脾　　　C.肝、胃　　　D.脾、肾　　　E.脾、胃

1.男子乳头与乳房分属于哪条经脉（　　　）

2.女子乳头与乳房分属于哪条经脉（　　　）

第五节　瘿　病

    瘿是由于情志内伤、饮食及水土失宜，以气滞、痰凝、血瘀壅结颈前所引起的以颈前喉结两侧结块肿大为主要临床特征的一类疾病。其特点是发于甲状腺部，或为漫肿，或为结块，或有灼痛，多皮色不变。良性肿物大多可随吞咽动作上下移动。

【病因】

1.情志内伤　情志不畅，肝失疏泄，气机升降失常，则形成气滞。气郁日久，积聚成形；或与外来或内生致病因素合邪为病，即可导致瘿病的发生，如气瘿。肝气郁滞，横逆犯脾，脾失健运，痰湿内生，津液积聚为痰核，如肉瘿。肝郁胃热，风温风火客于肺胃，积热上壅，热毒灼津为痰，痰火凝聚，搏结而成，如瘿痈。气为血之帅，气行则血行，气滞则血凝，形成癥结肿块，如石瘿。

2.饮食及水土失宜　饮食失调，或居住在高山地区，水土失宜，一是影响脾胃的功能，使脾失健运，不能运化水湿，聚而成痰；二是影响气血的正常运行，致气滞、痰凝、血瘀壅结颈前则发为瘿病。

3.体质因素　素体阴虚之人，痰气郁滞之后易于化火，更加伤阴，常使病机更加复杂，病程缠绵难愈。

【病位】

病位主要在肝脾，与心相关。

【病机】

    瘿的基本病机为气滞、痰凝、血瘀结于颈前。肝郁则气滞，脾伤则气结，气滞则津停，脾虚则酿生痰湿，痰气交阻，血行不畅，则气、血、痰壅结而成瘿病。

【诊断要点】

1. **病史**　气瘿有明显的地区性，常发于缺碘的高原山区。肉瘿多发生于 40 岁以下的青壮年，女性较男性多见。瘿痈多发于中年妇女，发病前常有感冒、咽痛等病史。石瘿既往有肉瘿病史。

2. **临床特征**　瘿病临床常见的是气瘿、肉瘿、石瘿、瘿痈四种。其中气瘿的特征是颈中肿块漫肿柔软，随喜怒而消长者。肉瘿的特征是颈中肿块局限，柔韧而圆，如肉之团，按之能随吞咽动作而上下移动，发展缓慢。瘿痈的特征是颈中两侧结块，皮色红或不红，微有灼热，疼痛牵引至耳后枕部，常伴有发热、头痛等症状，严重者可化脓（较少见）。石瘿的特征是颈中肿块坚硬如石不可移动。

3. **辅助检查**　甲状腺功能检查、超声波检查、X 线检查、颈部 CT 等有助于诊断。

【鉴别诊断】

瘿病与瘰疬：瘿病与瘰疬均可在颈项部出现肿块，但二者的具体部位及肿块的性状不同。瘿病肿块在颈部正前方，肿块一般较大。瘰疬的病变部位在颈项的两侧或颌下，肿块一般较小，每个约黄豆大，数目不等。

【辨证论治】

治疗原则：气瘿者，治以疏肝理气解郁；肉瘿者，治以理气化痰；瘿痈者，治以疏肝清热、化痰散结；石瘿者，治以理气化痰、活血消坚。

1. 气瘿

肝郁气滞证

证候：以颈部弥漫性肿大，边缘不清，随喜怒消长，皮色如常，质软无压痛，肿块随吞咽动作上下移动，伴急躁易怒、善太息，舌质淡红，舌苔薄，脉沉弦。

证机概要：肝郁气滞，脾失健运，痰气互凝。

治法：疏肝理气，解郁消肿。

代表方：柴胡疏肝散。

常用药：柴胡疏肝解郁；香附理气疏肝而止痛；川芎活血行气以止痛；陈皮、枳壳理气行滞；芍药、甘草养血柔肝、缓急止痛。

2. 肉瘿

（1）气郁痰凝证

证候：结喉正中附近单个瘿肿，圆形或卵圆形，随吞咽上下移动，伴胸闷不舒、咽部发憋，舌淡，苔薄微腻，脉弦细。

证机概要：肝旺侮脾，痰浊内蕴，汇集于喉，聚而成形。

治法：疏肝健脾，化痰消瘿。

代表方：四海舒郁丸。

常用药：木香、陈皮理气健脾；海蛤粉清热化痰、软坚散结；昆布、海藻、海带、海螵蛸消痰散结。

（2）气阴两虚证

证候：颈部肿块柔韧，随吞咽动作上下移动；常伴有急躁易怒、汗出心悸、失眠多梦、消谷善饥、形体消瘦、月经不调、手部震颤等；舌红，苔薄，脉弦。

证机概要：阴虚化热，炼液成痰，气虚无力运行，郁而成形。

治法：益气养阴，软坚散结。

代表方：生脉散合海藻玉壶汤。

常用药：人参、麦冬、五味子益气养阴；海藻、昆布、海带软坚散结；陈皮、青皮行气化痰。

3. 瘿痈

（1）风热痰凝证

证候：颈前肿胀疼痛，伴恶寒发热、头痛、口渴、咽干，舌红，苔薄黄，脉浮数或滑数。

证机概要：风热客于肺胃，灼津为痰，积热挟痰上壅，蕴结于结喉。

治法：疏风清热，化痰消肿。

代表方：牛蒡解肌汤。

常用药：用牛蒡子、薄荷、荆芥疏风清热；连翘、山栀清热泻火；丹皮、玄参、夏枯草清热化痰消肿；石斛护阴保津。共奏疏风、清化热痰、消肿止痛之功。

（2）肝郁化火证

证候：颈前肿胀疼痛，伴发热、胸闷不舒、烦躁易怒、心悸汗出、口苦口干，色红，苔黄，脉弦数。

证机概要：肝郁化火，灼津为痰，蕴结于喉部。

治法：清肝泻火解郁。

代表方：柴胡清肝汤。

常用药：柴胡、黄芩、山栀疏肝清火；生地、白芍润肝护阴；天花粉、牛蒡子、连翘、夏枯草清热化痰消肿。

4. 石瘿

（1）痰瘀内结证

证候：颈部结块迅速增大，坚硬如石，高低不平，推之不移；但全身症状尚不明显；舌暗红，苔薄黄，脉弦。

证机概要：痰浊、瘀毒瘤结，上逆于颈部而成。

治法：解郁化痰，活血消坚。

代表方：海藻玉壶汤合桃红四物汤。

常用药：青皮、陈皮理气；海藻、海带、昆布软坚散结；黄药子、半夏化痰软坚；连翘、夏枯草、浙贝母清热散结；独活、川芎、红花活血通络；当归养血和营；甘草调和诸药。

（2）瘀热伤阴证

证候：石瘿晚期，或破溃流血水，或颈部他处发现转移性结块，或声音嘶哑，形倦体瘦；舌紫暗，或见瘀斑，脉沉涩。

证机概要：瘀热日久伤阴，炼液成痰，凝结成形。

治法：化瘀散结，和营养阴。

代表方：通窍活血汤合养阴清肺汤。

常用药：赤芍、川芎、桃仁、丹皮活血化瘀通络；生地、玄参、麦冬、白芍养阴清热；生甘草解毒和药。

【中医适宜技术】

（1）阳和解凝膏掺黑退消或桂麝散外敷。

（2）手术治疗：①肉瘿：在应用中药治疗3个月后，肿块无明显缩小，或伴有甲状腺功能亢进，或肿块坚硬，或近期肉瘿增大较快，有恶性变倾向者，应考虑手术治疗。②石瘿：为恶性肿瘤，一旦确诊，宜早期手术切除及化疗、放疗等综合治疗措施，同时可配合内服中药治疗。

【转归预后】

本病常发生病机转化，如痰气郁结日久可化火，形成肝火亢盛证；火热内盛，耗伤阴津，导致阴虚火旺之候，其中以心肝阴虚最为常见；气滞或痰气郁结日久，则深入血分，血液运行不畅，形成痰结血瘀之候。重症患者则阴虚火旺的各种症状常随病程的延长而加重，当出现烦躁不安、高热、大汗、脉疾等症状时，为病情危重的表现。若肿块在短期内迅速增大，质地坚硬，结节高低不平者，可能恶变，预后不佳。

【预防调护】

（1）保持心情舒畅，勿郁怒动气。

（2）加强锻炼，增强机体抵抗力，少食辛辣之品。

（3）病情需要时，及早手术治疗。

📖 **案例选粹**

患者，女，42 岁。2007 年 3 月 15 日初诊。

因"单位体检发现甲状腺肿块 10 天"就诊。B 超示：甲状腺叶多发性结节，左叶伴可疑钙化灶。右叶最大 7mm×4mm，左叶最大 15mm×7mm，彩色多普勒超声（CDFI）未见明显血流，考虑良性病变。西医诊断为结节性甲状腺肿。为寻求中医治疗而来。患者近来自觉身疲乏力，无心悸、汗出、手抖等症状，胃纳可，夜寐尚安，大便偏干，舌淡苔薄白，脉濡。查体：颈前部可触及数个大小不等结节，左侧偏大，质地中等，表面光滑，皮色如常，可随吞咽动作上下活动，压痛（－），双手振颤试验（－）。中医诊断：肉瘿（脾虚痰凝证）。治法：健脾理气，化痰散结。方药：党参 12g，白术 15g，茯苓 10g，红枣 12g，柴胡 10g，制香附 10g，广郁金 15g，玄参 10g，山慈菇 10g，贝母 10g，海藻 10g，吴茱萸 15g，淫羊藿 15g，菊花 9g，黄芩 9g，夏枯草 9g，生甘草 6g。服 14 剂。

二诊：甲状腺相关检查指标均在正常范围内，触诊颈部结节有所变软，诉咽中有黏痰，自觉手足心热、寐差，舌尖红，苔薄白腻，脉细。再拟前法加减。上方中加入藿香 15g，金银花 15g，天门冬 9g，麦门冬 9g，五味子 15g，厚朴 9g，莱菔子 9g。连服 14 剂。

三诊：药后肿块有所减小，手足心热消失，咽部舒畅，舌淡红，苔薄，脉濡。仍宗上方加减。上方中加入生黄芪 30g。患者宗此方加减服用半年余，B 超示：双侧甲状腺内质地不均，未见结节影。甲状腺肿块基本消失，至今无复发。

按语：甲状腺为肝经循行部位，本病多发于女性，多由情志不舒，忧思郁结，致肝气郁结，气滞痰凝而成；又因肝郁日久横逆犯脾，木克土伐致脾气不运故出现全身乏力、舌淡、苔薄白等表现。故在运用柴胡、香附、广郁金、夏枯草、山慈菇、贝母、菊花、玄参、海藻等药物疏肝理气化痰的同时，注重培补先后天脾肾，加入吴茱萸、淫羊藿以补肾益精；党参、白术、茯苓等健脾益气。标本兼治、消补同施，使瘿瘤消散，顽疾趋愈。[肖秀丽，唐汉钧. 唐汉钧外科医案四则. 中医杂志，2009，50(02)：118.]

练习题

A1 型题

1.气瘿有明显的地区性，常发于（　　　）的高原山区

    A.缺碘　　　　B.缺硒　　　　C.高碘　　　　D.高硒　　　　E.以上均非

2.瘿病的发病部位是（　　　）

A.颈部　　　B.颈项　　　C.项背　　　D.喉咙　　　E.颈前喉结两侧

3.下列各项不属于肉瘿的特点的是（　　　）

A.肿块局限　　B.柔韧而圆　　C.如肉之团　　D.发展缓慢　　E.漫肿质软

A2 型题

1.患者女性，45 岁。结喉正中偏右有一半圆形包块，边界清楚，表面光滑，皮色如常，可随吞咽上下移动，其诊断是（　　　）

A.气瘿　　　B.肉瘿　　　C.筋瘿　　　D.血瘿　　　E.石瘿

2.患者肉瘿，急躁易怒，汗出心悸，失眠多梦，消谷善饥，形体消瘦，手部震颤。其辨证为（　　　）

A.肝郁气滞证　　　　B.气滞痰凝证　　　　C.气阴两虚证

D.肝肾不足证　　　　E.冲任失调证

3.患者，女性，39 岁，甲状腺肿大 20 年，呈漫肿，无痛，随喜怒而消长，属中医（　　　）

A.石瘿　　　B.肉瘿　　　C.瘿痈　　　D.气瘿　　　E.失荣

B1 型题

A.瘿　　　B.瘿痈　　　C.石瘿　　　D.瘿瘤　　　E.甲状腺疾病

1.甲状腺炎中医病名是（　　　）

2.颈前结喉两侧肿大的一类疾病统称是（　　　）

第六节　蛇串疮

蛇串疮是皮肤上出现簇集性水疱，沿身体单侧呈带状分布，痛如火燎的一种急性疱疹性皮肤病。因皮疹状如蛇行，故名蛇串疮。好发于胸胁腰肋部，以红斑、簇集性水疱、灼热刺痛为特征，愈后较少复发。

【病因】

1.情志内伤　情志内伤，肝气郁结，郁久化热，火毒蕴积，阻遏经络而发。

2.饮食不当　长期嗜酒无度，或过食肥甘厚腻，或饮食污染不洁，或饥饱失常，或恣食生冷，脾胃损伤，运化失职，湿浊内生，郁而化热，湿热熏蒸，阻遏经络而发。

3.正虚感邪　年老体弱，或病后体虚，易感受湿热之邪，湿热毒蕴，导致气血凝滞，经络阻塞不通而发为本病。

【病位】

蛇串疮的病位主要在皮肤，与肝脾相关。

【病机】

由于情志内伤，肝气郁结，久而化火，肝经火毒蕴积，挟风邪上窜头面而发；或饮食不当，脾胃损伤，湿浊内生，火毒挟湿邪下注，发于阴部及下肢，火毒炽盛者多发于躯干；或年老、久病体弱者易感受湿热之邪，阻塞经络发为本病。总之，本病初期以湿热火毒为主，后期则以正虚血瘀兼夹湿热邪为多。

【诊断要点】

1. **病史** 好发于老年人、久病体虚患者。

2. **临床特征** 典型皮损为不规则红斑基础上的簇状水疱，沿身体一侧呈带状分布，一般不超过人体正中线，疱群之间皮肤正常，水疱疱液多透明，亦可见脓疱及血疱，水疱易破裂而呈现糜烂、渗液，数日后干涸、结痂脱落，有暂时性红斑或色素沉着。少数患者仅有红斑、丘疹而无水疱，名为顿挫型带状疱疹；只有神经痛而完全无皮疹者，名无疹型带状疱疹。神经痛是本病的重要特征，常出现在发疹前或出疹时，并可逐渐加剧。一般病程2周左右，年老体弱者约3～4周。愈后很少复发，部分患者在皮疹完全消退后仍遗留有神经痛，称带状疱疹后遗神经痛，可持续数月甚至数年，疼痛剧烈，难以忍受，顽固难愈。

3. **辅助检查** 疱液涂片检查，可见多核巨细胞和核内包涵体，病毒培养可作为确诊依据。

【鉴别诊断】

1. **蛇串疮与热疮** 后者多见于发热疾病的中后期，好发于皮肤黏膜交界处，皮疹为针尖至绿豆大小的水疱，群集性分布，1周左右自愈，但易复发。

2. **蛇串疮与黄水疮** 后者好发于夏秋季节，以儿童多见；四肢、头面等暴露部位多发，以浅在性脓疱和脓痂为主，自觉瘙痒；具有接触传染和自身接种性。

【辨证论治】

蛇串疮的治疗原则应以清热利湿、通络止痛为主。初期以清热利湿解毒为主，后期以活血通络止痛为主，体虚者扶正祛邪并用。

1. **肝经郁热证**

证候：常见于胸胁、腰肋部，皮损鲜红，疱壁紧张，灼热刺痛，伴口苦咽干、烦躁易怒、便秘、尿赤，舌质红，苔黄厚，脉弦或滑数。

证机概要：肝气郁结，气郁化火，外炎肌肤。

治法：清肝泻火，解毒止痛。

代表方：龙胆泻肝汤。

常用药：龙胆草、山栀清泻肝胆之火；黄芩、黄连清热解毒；柴胡、川楝子疏肝利胆；延胡索、荔枝核理气散结止痛；桃仁活血消肿。

2. 脾虚湿蕴证

证候：皮损色淡，疱壁松弛，疼痛略轻，伴口淡不渴、食少腹胀、大便时溏，舌质淡，苔白或白腻，脉沉缓或滑。

证机概要：脾虚湿蕴，湿阻气机，湿滞肌肤。

治法：健脾利湿，行气止痛。

代表方：除湿胃苓汤。

常用药：苍术、厚朴、陈皮、甘草燥湿运脾、行气和胃；白术、泽泻、茯苓、猪苓、肉桂健脾助阳、化气利水渗湿；栀子、木通、滑石清热利湿；防风散肝舒脾、祛风胜湿。

3. 气滞血瘀证

证候：多见于年老体弱者，皮疹已干涸或消退，但局部疼痛不止，甚至放射至邻近部位，坐卧不安，持续时间长，舌质黯，有瘀点，苔白，脉弦细。

证机概要：气血凝滞，经络阻塞，不通则痛。

治法：理气活血，通络止痛。

代表方：柴胡疏肝散合桃红四物汤。

常用药：柴胡疏肝解郁；香附理气疏肝而止痛；当归、川芎、桃仁、红花活血行气以止痛；陈皮、枳壳理气行滞；芍药、甘草养血柔肝、缓急止痛；甘草调和诸药。

【中医适宜技术】

（1）初起，用二味拔毒散，或用玉露膏、青黛膏外涂，或用双柏散、三黄洗剂外擦，每日3次。

（2）水疱破后，用黄连膏或青黛膏外涂。

（3）若水疱较大者，可用三棱针或消毒注射器针头挑破，使疱液流出，以减轻胀痛或不适感。

【转归预后】

本病病程有自限性，约2～3周，愈后很少复发；常发生于春、秋两季，伴有剧烈的局部灼痛，在皮疹消失后，有些患者神经疼痛仍持续较长时间，现代医学称为"带状疱疹后遗神经痛"。

【预防调护】

（1）发病期间应保持心情舒畅，以免肝郁气滞化火而加重病情。

（2）生病期间忌食肥甘厚味、鱼腥海味之物，饮食宜清淡。

（3）忌用热水烫洗患处，内衣宜柔软宽松，以减少摩擦。

（4）皮损局部保持干燥、清洁，忌用刺激性强的软膏涂敷，以防皮损范围扩大或加重病情。

案例选粹

邹某，女，54岁。于2014年12月29日就诊。

患者右侧头部、眼部色沉斑，结痂伴疼痛20天，于外院住院治疗1周后，疱消疼不止，遂至本科就诊。诊见右侧头部大片状色沉斑，上覆大量结痂，右眼红肿无法睁开，因疼痛剧烈难寐，情绪焦虑，恐病毙命。舌淡苔薄黄，脉弦细。中医诊断：蛇串疮。导师初诊予小柴胡汤全方加川芎30g，怀牛膝60g，桔梗30g，制乳香10g，制没药10g，紫草30g，蔓荆子15g，蚕沙10g，蜈蚣（研末吞服）2条、全蝎（研末吞服）5g，3剂，每剂服用2天。

二诊，诉疼痛较前缓解，眼睛可适当睁开，仍眠差，恐病不愈。于原方基础上加龙骨20g，牡蛎20g，栀子15g，仍3剂。

三诊时诉疼痛缓解明显，偶有刺痛，夜睡4～5小时，眼睛恢复正常。改方为补阳还五汤加川芎30g，怀牛膝60g，桔梗30g，柴胡15g，天麻10g，蔓荆子15g，延胡索15g，蜈蚣（研末吞服）2条，全蝎（研末吞服）5g，仍3剂。

四诊时无明显疼痛，寐安，守方3剂巩固疗效。

按语：患者为老年人，脏腑之气已渐衰，中气不足，卫外不固，邪气侵袭，郁于肌肤，血行不畅，凝而为瘀，其病机应属本虚标实。初诊时根据发病部位循经选方小柴胡汤，加入刘老治疗头痛常用药对川芎、怀牛膝以上引下行气血；桔梗30g，《神农本草经》载桔梗"主胸胁痛如刀刺，腹满肠鸣幽幽，惊恐惊气"，重用取其安心神以止痛；制乳香、制没药行气化瘀以止痛；因患者焦虑劳神太过，暗耗心阴，恐虚火上炎，心失所养予紫草凉血宁心，从"心火"调治；蔓荆子辅助引药归经，蚕沙针对眼疾，蜈蚣、全蝎通络解毒相伍为用。又因心主神明，神明宜静，带状疱疹患者疼痛剧烈，情志多不调，或烦躁或抑郁，甚者夜不能寐，故在复诊时加入龙骨、牡蛎、栀子解郁除烦、重镇安神，从"心血"和"心神"来论治痛症。三诊时患者刺痛明显，考虑其多虚多瘀，即所谓"不通则痛、不荣则痛"。更方补阳还五汤加减，重用黄芪补气以生血活血，符合《内经》"虚则补之"，通过泻实补虚而调畅气血，疼痛自止。

[张艳菊, 李董, 张凤瑞, 等. 一分为三解析刘复兴教授从心论治蛇串疮经验. 云南中医中药杂志, 2017, 38(08): 5.]

练习题

A1 型题

1. 引起蛇串疮的病因病机是（　　　）

    A. 肝郁化火　　　　　　　B. 肺胃风热　　　　　　C. 脾经湿热

    D. 血虚生风化燥　　　　　E. 火毒炽盛

2. 蛇串疮一般病程在（　　　）左右

    A. 一周　　　　　　　　　B. 两周　　　　　　　　C. 三周

    D. 一个月　　　　　　　　E. 两个月

3. 蛇串疮好发于（　　　）

    A. 青年男性　　　　　　　B. 青年女性　　　　　　C. 儿童

    D. 婴幼儿　　　　　　　　E. 老年体虚

A2 型题

1. 蛇串疮的皮损特点（　　　）

    A. 皮损为多形态，全身分布　　B. 皮疹为对称性分布　　C. 水疱散在性分布

    D. 水疱簇集呈带状分布　　　　E. 以上均非

2. 蛇串疮的发病机制中其中一项是（　　　）

    A. 情志内伤，肝气郁结，久而化火，肝经火毒，外溢皮肤而发

    B. 热邪伤津，阴虚内热所致

    C. 外感风热之毒，阻于肺胃二经，蕴蒸肌肤而发

    D. 内有血热，外感风热，内外合邪，凝滞肌肤

    E. 禀赋不耐，邪毒内侵所致

3. 蛇串疮内治的重要方剂是（　　　）

    A. 黄连解毒汤　　　　　　B. 丹栀逍遥散　　　　　C. 银翘散

    D. 透脓散　　　　　　　　E. 龙胆泻肝汤

B1 型题

    A. 龙胆泻肝汤　　　　　　B. 除湿胃苓汤　　　　　C. 柴胡疏肝散

    D. 当归饮子　　　　　　　E. 清瘟败毒饮

1. 治疗蛇串疮肝经郁热证，应首选的方剂是（　　　）

2.治疗蛇串疮脾虚湿蕴证，应首选的方剂是（　　　）

第七节　湿　疮

湿疮是一种以渗出为特点的慢性反复发作性皮肤病。以多形性皮损、对称分布、易于渗出、自觉瘙痒、反复发作和慢性化为临床特征。根据病程可分为急性、亚急性、慢性三类。急性湿疮以丘疱疹为主，炎症明显，易渗出；慢性湿疮以苔藓样变为主，易反复发作；亚急性湿疮介于急性与慢性湿疮之间，渗出较少，局部皮肤增厚或有鳞屑。

【病因】

1.先天因素　先天禀赋不足，不能耐受荤腥动风之物，风、湿、热之邪外阻肌肤而发。

2.饮食不当　过食肥甘厚腻，或饮食污染不洁，或饥饱失常，或恣食生冷，脾胃损伤，运化失职，湿浊内生，郁而化热，湿热熏蒸，胆汁泛溢，浸淫肌肤而发为湿疮。

3.素体虚弱　素体虚弱，脾为湿困，肌肤失养；或素体血虚或久病耗伤阴血，或本为湿热过用温燥、渗利，耗伤阴血，肌肤失养，化燥生风而致肌肤甲错，发为本病。

【病位】

湿疮的病位主要在皮肤，与肝、脾有关。

【病机】

由于禀赋不耐，饮食失节，或过食辛辣刺激荤腥动风之品，脾胃受损，失其健运，湿热内生，又兼外受风邪，内外两邪相搏，风湿热邪浸淫肌肤所致。急性者以湿热为主；亚急性者多与脾虚湿困有关；慢性者多病久耗伤阴血，血虚风燥所致。

【诊断要点】

1.病史　可有过敏史、饮食不节史，亦可无特殊表现。

2.临床特征　按发病过程可分为急性、亚急性、慢性三个类型。①急性湿疮：本病以前额、眼皮、颊部、耳部、口唇周围等处多见，起病较快，常对称发生，亦可发于身体的任何一个部位，或可泛发于全身。初起皮肤潮红、肿胀、瘙痒，继而在潮红、肿胀处或在其周围的皮肤上，出现丘疹、丘疱疹、水疱。皮损群集或密集成片，形态大小不一，边界不清。常因搔抓而水疱破裂，形成糜烂、流滋、结痂。如不愈常转化为慢性，1～2个月可脱去痂皮而愈。自觉瘙痒，轻者微痒，重者剧烈瘙痒，呈间隙性或阵发性发作，常在夜间增剧，影响睡眠。皮损广泛者，可有发热、大便秘结、小便短赤等全身症状。②亚急性湿疮：多由急性湿疮未能及时治疗，或处理失当，病程迁延所致，亦可初发即成亚急性湿疮。皮损较急性湿疮轻，以丘疹、结痂、鳞屑为主，仅有少量水疱及轻度糜烂。自觉瘙痒，夜间尤甚。③慢性湿疮：多由急性、亚急性湿疮反复发作而来，也可起病即为慢性湿疮，其表现为患部皮肤增厚，表面粗糙，皮纹显著或有苔藓样变，触之较硬，暗红或紫褐色，常伴有少量抓痕、血痂、鳞屑及色素沉着，部分皮损可出现新的丘疹或水疱，抓破后有少量流滋。发生于手足及关节部位者常易出现皲裂，自觉瘙痒，尤以夜间、情绪紧张、食辛辣鱼腥等动风之品时为甚。病程较长，数月至数年不等，反复发作，时轻时重。

此外，湿疮由于病因和性质有所不同，好发于某些特定部位，临床表现可有一定的特异性。常见特定部位的湿疮有：①头面部湿疮：发于头皮者，多有糜烂、流滋，结黄色厚结，有时头发粘集成束状，常因染毒而引起脱发。发于面部者，多有淡红色斑片，上覆以细薄的鳞屑，自觉瘙痒。②耳部湿疮：好发于耳窝、耳后皱襞及耳前部。皮损为潮红、糜烂、流滋、结痂，耳根皮肤皲裂，如刀割之状，痒而不痛，多对称发生。③乳房部湿疮：女性乳房皮肤潮红、糜烂、流滋，上覆以鳞屑，或结黄色痂皮。自觉瘙痒，或发生皲裂而引起疼痛。④脐部湿疮：皮损为鲜红色或暗红色斑片，有流滋、结痂，边界清楚，不累及外周正常皮肤。常有臭味，常易染毒而出现红肿热痛，伴发热畏寒、便秘溺赤等。⑤手部湿疮：皮损形态多种，可为潮红、糜烂、流滋、结痂，反复发作，可致皮肤粗糙肥厚。冬季常有皲裂而引起疼痛。发于手背者，多呈钱币状；发于手掌者，皮损边缘欠清。⑥小腿部湿疮：多见于长期站立者，皮损主要发于小腿下 1/3 的内外侧。局部常有青筋暴露，继则出现暗红斑，表面潮湿、糜烂、流滋，或干燥、结痂、脱屑，呈局限性或弥漫性分布。常为臁疮的并发症。病程迁延，反复发作，可出现皮肤肥厚粗糙，色素沉着或减退。⑦阴囊湿疮：多发于阴囊，有时延及肛门周围，少数累及阴茎部。急性期表现为潮红、肿胀、糜烂、渗出、结痂；慢性期则皮肤肥厚粗糙，纹理加深，色素沉着，有少量鳞屑，常伴有轻度糜烂渗出。病程较长，常数月、数年不愈。⑧婴儿湿疮：多发于头面部，尤常见于面部。在面部者，初为簇集性或散在的红斑或丘疹。在头皮或眉部者，多有油腻性的鳞屑和黄色痂皮。轻者仅有淡红色的斑片，伴有少量鳞屑，重者出现红斑、水疱、糜烂，浸淫成片，不断蔓延扩大。自觉瘙痒剧烈，患儿常有睡眠不安，食欲不振。一般 1～2 岁之后可以痊愈。

【鉴别诊断】

1. 湿疮与漆疮　后者有明确的接触史。皮损局限于接触部位，以红斑、潮红、肿胀、水疱为主，形态较单一，边界清楚，去除病因后很快痊愈，不再接触过敏物则不复发。

2. 湿疮与牛皮癣　后者皮损好发于颈项、四肢伸侧、尾骶部。初为多角形扁平丘疹，后融合成片，典型损害为苔藓样变，皮损边界清楚，无糜烂渗出史。

【辨证论治】

1. 湿热蕴肤证

证候：发病急，皮损潮红灼热，瘙痒无休，渗液流滋，伴身热、心烦、口渴、大便干、尿短赤，舌质红，苔薄白或黄，脉滑或数。

证机概要：湿热浸淫，泛溢肌肤。

治法：清热利湿止痒。

代表方：龙胆泻肝汤合萆薢渗湿汤。

常用药：龙胆草清利肝胆实火、湿热；黄芩、栀子燥湿清热泻火；泽泻、木通、车前子渗湿泄热、导热下行；当归、生地养血滋阴；柴胡疏肝行气；甘草调和诸药。

2. 脾虚湿蕴证

证候：发病较缓，皮损潮红，瘙痒，搔抓后糜烂流滋，可见鳞屑，伴纳少、神疲、腹胀便溏，舌淡胖，苔白或腻，脉弦缓。

证机概要：脾虚生湿，蕴阻肌肤。

治法：健脾利湿。

代表方：除湿胃苓汤或参苓白术散。

常用药：苍术、厚朴、陈皮、甘草燥湿运脾、行气和胃；以白术、泽泻、茯苓、猪苓、肉桂健脾助阳、化气利水渗湿；栀子、木通、滑石清热利湿；防风散肝舒脾、祛风胜湿。

3. 血虚风燥证

证候：病程久，皮损色暗或色素沉着，瘙痒，或皮损粗糙肥厚，伴口干不欲饮，纳差，腹胀，舌质淡，舌苔白，脉细弦。

证机概要：阴血耗伤，生风化燥，肌肤失养。

治法：养血润肤，祛风止痒。

代表方：当归饮子或四物消风饮。

常用药：当归、川芎、地黄、芍药补血活血，且生地又清热凉血；黄芪补气运血；荆芥、防风、白蒺藜祛风止痒；何首乌解皮肤湿热之毒；甘草泻火解毒，调和诸药。

【中医适宜技术】

1. 急性湿疮 初起仅有皮肤潮红者，可用清热止痒的中药苦参、黄柏、地肤子、荆芥等煎汤外洗；或用 10% 黄柏溶液、炉甘石洗剂外搽。若水疱糜烂、流滋较多者，可用马齿苋洗剂、黄柏溶液外搽，或蒲公英、龙胆草、野菊花、炉甘石、明矾各 20g，煎水湿敷；急性湿疮后期，滋水减少、结痂时，可用黄连膏、青黛膏外搽。

2. 亚急性湿疮 以消炎、止痒、干燥、收敛为原则，有少量流滋者，选用苦参汤、三黄洗剂湿敷外搽；无流滋者，可选用青黛散、3% 黑豆馏油软膏、新三妙散等油调外敷或黄柏霜外搽。

3. 慢性湿疮　以祛风止痒、养血润燥为原则。可选用青黛膏、5% 硫黄软膏、5% ~ 10% 复方松馏油软膏、湿疮膏、皮脂膏、10% ~ 20% 黑豆馏油软膏及皮质类固醇激素软膏。

【转归预后】

本病病程较长，数月至数年不等，反复发作，时轻时重，缠绵难愈。多因禀赋不耐，日常调摄不当而发病，故提倡积极治疗原发疾病；及时治疗，症状控制良好，调护得当，减少和预防复发，可提高患者生活质量。

【预防调护】

（1）急性湿疮忌用热水烫洗，忌用肥皂等刺激物洗患处。

（2）湿疮患者应避免搔抓，以防感染。

（3）应忌食辛辣、鱼虾及鸡、鹅、牛、羊肉等发物，亦应忌食香菜、韭菜、芹菜、姜、葱、蒜等辛香之品。

（4）急性湿疮或慢性湿疮急性发作期间应暂缓预防注射各种疫苗和接种牛痘。

📚 案例选粹

谢某，女，32 岁。

主诉"全身红斑、丘疱疹伴瘙痒 3 周余"，症见：躯干部红斑、丘疱疹，部分融合成片，糜烂、结痂，皮损颜色鲜红，时痒时止，入夜加重，心烦，口渴，纳寐差，大便稀溏，小便黄，舌质淡红，苔黄腻，脉弦滑数。中医诊断：湿疮（湿热蕴肤证）。治法：清热燥湿，健脾利湿，祛风止痒。一诊方药如下：草薢 20g，桔梗 10g，广藿香 15g，苍术 12g，茯苓 10g，薏苡仁 30g，黄柏 15g，生石膏 20g，知母 15g，生地黄 20g，车前子 15g，泽泻 15g，白鲜皮 30g，地肤子 30g，合欢皮 30g，7 剂，水煎服。

1 周后复诊，瘙痒缓解，皮损渗出减少，部分干燥、脱屑，颜色暗红，二便调，舌质红，薄白，脉弦数。此乃本虚标实，在本为阴虚血热生风，在标为风湿热邪蕴肤，治宜益阴养血、清热除湿、疏风止痒。二诊方药如下：女贞子 15g，旱莲草 10g，当归 10g，川芎 5g，知母 12g，黄柏 15g，生地黄 20g，丹皮 10g，银花藤 30g，连翘 20g，杏仁 12g，薏苡仁 30g，苍术 10g，蝉蜕 10g，刺蒺藜 10g，乌梢蛇 10g，7 剂，水煎服。服药后上述症状缓解，调治 1 周余而痊愈。

按语：湿为阴邪，重着黏滞，蕴蒸不化，胶着难解，蕴阻肌肤而发病。治疗上湿未去则他邪亦难解，故治疗湿疹，重在治湿，"气化则湿亦化"，气化得行，则湿方有出路。《素问·灵兰秘典论》谓："三焦者，决渎之官，水道出焉。"因此，治疗湿疹应依据"气化则湿亦化"理论，从三焦气化着手，开上、畅中、导下三者相合，配合清热、凉血、祛风、益阴、养血、安神等诸法随证应用之。[邓婧靓，刘佩，寸鹏飞．气化则湿亦化理论对湿疹治疗的启示．四川中医，2011, 29(02): 36.]

练习题

A1 型题

1. 急性湿疮的主要临床表现不包括哪一项（　　）

   A. 起病急，常对称分布　　　　B. 有糜烂、渗出　　　　C. 有红斑、丘疹

   D. 剧烈瘙痒　　　　E. 晨僵关节肿痛

2. 治疗湿疮脾虚湿蕴证，应首选的方剂是（　　）

   A. 龙胆泻肝汤合萆薢渗湿汤　　　　B. 除湿胃苓汤或参苓白术散

   C. 当归饮子　　　　D. 四物消风饮

   E. 清瘟败毒饮

3. 湿疮的病位主要在皮肤，与（　　）有关

   A. 肝、脾　　　B. 肝、肾　　　C. 肺、脾　　　D. 心、肺　　　E. 肺、肾

A2 型题

1. 患者全身起皮疹 3 天，躯干潮红，四肢泛发丘疱疹，灼热，瘙痒剧烈，抓破渗水；伴心烦口渴，身热不扬，大便干，小便短赤；舌红，苔黄，脉滑数。其诊断是（　　）

   A. 湿疮　　　B. 瘾疹　　　C. 黄水疮　　　D. 热疮　　　E. 蛇串疮

2. 患者起湿疮十余年，皮损反复发作，足背及双肘部暗红斑块，粗糙肥厚，消退后留有色素沉着，剧痒难忍，遇热瘙痒加重，近日口干不欲饮，纳差，腹胀；舌淡，苔白，脉弦细。辨证属（　　）

   A. 血虚风燥证　　　　B. 脾虚湿蕴证　　　　C. 湿热蕴肤证

   D. 气滞血瘀证　　　　E. 湿热浸淫证

3. 湿疮湿热蕴肤证首选的方剂是（　　）

   A. 消风散　　　B. 当归饮子　　　C. 龙胆泻肝汤　　　D. 参苓白术散　　　E. 黄连解毒汤

B1 型题

   A. 龙胆泻肝汤合萆薢渗湿汤加减

   B. 除湿胃苓汤或参苓白术散加减

C. 当归饮子加减

D. 四物消风饮加减

E. 清瘟败毒饮加减

1. 治疗湿疮脾虚湿蕴证，应首选的方剂是（　　　）

2. 治疗瘾疹湿热蕴肤证，应首选的方剂是（　　　）

第八节　瘾　疹

瘾疹是一种皮肤出现红色或苍白色风团，时隐时现的瘙痒性、过敏性皮肤病。其特点是皮肤上出现瘙痒性风团，发无定处，骤起骤退，消退后不留任何痕迹。

【病因】

1. 禀赋不足　卫外不固，风邪乘虚侵袭所致；风寒热邪外袭，客于肌表，致使营卫失调而发。

2. 饮食不当　过食辛辣厚味，或肠道寄生虫，使胃肠积热，复感风邪，内不得疏泄，外不得透达，郁于皮毛腠理之间而发。

3. 情志不调　情志内伤，冲任不调，肝肾不足，血虚生风化燥，肌肤失养而成。

【病位】

瘾疹的病位主要在皮肤，但多由肺、肝、脾失调外发皮肤而成。

【病机】

本病病机为禀赋不耐，卫外不固，风邪乘虚侵袭，邪客于肌肤皮毛腠理之间，则起风瘙瘾疹；或素体气血不和，湿热内蕴，一旦受到致病因素的刺激，则出现病变。而外感邪气，某些药物、饮食则是发病诱因。

【诊断要点】

1. 病史　可有过敏史或摄入、接触易过敏物质史。

2. 临床特征　皮肤上突然出现风团，色白或红，大小不等，形态不一，局部出现或泛发全身，或稀疏散在，或密集成片，发无定时。风团成批出现，时隐时现，持续时间长短不一，但一般不超过24小时，消退后不留任何痕迹，部分患者一天反复发作多次。自觉剧痒、烧灼或刺痛。部分患者，搔抓后随手即起条索状风团；少数患者，在急性发作期，出现气促、胸闷、呼吸困难、恶心呕吐、腹痛腹泻、心悸失眠。

3. 辅助检查　血常规、斑贴试验有助于诊断。

【鉴别诊断】

瘾疹与虫咬性皮炎：后者好发于夏秋季节，为风团性丘疹或小水疱，皮损中央常有刺吮点，24 小时不消退，消退后常遗留色素沉着，自觉奇痒，甚至灼痛。

【辨证论治】

瘾疹的辨证应以急缓为纲。急性发作者重在控制症状，警惕过敏性休克的发生。缓解期治疗以针对病因病机为主，治疗总原则是祛风。

1. 风热犯表证

证候：风团鲜红，灼热剧痒，遇热则皮损加重，伴发热恶寒、咽喉肿痛，舌质红，舌苔薄黄，脉浮数。

证机概要：风热客表，表郁不通。

治法：疏风清热，解表止痒。

代表方：消风散。

常用药：荆芥、防风、蝉蜕解表疏风散邪；苦参、石膏、知母、当归、生地、清热解毒活血；甘草甘平和中。

2. 风寒束表证

证候：风团色白，遇风寒加重，得暖则减，恶寒发热，身体酸楚，口不渴，舌质淡，舌苔白，脉浮紧。

证机概要：风寒束表，营卫不和。

治法：疏风散寒。

代表方：桂枝汤或桂枝麻黄各半汤。

常用药：桂枝为散外感风寒；芍药益阴敛营；生姜、大枣升腾脾胃生发之气而调和营卫。

3. 肠胃湿热证

证候：风团片大色红，瘙痒剧烈；发疹的同时伴脘腹疼痛、恶心呕吐、神疲纳呆、大便秘结或泄泻；舌红，苔黄腻，脉弦滑数。

证机概要：肠胃湿热，蕴于皮肤。

治法：疏风解表，通腑泄热。

代表方：防风通圣散。

常用药：防风、荆芥、麻黄、薄荷疏风解表清热；栀子、大黄、芒硝、滑石、白术清热化湿、通腑泄热。

4. 血虚风燥证

证候：风团反复发作，迁延日久，午后或夜间加剧，伴心烦易怒、口干、手足心热，舌红少津，脉沉细。

证机概要：血虚日久，肌肤失养，化燥生风，虚热内扰。

治法：养血祛风润燥。

代表方：当归饮子。

常用药：当归、川芎、地黄、芍药补血活血，且生地又清热凉血；黄芪补气运血；荆芥、防风、白蒺藜祛风止痒。

【中医适宜技术】

1. 外治法　香樟木、蚕沙各30～60g，煎水外洗。

2. 针刺疗法　皮损发于上半身者，取曲池、内关穴；发于下半身者，取血海、足三里、三阴交穴；发于全身者，配风市、风池、大肠俞等。手法：除血虚风燥证外，其他均用泻法。耳针取神门、肺区、枕部、肝区、脾区、肾上腺、皮质下等穴，每次选2～3穴，针刺后留针1小时。

3. 放血疗法　分别在双耳尖、双中指尖、双足趾尖经常规消毒后，用三棱针刺之，挤出少许血液。

【转归预后】

急性者发作数天至1～2周，骤发速愈；慢性者可反复发作，迁延数月。少数患者，在急性发作期，出现气促、胸闷、呼吸困难、恶心呕吐、腹痛腹泻等症状，应及时治疗，若治疗不及时，延误病情，可危及生命。

【预防调护】

（1）禁用或禁食某些对机体致敏的药物或食物，避免接触致敏物品，积极防治某些肠道寄生虫病。

（2）忌食鱼腥虾蟹、辛辣、葱、酒等。

（3）注意气温变化，调摄寒温，加强体育锻炼。

案例选粹

吴某，女，28岁。2006年6月26日初诊。

主诉：周身反复泛发风团伴瘙痒2年余。2年前无明显诱因周身泛发风团，伴剧烈瘙痒，风团可自行消退，于外院诊断为荨麻疹，予葡萄糖酸钙、西替利嗪治疗，症状较前减轻。患者时有风团发出，挠抓后皮疹加重，为求进一步治疗，今日来我科门诊寻求中医治疗。追问病史，患者遇热易发风团，天凉时病情相对稳定，饮食清淡，纳可，平素大便干，2日1次，月经尚调，睡眠一般，舌淡红，苔薄，脉浮弦。皮肤科检查：躯干、四肢散见风团，淡红色，皮肤划痕征（＋），眼睑未见水肿。中医诊断：瘾疹（风热犯表证）。治法：疏风清热，兼以益气固表。方拟消风散合玉屏风散加减，药用：黄芪 15g，荆芥 12g，防风 12g，苦参 15g，蝉蜕 9g，胡麻 9g，知母 15g，生石膏 30g，牛蒡子 9g，当归 9g，生地 15g，西河柳 15g，乌梅 15g，甘草 6g。14 剂，日 1 剂，水煎服，分早晚两次温服。

二诊：症情较前明显好转，风团发作次数明显减少，二便调。上方去生地，加川连 6g，吴茱萸 3g，再服 2 周，未有风团复发。再予前药巩固治疗 1 个月，之后回访半年，患者病情未有反复。

按语：张师认为，久病多瘀、久病入络、久病必虚。若瘾疹治疗不当，迁延日久，必致气血虚弱，停滞壅塞，瘀滞不行，而发展为慢性荨麻疹。此时应治以益气养血、活血祛风。选用补阳还五汤加减。药用：黄芪、当归、生地黄等益气养血、活血化瘀，兼有风热者加知母、石膏、苦参、蝉蜕、牛蒡子、生石膏等药清热祛风止痒；兼有风寒者加西河柳、荆芥、防风等药散寒祛风止痒。［王金锋 . 张明辨证论治荨麻疹经验简介 . 辽宁中医杂志，2008(06): 816.］

练习题

A1 型题

1. 瘾疹治疗总原则是（   ）

　　A. 祛湿　　　　B. 活血　　　　C. 祛风　　　　D. 补气　　　　E. 清热

2. 下列除哪项外均属于瘾疹的临床特点（   ）

　　A. 突然出现风团　　　　　　B. 皮肤色白或红　　　　　　C. 大小不等

　　D. 形态不一　　　　　　　　E. 消退后遗留痕迹

3. 治疗瘾疹风热犯表证，应首选的方剂为（   ）

　　A. 麻黄桂枝各半汤　　　　　B. 消风散　　　　　　　　　C. 防风通圣散

　　D. 当归饮子　　　　　　　　E. 二仙汤

A2 型题

1. 瘾疹气血两虚证宜选（   ）

　　A. 水剂　　　B. 水粉剂　　　C. 软膏　　　D. 油剂　　　E. 粉剂

2. 患者外出遇风后起风团，进入室内风团自行消退，反复发作 3 天，风团呈白色，遇寒加重，伴有恶寒怕冷，舌淡红，苔薄白，脉浮紧，辨证属（   ）

A. 血虚风燥证　　　　　　B. 胃肠湿热证　　　　　　C. 风热犯表证

D. 风寒束表证　　　　　　E. 冲任不调证

3. 患者进食鱼虾后全身起风团，风团片大，色红，瘙痒剧烈，伴脘腹疼痛，恶心呕吐，大便泄泻；舌质红，苔黄腻，脉弦滑数。辨证属（　　　）

A. 血虚风燥证　　　　　　B. 胃肠湿热证　　　　　　C. 风热犯表证

D. 风寒束表证　　　　　　E. 冲任不调证

B1 型题

A. 麻黄桂枝各半汤　　　　B. 消风散　　　　　　　　C. 防风通圣散

D. 当归饮子　　　　　　　E. 二仙汤

1. 治疗瘾疹风热犯表证，应首选的方剂是（　　　）

2. 治疗瘾疹风寒束表证，应首选的方剂是（　　　）

第九节　痔

痔是直肠末端黏膜下和肛管皮肤下的静脉丛发生扩大、曲张所形成的柔软静脉团，临床主要以便血、脱出、肿痛为特点。痔多见于成年人，根据痔的发生部位不同，可分为内痔、外痔和混合痔。

【病因】

1. 风伤肠络　风善行而数变，又多夹热，风伤于肠络，导致血不循经而溢于脉外，所下之血色泽鲜红，下血暴急呈喷射状。

2. 饮食不当　饮食不节，嗜酒无度，过食辛辣肥甘，伤及脾胃而滋生内湿。湿与热结，下迫大肠，或热结肠燥，气机不畅，肠络阻滞，而发为痔。

3. 劳逸失当　负重远行，过劳伤气，气机下陷；过逸伤脾，脾气不足，中气下陷，气虚血瘀，或久坐气机阻滞，血运不畅，气滞血瘀，阻于魄门，而发为痔。

4. 正虚体弱　老人气虚，或妇人生育过多，导致脾胃功能失常，脾虚气陷，中气不足，摄纳能力减弱而为痔。

【病位】

痔疮病位在肠，与脾、肝关系密切。

【病机】

因久坐、负重远行、临厕久蹲等，加之饮食不节，过食辛辣肥甘，导致肝、脾功能失调，脾虚生湿，风燥挟湿热下迫，气血瘀滞，阻于魄门，结而不散，筋脉横解而生痔。或久病体虚，气虚下陷，摄纳无权则痔核脱出。

【诊断要点】

1. 病史　好发于成年人，其中内痔多有恣食辛辣肥甘、久泻久痢等病史。外痔发病前多有便秘、会阴损伤或用力负重等诱因。

2. 临床特征　可根据发病位置分为内痔、外痔。内痔发生于齿状线以上，临床上分为三期：①Ⅰ期：无明显自觉症状，痔核小，排便时无脱出，排便时可见间断带血、滴血或射血。②Ⅱ期：痔核较大，排便时痔核可脱出肛外，便后能自行回纳，反复便血，滴血或喷射状，量较多色鲜红。③Ⅲ期：除排便时痔核可脱出肛外，患者可每因用力、行走、咳嗽等腹压增高时痔核即脱出，且不能自行回纳。外痔发生在齿线以下，是痔外静脉丛扩大曲张或反复发炎而成。可根据临床表现不同可分为四种：①炎性外痔：由肛缘皮肤破损或感染而成，局部皮肤红肿疼痛。②血栓性外痔：由痔外静脉破裂出血，血液凝结于皮下，血栓形成而致的圆形肿物。③结缔组织外痔：因肛门缘皮肤发生结缔组织增生、肥大所形成的皮肤赘生物。④静脉曲张性外痔：是由痔外静脉丛屈曲扩张，使肛缘皮肤形成圆形、椭圆形或长形的肿块。

3. 辅助检查　直肠指检、肛门镜检查有助于诊断。

【鉴别诊断】

1. 痔与直肠脱垂　后者直肠脱出物呈环状或螺旋状，表面光滑，色淡红或鲜红，无静脉曲张，一般无出血。

2. 痔与直肠癌　后者多见于中年以上，经常在粪便中夹有脓血、黏液，便次增多，大便变形，肛门指检时触及菜花状肿块或凹凸不平的溃疡，质地坚硬，推之不移。

【辨证论治】

1. 风伤肠络证

证候：大便带血、滴血或喷射出血，血色鲜红，或有肛门瘙痒，舌质红，苔薄白，脉浮数。

证机概要：风伤肠络，气血瘀滞，阻于魄门。

治法：清热凉血祛风。

方药：凉血地黄汤。

常用药：出自《外科正宗》，当归、生地、赤芍清热凉血、滋阴熄火；黄连、黄芩、槐角、地榆、生侧柏清热止血；荆芥、升麻、枳壳、天花粉祛风行气。

2. 湿热下注证

证候：便血色鲜红，量较多，肛内肿物外脱，可自行回缩，或便后肛缘肿物隆起不缩小，肛门灼热，舌质红，苔黄腻，脉弦数。

证机概要：湿热下注，气滞血瘀，阻于魄门。

治法：清热利湿止血。

代表方：脏连丸。

常用药：出自《外科大成》，黄连、黄芩清热泻火止血；生地、阿胶滋阴凉血、养血止血；赤芍凉血止血；当归补血活血止痛；槐花、槐角、地榆炭泄热清肠、凉血止血；荆芥穗疏风理血。诸药共用，共奏清肠止血之功。

3. 气滞血瘀证

证候：肛内肿物脱出，甚或嵌顿，肛管紧缩，坠胀疼痛，甚则肛缘水肿，血栓形成，触痛明显，或肛缘肿物突起，其色暗紫，疼痛剧烈难忍，肛门坠胀，舌质红或暗红，苔黄或白，脉弦细涩。

证机概要：气血瘀滞，结而不散，筋脉横解。

治法：清热利湿，祛风活血。

代表方：止痛如神汤。

常用药：出自《外科启玄》，黄柏、熟大黄清热泻火；泽泻泄热；桃仁、皂角刺、归尾活血止痛、润肠通便；秦艽、防风、白芍、炙甘草解痉、缓急、止痛；苍术健脾助运；槟榔行气又能缓泻而通便。

4. 脾虚气陷证

证候：肛门松弛，内痔脱出不能自行回纳，需用手还纳，便血色鲜或淡，伴头晕、气短、面色少华、神疲自汗、纳少、便溏，舌淡，苔薄白，脉细弱。

证机概要：中气亏虚，气机下陷，气血瘀滞。

治法：补中益气，升阳举陷。

代表方：补中益气汤。

常用药：黄芪、人参、白术、炙甘草补中益气；陈皮理气；当归补血；升麻、柴胡升提下陷之阳气。

【中医适宜技术】

1. 熏洗法　以药物加水煮沸，先熏后洗，或用毛巾蘸药液湿热敷，具有活血止痛、收敛消肿等作用，常用五倍子汤、苦参汤等。

2. 外敷法　将药物敷于患处，具有消肿止痛、收敛止血、祛腐生肌等作用。应根据不同症状选用油膏、散剂，如消痔膏、五倍子散。

3. 塞药法　将药物制成栓剂，塞入肛内，具有消肿、止痛、止血等作用，如痔疮栓。

4. 手术　对于内痔，常用的手术方法包括注射术、结扎术，适用于伴有出血、脱出或嵌顿坏死痔核者。对于外痔常用的手术方法及适应证如下：①外痔切除术，适用于外痔反复发炎，痔体较大影响行走者；②静脉丛剥离术，适用于静脉曲张性外痔者；③血栓外痔剥离术，适用于外痔较大、血块不能吸收、炎症局限者；④结缔组织外痔切除术，适用于结缔组织外痔较大，异物感明显者，或经常发生肿痛，于肿痛消退期行手术治疗。

【转归预后】

本病若早期诊断，正气较强，病情较轻，早期治疗，调摄得当，一般预后良好；若病情较重，正气较虚弱，调摄不当，部分患者可有贫血等并发症。

【预防调护】

（1）养成每天定时排便的良好习惯，防止便秘和腹泻，蹲厕时间不宜过长，以免肛门部瘀血。

（2）注意饮食调和，多喝开水，多食蔬菜，少食辛辣食物。

（3）避免久坐久立，进行适当的活动或定时做肛门括约肌运动。

（4）发生内痔应及时治疗，防止进一步发展。

（5）痔疮脱出肛外要及时回纳，切不可盲目牵拉，以免撕伤或断裂而造成大出血。

📖 案例选粹

患者朱某，男，49岁。1989年8月13日初诊。

主诉：间歇性大便时肛门射血伴肛门肿物脱出8年，加重2年。患者8年前，无明显诱因大便时滴鲜血，伴肿物脱出，脱出物便后能自行回纳肛内。近两年出血加重，呈喷射状，便后多次晕倒，肛内突出物需用手按压方可缓解，曾用止血药物治疗，效果不佳。伴有口苦咽干，胃脘痞满，食少便秘，肛门灼痛，小便黄，舌质红，苔黄厚腻，脉弦数。检查：齿线处1～3点、4～6点、9～11点各有2cm×1cm×1cm、2cm×1cm×1cm、2cm×1cm×1cm大小的红色囊肿物脱出于肛外，顶端有散在出血点，证属Ⅱ型内痔，湿热型。治以清热除湿、消痔止血通便之法，予消痔饮加味，组成：朱砂莲15g，草决明20g，煅牡蛎15g，马勃15g，黄柏15g，甘草6g，黄连10g，黄芩15g，槐角15g，地榆30g，熟大黄30g，枳实12g，茯苓15g。服药4剂后，血止，口苦咽干、胃脘痞满等症状消失，二便通畅，舌质淡，苔薄黄，脉细数。用上方去黄连、黄芩、熟大黄、枳实，加黄芪20g，当归12g，大枣4枚。服药14天查：痔核明显缩小无脱出，仅见6点、11点分别有0.9cm×0.9cm×0.4cm、0.4cm×0.4cm×0.2cm大小的内痔。继服药32天再检查，痔核已全部萎缩。追踪一年无复发。

按语：内痔的病因以脏腑本虚为主，在各种诱因的影响下，如七情过度、饮食不节、便秘、痢疾、久坐以及负重、竭力运行等均可使脏腑阴阳失调，气血不足，湿热内生，下趋大肠，血脉不行，筋脉横解而成痔。用清热解毒、活血止血、软坚收敛、消肿止痛的消痔饮内服，意在消除痔静脉的扩张和瘀血，促使痔核萎缩而痊愈。（柳越冬 . 国家级名老中医肛肠病验案良方 . 郑州：中原农民出版社，2010.）

练习题

A1 型题

1. 内痔便血的特点（　　　）

 A. 黏液脓血便   B. 大便带血，颜色鲜红   C. 柏油样便

 D. 水样便   E. 羊粪样便

2. 内痔是根据以下哪个症状进行分期的（　　　）

 A. 脱出   B. 出血   C. 流脓   D. 痔核大小 E. 疼痛程度

3. 痔疮病位在肠，与（　　　）关系密切

 A. 肝、脾 B. 脾、胃 C. 肺、肾 D. 心、肺 E. 肝、胃

A2 型题

1. 患者，男，28 岁，大便带血，血色鲜红，便后脱出，自行回纳，无疼痛，可能的诊断是（　　　）

 A. 内痔Ⅰ期 B. 内痔Ⅱ期 C. 内痔Ⅲ期 D. 一度脱肛 E. 二度脱肛

2. 患者，女，30 岁。便血，血不与大便相混，附于大便表面，或便时点滴而下，或一线如箭，量多，鲜血而无疼痛者。首先应考虑（　　　）

 A. 肛裂   B. 溃疡性结肠炎   C. 直肠癌

 D. 内痔   E. 直肠息肉

3. 患者，男，65 岁。动则气急，欲便无力，排便时有肿物自肛门内脱出，严重时走路、咳嗽均有脱出，须手助复位，伴有少量出血，舌淡苔薄，脉细。其诊断（　　　）

 A. Ⅰ期内痔 B. Ⅱ期内痔 C. Ⅲ期内痔 D. 肛乳头肥大 E. 炎性混合痔

B1 型题

 A. 内痔 B. 外痔 C. 肛乳头肥大 D. 肛瘘   E. 锁肛痔

1. 适宜采用硬化注射疗法的是（　　　）

2. 适宜采用挂线疗法的是（　　　）

第十节 肛痈

肛痈是指在肛门、肛管和直肠周围间隙中发生的急慢性化脓性疾病。其特点是发病多急骤，疼痛剧烈，伴寒战高热，破溃后常形成肛漏。本病在中医文献中又称为脏毒、悬痈、坐马痈等。

【病因】

1. **饮食不节** 过食辛辣肥甘、醇酒炙煿之品，损伤脾胃，湿热火毒内生，下注肛门，蕴久化热，血败肉腐而成脓，发为肛痈。

2. **邪毒蕴结** 因肛门周围肌肤损伤，邪毒乘虚入内，瘀阻脉络，热壅血瘀而为肛痈。

3. **阴虚毒恋** 素体阴虚火旺，兼夹湿热痰浊，凝聚肛门，郁久热胜肉腐，发为本病。

【病位】

肛痈的病位在肛门直肠，与肺、脾、肾三脏有关。

【病机】

本病多因过食辛辣食品，饮酒过度，而热毒结聚；或因肌肤损伤，感受邪毒，瘀阻脉络，血败肉腐；或因肺、脾、肾三阴亏虚，湿热乘虚结聚肛门而生本病。热壅血瘀是本病发病关键。

【诊断要点】

1. **病史** 常有嗜食醇酒厚味、辛辣煎炸，肛周皮肤疖肿病史，素体阴虚患者更易发病。

2. **临床特征** 本病为突发性肛门周围肿痛、坠胀，有结块，每当受压、咳嗽、行走和排便时加重，伴有发热、倦怠、纳差、排便困难、排尿不畅等全身症状，约一周左右成脓，溃后易形成肛瘘。由于脓肿的部位和深浅的不同，症状也有差异：①肛门旁皮下脓肿，发于肛门周围的皮下组织内，局部红、肿、热、痛明显，成脓后按之应指，有波动感，全身症状较轻。溃脓后易形成皮下肛瘘或低位瘘。②坐骨直肠窝脓肿，位于肛门与坐骨结节之间，初起觉肛门部坠胀微痛，逐渐伴有全身恶寒发热、头身疼痛，肛门灼痛加剧或跳痛，坐卧不安，患侧肛周皮肤微红肿，肛门指检患侧直肠壁饱满，压痛明显，可有波动感。③骨盆直肠间隙脓肿，位于提肛肌以上，腹膜反折以下，位置较深，局部症状不典型，仅觉肛门坠胀，但全身症状明显。肛周皮肤多无明显红肿，直肠指检患侧直肠壁饱满、压痛及波动感，溃脓后多形成高位肛瘘。④直肠后间隙脓肿，部位较深，症状与骨盆直肠间隙脓肿相同，表现为直肠内坠胀痛，骶尾部可产生钝痛，并可放射至下肢，肛周皮肤无明显改变，肛门指检直肠后壁饱满，压痛或波动感。

3. **辅助检查**　直肠指诊可查明是否成脓，以及脓腔的位置和波动情况；窥肛器检查可检查高位脓肿的位置、对肠腔的压迫情况以及内口的位置等。

【鉴别诊断】

1. **肛痈与肛周疖肿**　后者病灶浅表，仅在皮肤或皮下，因发病与肛漏无病理性联系，穿溃后不会形成肛漏。

2. **肛痈与肛周粉瘤**　后者的肿物呈圆形或椭圆形，界线清楚，表面光滑，质地柔软，一般无疼痛，与肛管直肠腔无关，不合并全身感染症状。

【辨证论治】

1. **热毒蕴结证**

证候：肛门周围突然红肿热痛，持续加重，触痛明显，质硬，伴有恶寒发热，喜冷饮，小便短赤，大便秘结，舌质红，苔薄黄，脉弦数。

证机概要：湿热毒邪下注，壅阻脉络，热壅血瘀，蕴酿成痈。

治法：清热解毒，活血祛瘀。

方药：仙方活命饮。

常用药：防风、白芷疏风散肿；贝母、天花粉、金银花清热解毒、软坚散结；当归、赤芍、乳香、没药活血散瘀定痛；陈皮理气行滞；穿山甲、皂角刺活血透络、消肿溃坚；生甘草调和诸药并解毒。

2. **火毒炽盛证**

证候：肛门红肿疼痛剧烈，痛如鸡啄，肛门坠胀，夜寐不安，肿块变软，按之有波动感，伴有发热、口渴而不欲饮、小便困难、大便秘结，舌质红，苔黄腻，脉弦滑数。

证机概要：热壅血瘀，血败肉腐，痈肿内溃，脓液外泄。

治法：清热解毒，托毒透脓。

方药：透脓散。

常用药：当归、川芎、炒山甲、皂角刺托毒透脓；黄芩、黄连、栀子清热泻火。

3. **阴虚毒恋证**

证候：肛门肿痛，皮色暗红，成脓时间较长，破溃后脓出稀薄，淋沥不尽，久不收口，伴有心烦口干、午后潮热、夜间盗汗，舌质红，少苔，脉细数。

证机概要：邪毒渐去，机体损伤，阴伤气耗，或正虚邪恋。

治法：养阴清热。

方药：青蒿鳖甲汤合三妙丸。

常用药：鳖甲滋阴退热；青蒿清阴分伏热；生地滋阴凉血；知母滋阴降火；丹皮泄血中伏火。

【中医适宜技术】

1. 中医外治

（1）初期：实证用金黄散、黄连膏等外敷，位置较深隐者，用金黄散调糊灌肠；虚证用冲和膏或用阳和解凝膏外敷。

（2）成脓期：脓成应尽早切开引流，并根据脓肿的部位深浅和病情的缓急选择手术方法。

（3）溃后期：先用七三丹或八二丹提脓化腐；待腐肉已尽，改用生肌散、生肌玉红膏等，或用红油膏纱条引流；脓尽则用生肌散纱条；日久成漏者，则按肛漏处理。

2. 手术疗法
（1）切开引流术：对于有内口的肛门直肠脓肿，该疗法是一种姑息疗法，切开排脓后，将形成肛瘘，以后再做肛瘘手术。对没有内口的脓肿，可经切开引流后治愈。操作方法：采用骶麻或局麻，确定好脓肿部位，选择波动最明显或指压有指痕处，沿脓肿部位的长轴切开皮肤、皮下层，直达脓腔，排出脓液，将食指探入脓腔，钝性离断间隔，用双氧水、生理盐水先后冲洗脓腔，适当延长切口以引流通畅，切除部分切口边缘组织，最后置入引流条，包扎。

（2）一次性切开根治术：适合于低位脓肿，并且脓腔与内口相连的这部分管道未跨越外括约肌深部。禁忌证：肛痈内口不明确者；或有严重心、肾、肺、肝疾病或有血液病、癌症而不宜手术者。操作方法：采用骶麻，取截石位或侧卧位，如上法先排出脓液，再将左手食指探入肛内触摸内口并作导引，用球头银丝探针自脓腔探入，穿进脓腔与内口相连的管道，自内口穿出并将探针引出肛外，确定探针所含纳的组织没有包含外括约肌深部（或将食指探入肛内，并嘱患者咳嗽以判定探针以上的肌组织是否具有较强的收缩肛管的能力）后，切断探针所含纳的全部组织，将脓腔彻底敞开。清洗脓腔，清除腐烂组织、间隔和分支脓腔，结扎活动性出血点，修剪创口使引流通畅，创口开放，置入引流条，外用纱布、胶布固定。对于低位蹄铁形脓肿，切开与内口相连的组织后，可沿脓腔的走行弧形切开两侧的脓腔，在肛门后位保留肛尾韧带，下对口引流条。其余做法同上。对于没有内口的脓肿，可选择脓腔的最高点并与肛管直肠腔较近的位置将探针穿出。术后处理：使用缓泻剂，保持大便质软而通畅；每天便后用中药煎汤熏洗、换药；换药时要将油纱条置于创口基底部防假性愈合。

（3）开挂线术：又叫低位切开高位挂线术，适合于高位脓肿，或脓腔与内口相连的管道跨越外括约肌深部以上组织的低位脓肿。操作方法：骶麻或硬膜外麻醉，取截石位，常规消毒，切开排脓后，将左手食指探入肛内触摸内口并作导引，探针从排脓口探入，仔细寻找脓腔通往内口的管道，将探针从内口穿出并引到肛外，指诊判断探针穿过肌肉的部位，在探针后端系好胶套并固定，切开探针所含纳的外括约肌皮下部以下的全部组织（切开部分应够大，以便引流通畅），将探针自肛内牵出引入胶套，拉紧胶套，用 7 号丝线双重结扎，去掉探针，清理间隔、腐烂组织及分支脓腔，清洗创面，置入引流条，包扎。术后处理：酌情使用抗生素及缓泻剂，每次便后用 1：5000 高锰酸钾溶液坐浴、换药。一般 10 天左右挂线自行脱落，不脱落者可酌情紧线或剪断，再经换药后，可逐渐愈合，而无肛门失禁等后遗症。应注意术后是否有高热、寒战等症，若有应及时处理。

【转归预后】

本病发病急骤，若早期诊断，正气较强，病情较轻，及时治疗，调摄得当，预后一般良好；但若病情较重，正气虚弱，调摄不当，也有部分患者溃脓后易形成皮下肛瘘或低位瘘。

【预防调护】

（1）保持大便通畅，注意肛门清洁。

（2）积极防治肛门病变，如肛隐窝炎、肛腺炎、肛乳头炎、直肠炎、痔等。

（3）患病后应及早治疗，防止炎症范围扩大。

案例选粹

张某，男，40 岁。

1 年前肛门左侧曾患疖肿，经本院外科治愈。9 天前该处又发现黄豆大肿块，微痛发麻，未做治疗。以后肿痛与日俱增，并伴恶寒发热。经中西结合，内外并治，未见好转，而且肿块由硬变软，跳痛不已。入院时症状：肛门左侧肿块大如鸡卵，色红发热，按之稍有应指感，全身伴有恶寒发热（体温 39.7℃），头昏纳减，口干不欲饮，溲少色黄，大便干结。血象：白细胞 5400/mm³、中性 0.79，淋巴 0.21。此湿热下注，气血壅滞，而成肛痈，为日已久，势将化脓。此处藏垢纳污，一经破溃，易成瘘管。中医诊断：肛痈（热毒炽盛证）。治法：清热利湿解毒。配以外治，以观动静。内服方药：炒黄芩 6g，槐米 10g，金银花 30g，紫花地丁 30g，连翘 10g，川柏 6g，炙穿山甲片 5g，生甘草 2g。外用敷药。经内外并治 3 天，热退（体温 36.8℃），局部肿痛大减，应指已不明显。再治 11 天，肿消痛止，痊愈出院。

按语：案例中肛痈热毒甚炽，已有化脓趋势，故内服药以清热解毒为主、和营通络为辅。（徐松福 . 许履和外科医案医话集 . 南京 : 江苏科学技术出版社 , 1980.）

练习题

A1 型题

1. 肛痈的临床特点除外（   ）

　　A. 发病多急骤　　　　　　B. 疼痛剧烈　　　　　　C. 伴寒战高热

　　D. 破溃后常形成肛漏　　　E. 剧烈瘙痒

2. 肛痈的发病关键是（   ）

　　A. 热壅血瘀　　B. 肝胆湿热　　C. 气滞血瘀　　D. 热毒炽盛　　E. 气血亏虚

3. 肛痈阴虚毒恋证，应首选的方剂为（   ）

　　A. 仙方活命饮　　　　　　B. 透脓散

　　C. 青蒿鳖甲汤合三妙丸　　D. 消风散

　　E. 二仙汤

A2 型题

1. 肛痈火毒炽盛型应用何法治之（   ）

　　A. 清热解毒透脓　　　　　B. 清热解毒　　　　　　C. 养阴清热解毒

　　D. 清热泻火解毒　　　　　E. 以上都不是

2. 一次性切开挂线疗法治疗肛痈，适用于（   ）

　　A. 浅部脓肿　　　　　　　B. 高位脓肿　　　　　　C. 肛门旁皮下脓肿

　　D. 所有类型肛痈　　　　　E. 体质虚弱患者的深部脓肿

3. 患者，男，35 岁，2 天前无明显诱因下出现肛门红肿疼痛剧烈，痛如鸡啄，肛门坠胀，夜寐不安，肿块变软，按之有波动感，伴有发热，口渴而不欲饮，小便困难，大便秘结，舌质红，苔黄腻，脉弦滑数。其中医证型是（   ）

　　A. 外感风热证　　　　　　B. 热毒蕴结证　　　　　C. 火毒炽盛证

　　D. 阴虚毒恋证　　　　　　E. 气滞热壅证

B1 型题

　　A. 便血　　B. 肿痛　　C. 脱垂　　D. 流脓　　E. 便秘

1. 肛瘘的主症是（   ）

2. 肛痈的主症是（   ）

扫一扫，知答案

第八章
中医妇科常见病

扫一扫，看课件

第一节　崩　漏

崩漏是指经血非时暴下不止或淋漓不尽，前者称崩 0 中，后者称漏下。崩与漏虽出血情况不同，但二者常相互转化，故概称崩漏。属月经周期、经期、经量严重紊乱的月经病。

【病因】

1. 感受邪气　外感火热之邪，或阴不维阳，或素体阳盛，热伤冲任，迫血妄行。

2. 饮食不节　过食辛温香燥助阳之品，热伏冲任，扰动血海，迫血妄行。

3. 劳倦久病　劳倦久病，或房劳过度，造成气血虚损，命门火衰而致"肾 – 天癸 – 冲任 – 胞宫"轴的严重失调，冲任损伤，不能制约经血，使子宫藏泄失常。

4. 七情失调　情志不遂，抑郁忿怒，肝气郁结，疏泄失常；思虑过度，损伤脾气，脾失统摄；大惊卒恐，伤于肾，致使气机逆乱，形成崩漏。

5. 瘀血内停　外感邪气、内生七情、生活所伤、跌仆损伤等致瘀血内停，血不归经而致崩漏。

【病位】

崩漏的病位主要在胞宫，与肾、脾、肝密切相关。

【病机】

崩漏的基本病机是冲任损伤，不能制约经血，胞宫蓄溢异常，经血非时妄行。可概括为虚、热、瘀 3 个方面。肾虚封藏失司，脾虚血失统摄，冲任不固，不能制约经血；热伤冲任，迫血妄行；瘀阻冲任、子宫，血不归经而妄行，遂成崩漏。

【诊断要点】

1. 病史 了解患者的年龄、月经史、孕产史，目前采取的避孕措施、激素药物的使用史，询问有无肝病、血液病、高血压、甲状腺、肾上腺、脑垂体等病史，有无精神紧张、环境变迁等影响正常月经的因素，详问出血的情况，如出血时间、持续时间、出血量等病史。

2. 临床特征 月经周期、经期紊乱，出血量多如山崩之状，或量少淋漓不止。停经数月而后骤然暴下，继而淋漓不断；或量少累月不止，突然又暴下量多如注；或出血时断时续，血量时多时少。常继发贫血，甚至发生失血性休克。

3. 辅助检查 ①妇科检查：功能失调性子宫出血患者，多无明显器质性病变；生殖器炎症者，可有炎症体征；妇科肿瘤者，可有子宫体增大，质硬或形态的改变，或附件有包块。②检查血常规、血凝时间等，了解贫血及排除可能存在的血液病。③卵巢功能及激素测定：基础体温呈单相性，或双相型但黄体功能不足，血清雌、孕激素及垂体激素测定等。④B超检查：了解子宫大小及内膜厚度，排除妊娠、生殖器肿瘤。⑤诊断性刮宫：既可迅速止血，又可协助诊断，诊刮时要注意宫腔大小及形态、刮出物的性质和量，以排除子宫肌瘤、子宫内膜息肉等引起的出血。

【鉴别诊断】

1. 崩漏与月经先期、经期延长 月经先期是周期的缩短，经期延长者似漏下，这种周期和经期的改变易与崩漏混淆，但上述情况的出血都有一定周期性，周期的缩短一般在7天以上2周以内；经期的延长应在2周之内自然停止；与崩漏的出血无定时且持续出血不能自然停止、周期长短不一显然有别。

2. 崩漏与异位妊娠 异位妊娠有停经史，停经后有早孕反应，阴道不规则出血及一侧下腹疼痛等症状。不典型异位妊娠可无明显下腹痛。B超检查可见孕囊在子宫腔以外部位，有盆腔内出血时，后穹窿穿刺阳性。崩漏则无上述情况。

【辨证论治】

由于崩漏发病缓急不同，出血的新久各异，治疗采用"急则治其标，缓则治其本"的原则，灵活运用塞流、澄源、复旧三法。

塞流：即是止血。暴崩之际，急当止血防脱，一般采用补气摄血。具体运用止血方法时，还要注意崩与漏的不同。治崩宜固摄升提，不宜辛温行血，以免失血过多导致阴竭阳脱；治漏宜养血行气，不可偏于固涩，以免血止成瘀。血势不减者，宜输血救急；血势渐缓者，则谨守病机，辨证论治。

澄源：即是澄清本源，求因治本，是治崩的重要的阶段。针对病因进行调治，使崩漏得到根本上的治疗。切忌不问原由，概投寒凉或温补之剂，专事止涩，致犯虚虚实实之戒。

复旧：即是调理善后，以调整月经周期和月经量。调治之法当视其发病原因之异同和各年龄阶段生理特点的差异，多采用补肾、健脾、调肝等法。然月经之本在肾，故总宜益肾固冲调经，本固血充则月经可复正常。

1. 肾虚证

（1）肾阴虚证

证候：经血非时而下，出血量少或多，淋漓不断，色鲜红，质稠，头晕耳鸣，腰痠膝软，五心烦热，舌红，苔少，脉细数。

证机概要：肾阴不足，热伏冲任，阴虚内热，迫血妄行。

治法：滋肾益阴，止血调经。

代表方：左归丸。

常用药：山药、菟丝子补肾阳而益精气；熟地、枸杞子、山茱萸滋肾阴而填精血；龟板胶、旱莲草、炒地榆育阴凉血止血。

（2）肾阳虚证

证候：经血非时而下，出血量多，或淋漓不尽，色淡质稀，腰痛如折，面色晦黯，畏寒肢冷，小便清长，大便溏薄，舌淡黯，苔薄白，脉沉弱。

证机概要：肾气虚弱，肾阳虚衰，封藏失职，冲任不固。

治法：温肾固冲，止血调经。

代表方：大补元煎。

常用药：人参、山药、杜仲补肾气以固崩；山茱萸、枸杞子补肾填精而生血；当归养血补血；甘草调和诸药。

2. 脾虚证

证候：经血非时而下，量多如崩，或淋漓不断，色淡质稀，面色苍白，神疲体倦，气短懒言，不思饮食，四肢不温，舌淡胖，苔薄白，脉缓弱。

证机概要：脾虚气陷，统摄无权，冲任不固。

治法：健脾益气，固冲止血。

代表方：固冲汤。

常用药：出自《医学衷中参西录》。黄芪、白术健脾益气以摄血；煅龙骨、煅牡蛎、海螵蛸固摄冲任；山茱萸、白芍益肾养血、酸收止血；五倍子、棕榈炭炭涩血止血；茜草根活血止血，血止而不留瘀。

3. 血热证

证候：经血非时而下，量多如崩，或淋漓不断，色红质稠，心烦少寐，渴喜冷饮，头晕面赤，舌红，苔黄，脉滑数。

证机概要：实热内盛，热扰冲任，血海不宁，迫血妄行。

治法：清热凉血，止血调经。

代表方：清热固经汤。

常用药：出自《简明中医妇科学》，黄芩、地骨皮、生地、阿胶清热凉血益阴；藕节、棕榈炭涩血止血；龟板、牡蛎育阴潜阳、固摄冲任；焦栀子、地榆清热凉血止血；甘草调和诸药。

4. 血瘀证

证候：经血非时而下，时下时止，量多或少，淋漓不净，色紫黯夹有块，小腹疼痛拒按，舌紫黯，或有瘀点，脉涩或弦涩有力。

证机概要：瘀血阻滞冲任，血不归经。

治法：活血祛瘀，固冲止血。

代表方：逐瘀止崩汤。

常用药：出自《安徽中医验方选集》，没药、五灵脂活血祛瘀；三七、牡丹皮炭、炒丹参活血化瘀止血；当归、川芎养血活血；阿胶、炒艾叶养血止血；乌贼骨、龙骨、牡蛎固涩止血。

【中医适宜技术】

1. 经验方：侧柏叶、仙鹤草、益母草各 15g，棕榈炭（冲服）3g，水煎内服，日 1 剂。
2. 灸法：艾灸神阙、隐白穴 20 分钟。日 1 次。
3. 针刺疗法：针刺耳内子宫、内分泌、皮质下穴。留针 15～20 分钟，日 1 次。

【转归预后】

崩漏的预后与治疗和发育有关。青春期崩漏随发育渐成熟，"肾－天癸－冲任－胞宫"轴协调，最终可建立正常排卵的月经周期；少数发育不良或治疗不规范者，易因某些诱因而复发。生理期崩漏，正值生殖旺盛，有部分病者有自愈的趋势，大多可恢复或建立正常排卵周期，达到经调而后生育。亦有少数患者，子宫内膜生长周期过长而伴发不孕症，有转变为子宫内膜癌的危险。更年期的崩漏疗程相对较短，止血后健脾补血消除虚弱症状，少数须手术治疗，并注意排除恶性病变。

【预防调护】

（1）血崩是可以预防的。重视经期卫生，尽量避免或减少宫腔手术。早期治疗月经过多、经期延长、月经先期等出血倾向的月经病，以防发展成血崩。

（2）血得热则宣流，得寒则凝滞，受湿则碍气机。故崩漏患者宜避炎暑高温，或忌过食辛烈香燥之物，及辛温暖宫之剂或寒凉凝血、滞血之药物，忌吃生冷饮食；出血期间不宜涉水冒雨。劳则气耗，气不摄血，则致血崩，故出血期避免过度疲劳和剧烈运动，必要时应卧床休息或住院治疗。严禁经期房事，加强营养，并加强锻炼，以防复发。血崩调摄首重个人卫生防感染，次调饮食增营养，再适劳逸通情怀。

（3）血崩一旦发生，必须及早治愈，临床观察当记录出血的期、量、色、质的变化及伴随证候的变化，若出血呈骤多不止，当及时处理，以免阴血暴亡，发生虚脱危候。

📚 案例选粹

陈某，女，49岁，已婚，职员。

患者素有崩漏病史，曾行诊断性刮宫，为功能性子宫出血，病情有一度稳定。近年旧恙复作，经来量多如崩。常见2～3个月淋漓不止，脸色潮红，苔薄舌红，脉来弦细带数。中医诊断：崩漏（阴虚火旺，血海失宁）。值此炎夏之际，暑热相加，血海更为沸腾，经来量多色鲜，《内经》所谓"天暑地热，则经水沸溢"是也。治法：急宜清源过流，宁静血海。处方：仿《傅青主女科》清海丸法急进。桑叶、墨旱莲、玄参炭各15g，炒白芍、藕节炭各30g，丹皮炭、槐米炭各18g，竹茹9g，甘菊炭5g。服5剂。

二诊：清源过流，大剂而进，血海得宁，经量显著减少。下届月经期近，仍需清熄余焰，原法伸展：桑叶、炒白芍、墨旱莲各15g，杞子、槐米各12g，玄参炭、知母、地骨皮、丹皮、竹茹各9g，甘菊炭6g。

三诊，崩漏先后调治四个周期，经来量减，日程亦短。值此经后，血去阴伤，心肝亏损，心悸乱梦，烦躁不寐。治宜养心敛肝，佐以固守善后：生白芍、辰麦冬，杞子、辰茯苓、党参、黄芪各9g，墨旱莲12g，炙甘草6g，红枣15g，淮小麦30g。

按语：妇人以血为本，以肝为先天；治血病注重调气机，治杂病重视肝、脾、肾。（陈少春.何子淮女科经验集.杭州：浙江科学技术出版社，1982.）

练习题

A1 型题

1.下列各项，不属于导致崩漏常见病因的是（　　　）

　A.脾虚　　　B.肾虚　　　C.血虚　　　D.血瘀　　　E.血热

2.崩漏的主要病机是（　　　）

A. 瘀血内阻，新血不守　　　B. 冲任损伤，不能制约经血

C. 脾气虚弱，统摄无权　　　D. 热伤冲任，迫血妄行

E. 肾气亏虚，封藏失职

3. 崩漏的治疗，其原则是（　　　）

A. 治崩三法　　　　　　　B. 急则治其标，缓则治其本

C. 辨证论治　　　　　　　D. 补气摄血

E. 或补肾，或扶脾，或疏肝

A2 型题

1. 患者李某，女，35 岁，已婚。患崩漏 1 年余，经血非时而至，经量甚多、色淡、质稀，面色苍白，气短懒言，大便不成形，舌淡，苔薄白，脉沉弱。其证候属（　　　）

A. 肾阳虚　　B. 肾阴虚　　C. 血瘀　　　D. 脾虚　　　E. 以上均非

2. 患者女性，月经淋漓日久不净，血色深红，质稠，口渴烦热，便干溲黄，舌红苔黄，脉洪数。其治法应是（　　　）

A. 疏肝清热，凉血止血　　　B. 疏肝清热，化瘀止血

C. 清热凉血，止血调经　　　D. 养阴清热，止血调经

E. 理气开郁，化瘀止血

3. 患者女性，47 岁。面色晦暗，精神萎靡，形寒肢冷纳呆，大便溏薄，经行量多，或崩中暴下，色淡，舌淡苔薄白，脉沉细无力。最恰当的治法（　　　）

A. 温肾扶阳，固冲止血　　　B. 温肾扶阳，固摄止带

C. 温中健脾，涩肠止泻　　　D. 补气固冲，止血调经

E. 温肾扶阳，温中健脾

B1 型题

A. 清热固经汤　B. 大补元煎　　C. 左归丸　　　D. 固冲汤　　　E. 逐瘀止崩汤

1. 治疗血瘀型崩漏，应首选的方剂是（　　　）

2. 治疗脾虚型崩漏，应首选的方剂是（　　　）

第二节　痛　经

凡在经期或经行前后，出现周期性小腹疼痛，或痛引腰骶，甚至剧痛晕厥，影响正常工作及生活的疾病，称为"痛经"，亦称"经行腹痛"。

【病因】

1. 感受邪气　经期产后，感受寒邪，寒客胞宫，血得寒则凝，血行失常；或感受湿热

之邪，与血搏结，稽留于冲任、胞宫，以致气血凝滞不畅。

2. 饮食所伤　过食寒凉生冷，血脉凝滞，血行受阻，气血运行不畅。

3. 劳倦久病　先天肾气不足，或房劳多产，或久病虚损，或失血过多，伤及脾肾，肾虚则精亏血少，脾虚则化源不足，冲任不足，胞宫失养。

4. 内伤七情　素性抑郁，或忿怒伤肝，肝郁气滞，气滞血瘀，瘀滞冲任，血行不畅，故使痛经。

【病位】

痛经的病位在冲任与胞宫，与肝、脾、肾三脏关系密切。

【病机】

本病的发生与冲任、胞宫的周期性生理变化密切相关。主要病机可概括为"不通则痛"或"不荣则痛"。肝郁气滞、寒邪凝滞、湿热郁结等因素导致瘀血阻络，客于胞宫，损伤冲任，气血运行不畅，"不通而痛"；素体肝肾亏虚，精血不足，或脾胃虚弱，气血亏虚，经期前后，血海满而溢泄，气血骤虚，冲任、胞宫失养，"不荣则痛"。

【诊断要点】

1. 病史　经行腹痛史，注意有无经期产后冒雨涉水、精神过度紧张、过食寒凉或不节房事等情况；子宫内膜异位症、子宫腺肌病、盆腔炎性疾病、宫颈狭窄等病史或妇科手术史。

2. 临床特征　每遇经期或经行前后小腹疼痛，呈阵发性、痉挛性或胀痛伴下坠感，甚者疼痛难忍，严重者可放射到腰骶部、肛门、阴道、股内侧。甚或伴有面色苍白、呕吐汗出、面青肢冷，以至昏厥。疼痛程度有轻有重，一般无腹肌紧张或反跳痛，也有少数患者于经血将净或经净后1～2天始觉腹痛或腰腹痛。

3. 辅助检查　①妇科检查：了解子宫位置、发育情况、有无畸形或包块、有无压痛等。原发性痛经患者无生殖器官器质性病变。少数患者幼稚子宫，或子宫发育畸形，或过度后屈后倾，或宫颈管狭窄，此大多非药物所能奏效。②B超：有助于诊断子宫内膜异位症、子宫腺肌病、盆腔炎性疾病，排除妊娠、生殖器肿瘤等。③血液检查：有助于诊断盆腔炎性疾病。④其他：盆腔MRI、子宫输卵管碘油造影、宫腔镜、腹腔镜检查有助于明确痛经的原因。

【鉴别诊断】

痛经应与发生在经期或经期加重的其他疾病引起腹痛症状者相鉴别，尤其是患者疼痛之性质、程度明显有别于既往经行腹痛时，或腹部扣诊见腹肌紧张或反跳痛体征者，更需审慎。由于月经期盆腔充血，盆腔及其周围脏器原有病变，如膀胱炎、结肠炎、慢性阑尾炎等常会在经期加剧，易与痛经混淆。同时应与伴随阴道流血而有明显下腹痛的病症如异位妊娠、堕胎、小产等鉴别。

【 辨证论治 】

本病以伴随月经来潮而周期性小腹疼痛作为辨证要点，根据其疼痛发生的时间、部位、性质、喜按或拒按等不同情况，明辨其虚实寒热、在气在血。一般痛在经前、经期，多属实；痛在经后、经期，多属虚；痛胀俱甚、拒按，多属实；隐隐作痛、喜揉喜按，多属虚；得热痛减多为寒，得热痛甚多为热；痛甚于胀多为血瘀，胀甚于痛多为气滞；痛在两侧少腹病多在肝，痛连腰际病多在肾。其治疗大法以通调气血为主。

1. 肾气亏损证

证候：经期或经后小腹隐隐作痛，喜按，月经量少，色淡质稀，头晕耳鸣，腰酸腿软，小便清长，面色晦黯，舌淡，苔薄，脉沉细。

证机概要：肾气本虚，精血不足，胞宫、胞脉失于濡养。

治法：补肾填精，养血止痛。

代表方：调肝汤。

常用药：出自《傅青主女科》，巴戟天、山茱萸补肾气、填肾精；当归、白芍、阿胶养血缓急止痛；山药、甘草补脾肾、生精血。全方共奏补肾填精养血、缓急止痛之功。

2. 气血虚弱证

证候：经期或经后小腹隐痛喜按，月经量少，色淡质稀，神疲乏力，头晕心悸，失眠多梦，面色苍白，舌淡，苔薄，脉细弱。

证机概要：气血虚弱，胞宫、胞脉失于濡养。

治法：补气养血，和中止痛。

代表方：黄芪建中汤。

常用药：黄芪、党参、桂枝补气温中、通经止痛；当归、白芍、饴糖养血和中、缓急止痛；炙甘草、生姜、大枣健脾胃以生气血。

3. 气滞血瘀证

证候：经前或经期小腹胀痛拒按，胸胁、乳房胀痛，经行不畅，经色紫黯有块，块下痛减，舌紫黯，或有瘀点，脉弦或弦涩有力。

证机概要：肝郁气滞，瘀滞冲任，气血运行不畅。

治法：行气活血，祛瘀止痛。

代表方：膈下逐瘀汤。

常用药：枳壳、乌药、香附理气调肝；当归养血和血；川芎、赤芍、桃仁、红花、丹皮活血行瘀；延胡索、五灵脂化瘀止痛；甘草缓急且调和诸药。气顺血调则疼痛自止。

4. 寒凝血瘀证

证候：经前或经期，小腹冷痛，得热则痛减，经血量少，色黯有块，畏寒肢冷，面色青，舌黯，苔白，脉沉紧。

证机概要：血为寒凝，瘀滞冲任、胞宫，血行不畅。

治法：温经散寒，祛瘀止痛。

代表方：温经汤。

常用药：出自《金匮要略》，吴茱萸、桂枝温经散寒；当归、川芎、芍药、丹皮养血祛瘀；阿胶、麦冬养阴润燥；人参、甘草益气健脾；半夏、生姜降逆温中；甘草调和诸药。

5. 湿热蕴结证

证候：经前或经期小腹灼痛拒按，痛连腰骶，或平时小腹痛，至经前疼痛加剧，经量多或经期长，经色紫红，质稠或有血块，平素带下量多，黄稠臭秽，或伴低热，小便黄赤，舌红，苔黄腻，脉滑数或濡数。

证机概要：湿热蕴结冲任，气血运行不畅。

治法：清热除湿，化瘀止痛。

代表方：清热调血汤。

常用药：出自《古今医鉴》，黄连、薏苡仁清热除湿；红藤、败酱草清热解毒；当归、川芎、桃仁、红花、牡丹皮活血祛瘀通经；莪术、香附、延胡索行气活血止痛；生地、白芍凉血清热、缓急止痛。全方共奏清热除湿、化瘀止痛之效。

【中医适宜技术】

（1）益母草30g，老姜15g，红糖20g。水煎服，日1剂。

（2）红糖、生姜适量，鸡蛋1～2个，煲服。同时艾灸涌泉、关元、足三里各20分钟。

（3）针刺三阴交、合谷、关元、气海，留针15～30分钟，日1次。

【转归预后】

痛经经治疗后一般预后较好，极少数可致不孕、癥瘕、慢性盆腔炎等妇科疾病。

【预防调护】

（1）注重经期、产后卫生，以减少痛经发生。

（2）注意经期保暖，避免受寒。

（3）保持精神愉快，气机通达，经血流通。

（4）注意调摄，慎勿为外邪所伤。

（5）不可过用寒凉或滋腻的药物、服食生冷之品。

案例选粹

张某，女，30岁。1984年6月12日。

素来月经量多，用纸二刀余，经行5天干净，经色黯红，有血块，每经前几天就感腰腹坠胀，见红肚子痛，第一、二天痛甚，痛时欲解大便，每次都用阿托品、去痛片缓解。平时有恶心感，痛经时尤甚。从初潮即有痛经病史，近几年痛经加重，平时带下多，色黄，素来性情急躁，自1981年开始发现右腿硬皮症。近来病情逐步加重。末次月经今日来潮，现正感小腹疼痛难忍。舌质正常，苔白，脉弦细。中医诊断：痛经（气滞血虚型）。治法：滋养精血，活血调经。方药：当归10g，白术12g，香附12g，川芎10g，枸杞子15g，白芍15g，鸡血藤15g，益母草12g，甘草6g，吴茱萸6g。

二诊：1984年6月16日。服上药4剂后，疼痛明显好转，但月经量仍多。现月经将净，已无恶心感，二便正常，舌脉同前。上方加黑豆30g，熟地20g，荆芥炭45g。

三诊：1984年7月18日。服上药20余剂，这次月经7月10日来潮，现已干净，经期已无明显疼痛感，经量亦减少，经期无明显不适，右腿硬皮症稳定。继服上方以善其后。

按语：对痛经的治疗，既要顺应生理之自然，注重调经；又要注意培补耗损之不足，补养精血。故多采用四物汤加减，选用具有温养流动之性的当归、川芎为主药，不用壅滞滋腻之熟地，配白芍、甘草缓急止痛。痛经乃气血为病，以四物汤调其血，酌加香附、乌药、艾叶、川楝、延胡索等气药，使气行则血行而痛止。结合年龄、症状来看，痛经多由肾气未充或耗伤过多所致，所以治疗上又多从肾论治或兼顾及肾。

（梅乾茵.黄绳武妇科经验集.北京：人民卫生出版社，2004.）

练习题

A1型题

1.痛经的主要病机是（　　　）

A.不荣则痛　　　B.寒湿凝滞　　　C.胞脉失于滋养

D.血海空虚　　　E.阳虚内寒

2. 下列除哪项外，均为痛经气血虚弱证的主症（　　　）

　　A. 腹痛出现在行经之后　　　　　　B. 腹痛喜按

　　C. 月经量少、色淡、质稀　　　　　D. 神疲乏力，纳少便溏

　　E. 头晕眼花，腰痛如折

3. 痛经的治疗原则是（　　　）

　　A. 调理冲任气血　　　　　　B. 温经暖宫止痛　　　　　C. 益肾养肝止痛

　　D. 益气补血止痛　　　　　　E. 理气化瘀止痛

A2 型题

1. 患者女性，18 岁，未婚。每于经行小腹绵绵作痛，经净渐除，经量少、质稀，腰酸腿软，舌苔薄白，脉细弱。其治法是（　　　）

　　A. 益气止痛　　　　　　　　B. 补血止痛　　　　　　　C. 滋阴止痛

　　D. 益肾养肝止痛　　　　　　E. 疏肝止痛

2. 患者女性，30 岁。经期腹痛 3 天，灼痛拒按，经量多，色紫红，质稠夹血块，小便黄，舌红，苔黄，脉滑数多为（　　　）

　　A. 气血虚弱　　　　　　　　B. 肾气亏损　　　　　　　C. 寒凝血瘀

　　D. 湿热蕴结　　　　　　　　E. 气滞血瘀

3. 患者，女，36 岁，每次经期或经后 2 天内小腹绵绵作痛，伴腰骶酸痛，经色黯淡、量少，头晕耳鸣，面色晦暗，健忘，舌质淡红、苔薄，脉沉细，应诊断为（　　　）

　　A. 气血虚弱型痛经　　　　　B. 气滞血瘀型痛经　　　　C. 肾气亏损型痛经

　　D. 湿热瘀阻型痛经　　　　　E. 寒凝血瘀型痛经

B1 型题

　　A. 血府逐瘀汤　　　　　　　B. 膈下逐瘀汤　　　　　　C. 少腹逐瘀汤

　　D. 温经汤　　　　　　　　　E. 通窍活血汤

1. 治疗痛经气滞血瘀证，应首选（　　　）

2. 治疗痛经寒凝血瘀证，应首选（　　　）

第三节　月经先后无定期

　　月经先后无定期是指月经周期时而提前、时而延后 7 天以上（提前 7～10 天或错后 7～14 天），交替不定且连续 3 个周期以上者。又称"经乱""月经愆期""经水先后无定期"。本病以月经周期紊乱为特征。

【病因】

1. **七情不调** 素体抑郁，或忿怒伤肝，疏泄失职，冲任失调，血海蓄溢失常，遂致月经先后无定期。

2. **房劳久病** 素体肾气虚弱，或房劳多产，或大病久病伤肾，或绝经之年肾气渐衰，藏泻失司，冲任失调，血海蓄溢失常，遂致月经先后无定期。

3. **饮食不当** 素体脾虚，饮食失节，损伤脾气，脾虚生化不足，统摄无权，冲任失调，血海蓄溢失常，以致月经先后无定期。

【病位】

月经先后无定期的病位主要在胞宫、冲任，与肝、脾、肾功能失常关系密切。

【病机】

本病主要病机为肝、脾、肾功能失常，冲任失调，血海蓄溢失常，致月经先后不定，潮而无信。肝气逆乱，疏泄失司，疏泄太过，则月经先期而至，若疏泄不及，则月经后期而来。肾主封藏，肾气不充，开阖不利，遂致月经先后无定期。

【诊断要点】

1. **病史** 有情志内伤或先天禀赋不足或慢性疾病等病史。

2. **临床特征** 月经周期紊乱，提前或推后7天以上，连续3个周期以上，经期、经量基本正常。

3. **辅助检查** ①妇科检查：子宫大小正常或偏小。②B超：排除生殖器官器质性病变。③卵巢功能检查：测基础体温、宫颈黏液结晶检查、激素测定等。

【鉴别诊断】

月经先后无定期与崩漏：后者周期、经期、经量均发生严重紊乱。月经先后无定期，只有周期紊乱，经期、经量正常，与崩漏不同。

【辨证论治】

月经先后无定期治疗应以调理冲任气血为主。若肾虚则宜补肾调经、肝郁则宜疏肝理气、脾虚则宜健脾益气，使气血调和，血海蓄溢适度，月经则自调。

1. **肝郁证**

证候：经来先后不定，经量或多或少，色黯红或紫红，或有血块，或经行不畅，全身症状见精神抑郁，胸胁、乳房及少腹胀痛，时欲叹息，嗳气食少，苔薄白或薄黄，脉弦。

证机概要：肝郁疏泄失职，气血失调，血海蓄溢失常。

治法：疏肝理气，健脾调经。

代表方：逍遥散。

常用药：柴胡、郁金、青皮、佛手、香附、枳壳疏肝解郁理气；薄荷助柴胡疏散条达、理气行滞；当归、白芍、熟地、枸杞、玉竹、北沙参养血调经；茯苓、白术、山药、甘草健脾益气；煨姜温胃行气。

2. 肾虚证

证候：经行或先或后，量少，色淡暗，质稀，伴头晕耳鸣、腰膝酸软、小便频数，舌淡苔少，脉细尺弱。

证机概要：肾气亏损，藏泻失职，冲任失调，血海蓄溢失常。

治法：补肾益气，固冲调经。

代表方：固阴煎。

常用药：出自《景岳全书》，菟丝子、枸杞子、杜仲补肾益精气；熟地、山药滋肾益精；人参、黄芪、白术、山药、炙甘草健脾益气，养先天以固冲；远志、五味子、夜交藤交通心肾，以固肾调经。

3. 脾虚证

证候：经行或先或后，量多，色淡质稀，神倦乏力，脘腹胀满，纳呆食少，舌淡，苔薄，脉缓。

证机概要：脾虚统摄无权，冲任气血失调，血海蓄溢失常。

治法：补脾益气，养血调经。

代表方：归脾汤。

常用药：人参、黄芪、白术补脾益气生血；当归、龙眼肉补血养心；茯苓、酸枣仁、远志宁心安神；木香理气醒脾；生姜、大枣调和脾胃。

【中医适宜技术】

（1）双花调经茶：玫瑰花 10g，月季花 10g，佛手 5g，红茶 5g，每次月经来潮前一周，代茶频饮。

（2）乌鸡杞子汤：乌骨鸡 100g，枸杞子 15g，先将乌骨鸡洗净后炖熟，然后放入枸杞子再煮 15 分钟左右。每天可吃一次。

（3）热敏灸：取关元、气海、中极、三阴交，每次 30 分钟，日一次。

【转归预后】

本病若及时诊治，重视调养护理，可以痊愈。如果治疗不及时，或者调护不当，可能会发展成崩漏或闭经，所以应当及早积极治疗。

【预防调护】

避免强烈的精神刺激，保持心情的舒畅，以利气血畅达和肝之疏泄功能正常。实行计划生育，避免劳累，节制房事，以利肾之封藏施泄功能正常。

案例选粹

陈某，女，34岁，干部，已婚。1998年7月3日初诊。

患者近3个月来，月经周期紊乱，先后无定期，因5次流产体虚已绝育，末次月经7月2日。本次延迟10天而行，行则量少而止，胸闷腹胀，纳谷不香，周身骨节酸楚，面色少华，舌苔薄白，脉虚细而弦。中医诊断：月经先后无定期（肝郁脾虚，气虚不调）。治法：理气解郁，扶正益血。方药：当归9g，川芎6g，白芍10g，制香附10g，郁金6g，枳壳5g，合欢皮10g，丹参15g，巴戟天12g，焦白术10g，防己10g，秦艽9g。12剂，水煎服，日1剂。

二诊：诉胸闷腹胀轻，骨节酸楚已轻，脉象虚细而数，苔薄黄，认为此为多产伤肾，肾水不足以涵木，肝郁化火，阴虚血热，仍采用固肾疏肝、养血清热法。处方：当归10g，白芍10g，山茱萸9g，女贞子10g，玄参15g，合欢皮10g，制香附10g，白术10g，陈皮6g，柴胡6g，青蒿9g。10剂，水煎服，日1剂。

三诊：末次月经7月26日，适值经转第一天，超前6天，周期渐准，来潮量中色红，小腹微胀，舌红、苔薄，脉细。经期予以补肾活血疏肝。处方：当归10g，川芎6g，丹参15g，制香附10g，广郁金6g，酒白芍10g，红花5g，茺蔚子10g，桃仁9g，鸡血藤15g，怀牛膝10g，生甘草5g。

四诊：服上药5剂，经量中，4天净，续以二诊方加减调理后，经水调。

按语：本病多因先天禀赋不足或大病后失养，或流产多次，房劳，手术损伤造成气血衰少，冲任失养，统摄无权，封藏失职，又感情志抑郁，肝气不舒血脉不畅所致。当治宜疏肝理气、补益调冲。本法用归芍、川芎、柴胡、合欢皮、郁金等清芳流动，舒郁柔肝。加用白术、山茱萸、玄参、香附等健脾养血。房劳多产或术后导致肾经亏耗，用巴戟天、女贞子、牛膝等；以养肾水，全方能达到疏肝、健脾、养血、固冲、益肾之功。（何嘉琳.何少山医论医案经验集.上海：上海科学技术出版社，2017.）

练习题

A1 型题

1.下列各项，不属于月经先后不定期肾虚型主要症状的是（　　　）

　　A.经行或先或后　　　　B.月经量少色淡暗　　　　C.小腹冷痛拒按

　　D.头晕耳鸣腰痛　　　　E.舌淡苔白，脉细弱

2.需与月经先后无定期相鉴别的疾病是（　　　）

　　A.月经先期　　　　　　B.月经后期　　　　　　　C.崩漏

　　D.月经过多　　　　　　E.月经过少

3.与月经先后无定期的发生密切相关的脏腑是（　　　）

　　A.肝、肾、脾　　　　　B.肾、心、肝　　　　　　C.脾、肾、心

　　D.肾、肝　　　　　　　E.肾、脾

A2 型题

1.患者女性，34 岁，已婚。经行先后不定，经量多，色红，质稠，少腹胀痛，乳房胀痛，舌暗红，苔薄黄，脉弦。治疗应首选（　　　）

　　A.逍遥散　　　　　　　B.小柴胡汤　　　　　　　C.加味逍遥散

　　D.血府逐瘀汤　　　　　E.当归芍药散

2.患者女性，38 岁。结婚三年，夫妇同居未孕，月经先后不定期，经行乳房胀痛，善太息，舌淡红苔薄白，脉弦细。其证候是（　　　）

　　A.肝肾阴虚　　　　　　B.肝郁脾虚　　　　　　　C.肝阳上亢

　　D.肝郁　　　　　　　　E.气滞血瘀

3.患者女性，46 岁。近 3 个月月经或提前，或错后，头部面颊阵发性烘热汗出，五心烦热，腰膝酸痛，溲黄便结，舌红苔少，脉细数。首选方剂是（　　　）

　　A.左归丸　　　　　　　B.六味地黄丸　　　　　　C.知柏地黄丸

　　D.保阴煎　　　　　　　E.固阴煎

B1 型题

　　A.丹栀逍遥散　　　　　B.逍遥散　　　　　　　　C.保阴煎

　　D.归脾汤　　　　　　　E.柴胡舒肝散

1.治疗月经先后无定期肝郁证，应首选的方剂是（　　　）

2.治疗月经先后无定期脾虚证，应首选的方剂是（　　　）

第四节　闭　经

女子年逾 16 周岁，月经尚未初潮，或月经周期已建立后又停闭 6 个月以上者，称为"闭经"。前者称原发性闭经，后者称继发性闭经，对先天性生殖器官缺如和畸形，或后天器质性损伤而无月经者，因非药物治疗所能奏效，不属本节讨论范畴。妊娠期、哺乳期或更年期的月经停闭属生理现象，不作闭经论，有的少女初潮 1 年内偶尔出现月经停闭现象，可不予治疗。

【病因】

1. **外感寒邪**　经产之时，血室正开，涉水感寒，寒邪乘虚客于冲任，血为寒凝成瘀，滞于冲任，气血运行阻隔，血海不能满溢，遂致月经停闭。

2. **劳倦久病**　劳累过度，或房劳多产，久病伤肾，以致肾精亏损，冲任气血不足，大病久病，营血耗损，冲任血少，血海不能满溢，遂致月经停闭。

3. **内伤饮食**　长期嗜酒无度，或过食肥甘厚腻，或饮食污染不洁，或饥饱失常，或恣食生冷，脾胃损伤，运化失职，气血化生之源不足，冲任气血不充，血海不能满溢，遂致月经停闭。

4. **七情内伤**　素性抑郁，或忿怒过度，气滞血瘀，瘀阻冲任，气血运行受阻，血海不能满溢，遂致月经停闭。

【病位】

闭经的病位主要在肝、脾、肾。

【病机】

本病基本病机为冲任气血失调，有虚、实两个方面，虚者多因精血匮乏，冲任不充，血海空虚，无血可下；实者因邪气阻隔，冲任瘀滞，脉道不通，经不得下。

【诊断要点】

1. **病史**　了解既往月经情况，包括月经初潮、周期、经期、经量、色质等情况。了解停经前有无精神刺激、学习紧张、环境改变、药物（避孕药、镇静药、激素、减肥药）等影响。有无严重的产伤史如产后大出血、感染等，子宫或卵巢手术史，急慢性疾病史如结核病、甲状腺病、肾上腺病、垂体或生殖器官肿瘤等，家族遗传史。原发性闭经还应了解其母妊娠过程中有无急性传染病，有无接受激素或其他致畸药物、放射线等治疗，以及患者青春期生长和第二性征发育进程。

2. 临床特征　女子已逾 16 周岁，虽有第二性征发育但无月经来潮，或年逾 14 岁，尚无第二性征发育及月经；或月经来潮后停止 3 个周期或 6 个月以上，可伴有体格发育不良、畸形，或绝经前后诸证，或溢乳、厌食、恶心等，或头痛及视觉障碍，或体重变化（增加或减轻），或结核病等。

3. 辅助检查　①全身检查：观察患者体质、发育、营养状况，全身毛发分布，第二性征发育情况，有无体格发育畸形，甲状腺有无肿大，皮肤色泽及乳房有无溢乳，如有头痛或溢乳者还应行视野测定。②妇科检查：注意内、外生殖器官的发育情况及有无畸形；外阴色泽及阴毛生长情况。对于原发性闭经者尤需注意外阴发育情况，处女膜有无闭锁，有无阴道、子宫、卵巢缺如。③实验室检查：血清性激素测定，包括 FSH（卵泡刺激素）、LH（黄体生成激素）、E_2（雌二醇）、P（孕酮）、T（睾酮）、PRL（催乳激素），通过以上性激素测定可协助判断闭经的内分泌原因。④其他检查：基础体温测定可了解卵巢排卵功能；盆腔 B 超检查可了解子宫内膜及卵泡发育情况，排除先天性生殖器官缺如和畸形所致闭经。宫腔镜、腹腔镜检查可直接观察子宫内膜及宫腔情况，以排除宫腔粘连所致闭经。头颅蝶鞍摄片或 CT、MRI 检查，以排除垂体肿瘤所致闭经。

【鉴别诊断】

1. 闭经与早孕　早孕除月经停闭外，有厌食择食、恶心呕吐、喜食酸味等早孕反应，子宫增大符合孕月，质软，乳房增大，乳晕着色，尿妊娠试验阳性，B 超检查宫腔内可见妊娠囊，与闭经不难鉴别。

2. 闭经与避年　所谓避年者月经一年一行，可正常生育。闭经者月经停闭不行，往往不能生育，并伴有身心方面各种不适及病症。

3. 闭经与暗经　后者指终身月经不潮而能受孕者。闭经者月经停闭不行，往往不能生育。

【辨证论治】

闭经的治疗以通为主，虚者补而通之，实者泻而通之。虚证者治以补肾滋肾，或补益脾气，或补益阴血以滋养经血之源；实证者治以理气活血，或温通经脉，或祛邪行滞以疏通冲任经脉。本病虚证多实证少，切忌妄行攻破之法，误犯虚虚实实之戒。闭经的治疗不能见经行即停药，而应以正常行经三个月经周期为准，以恢复或建立规律性月经周期。

1. 肾虚证

（1）肾气虚证

证候：月经初潮来迟，或月经后期量少，渐至闭经，头晕耳鸣，腰酸腿软，小便频数，性欲淡漠，舌淡红，苔薄白，脉沉细。

证机概要：肾气不足，精血衰少，冲任气血不足，血海不能满溢。

治法：补肾益气，养血调经。

代表方：大补元煎。

常用药：人参大补元气；熟地、当归滋阴补血；枸杞、山萸肉补肝肾；杜仲温肾阳；甘草助补益而和诸药。

（2）肾阴虚证

证候：月经初潮来迟，或月经后期量少，渐至闭经，头晕耳鸣，腰膝酸软，或足跟痛，手足心热，甚则潮热盗汗，心烦少寐，颧红唇赤，舌红，苔少或无苔，脉细数。

证机概要：肾阴不足，精血亏虚，冲任气血虚少，血海不能满溢。

治法：滋肾益阴，养血调经。

代表方：左归丸。

常用药：熟地黄滋肾填真阴；山茱萸、枸杞子滋肝补肾、养阴益精；山药健脾滋肾；鹿角胶峻补肾阳；龟板胶滋补肾阴；菟丝子益阴且固阳；川牛膝善于下行而能补肝肾。

（3）肾阳虚证

证候：月经初潮来迟，或月经后期量少，渐至闭经，头晕耳鸣，腰痛如折，畏寒肢冷，小便清长，夜尿多，大便溏薄，面色晦黯，或目眶黯黑，舌淡，苔白，脉沉弱。

证机概要：肾阳虚衰，冲任气血不足，血海不能满溢。

治法：温肾助阳，养血调经。

代表方：十补丸。

常用药：出自《济生方》，鹿茸、炮附子、肉桂温肾壮阳、填精养血；熟地、山茱萸补肾益精血；泽泻、茯苓渗湿利水；丹皮清泄虚火；五味子助肉桂引火归原。

2.脾虚证

证候：月经停闭数月，肢倦神疲，食欲不振，脘腹胀闷，大便溏薄，面色淡黄，舌淡胖有齿痕，苔白腻，脉缓弱。

证机概要：脾虚生化之源亏乏，冲任气血不足，血海不能满溢。

治法：健脾益气，养血调经。

代表方：参苓白术散。

常用药：四君子汤合山药健脾益气；泽兰、怀牛膝活血调经；白扁豆、莲子肉、薏苡仁祛湿止泻；桔梗宣肺宽胸、祛痰利咽；砂仁开胃醒脾、化湿行气。

3.血虚证

证候：月经停闭数月，头晕目花，心悸怔忡，少寐多梦，皮肤不润，面色萎黄，舌淡，苔少，脉沉细弱。

证机概要：营血亏虚，冲任气血衰少，血海不能满溢。

治法：补血养血，活血调经。

代表方：小营煎。

常用药：出自《景岳全书》，熟地、枸杞子、白芍填精养血；山药、鸡内金、炙甘草健脾以生血；当归、鸡血藤补血活血调经。

4. 气滞血瘀证

证候：月经停闭数月，小腹胀痛拒按；精神抑郁，烦躁易怒，胸胁胀满，嗳气叹息，舌紫黯或有瘀点，脉沉弦或涩而有力。

证机概要：气机郁滞，气滞血瘀，瘀阻冲任，血海不能满溢。

治法：行气活血，祛瘀通络。

代表方：膈下逐瘀汤。

常用药：枳壳、乌药、香附、延胡索行气活血止痛；赤芍、桃仁、丹皮、五灵脂活血祛瘀止痛；当归、川芎养血活血调经；甘草调和诸药。

5. 寒凝血瘀证

证候：月经停闭数月，小腹冷痛拒按，得热则痛缓，形寒肢冷，面色青白，舌紫黯，苔白，脉沉紧。

证机概要：寒邪客于冲任，与血相搏，血为寒凝致瘀，瘀阻冲任，气血不通，血海不能满溢。

治法：温经散寒，活血调经。

代表方：温经汤。

常用药：出自《妇人大全良方》，肉桂温经散寒、通脉调经；当归、川芎养血活血调经；人参甘温补气，助肉桂通阳散寒；莪术、牡丹皮、牛膝活血祛瘀，助当归、川芎通行血滞；白芍药、甘草缓急止痛。

6. 痰湿阻滞证

证候：月经停闭数月，带下量多，色白质稠，形体肥胖，或面浮肢肿，神疲肢倦，头晕目眩，心悸气短，胸脘满闷，舌淡胖，苔白腻，脉滑。

证机概要：痰湿阻于冲任，壅遏血海，经血不能满溢。

治法：豁痰除湿，活血通经。

代表方：丹溪治湿痰方。

常用药：出自《丹溪心法》。苍术、半夏燥湿化痰；白术、茯苓健脾祛湿；滑石渗利水湿；当归、川芎、香附行气活血。

【中医适宜技术】

1. 食疗　《太平圣惠方》记载庵䕡子酒方，治妇人夙有风冷，留血结聚，月水不通。

将庵闾子、桃仁、大麻仁捣碎，纳入瓷瓶，以酒二斗浸，密封，五日后可饮，日三次。

2. 浴洗法 可用益母草煎水，温洗小腹；或生地、当归、赤芍、桃仁、五灵脂、大黄、丹皮、茜草、木通煎汤淋洗脐下，治疗热结血瘀型闭经。

3. 推拿按摩疗法 取关元、气海、血海、三阴交、足三里、膈俞、肝俞、肾俞、内关、中脘等，采用揉法、按法、点压法。

【转归预后】

闭经病因复杂，病程较长，故疗程亦长，转归预后常与病程、病因、病性、患者年龄等有关。年龄较轻，闭经时间较短者，一般疗程和预后好。年龄较大，闭经时间长，辨证属虚证，尤其是肾气虚衰、精血亏虚或阴虚血燥者，则治疗较困难，预后差，可造成不孕症和早发绝经。

【预防调护】

闭经发生与诸多因素有关，虽然无确切的方法可以预防，但注意调摄，还是可以降低本病的发病率。正确处理产程，防止产后大出血；注意精神调摄，保持精神乐观、情绪稳定，避免暴怒、过度紧张和压力过大；采取避孕措施，避免多次人流或刮宫；饮食适宜，少食辛辣、油炸、油腻之品，以保养脾胃，增强体质；经行之际，避免冒雨涉水，忌食生冷；适当参加体育活动，但需避免剧烈运动，注意营养；不宜长期服用某些药物，如避孕药、减肥药等；及时治疗某些慢性疾病，消除闭经致病因素。

案例选粹

张某，女，18岁。初诊：1973年7月2日。

现病史：患者末次月经为1972年4月。量少，色暗红，现已闭经1年余，带下色白，质稀，伴有小腹胀，曾做妇科检查称"子宫发育不全"。舌质暗淡，脉沉弦。西医诊断：继发性闭经。中医诊断：闭经（肾气不足，血虚经闭）。治法：补肾益精，养血通经。方药：当归9g，川芎4.5g，白芍9g，熟地12g，仙茅4.5g，淫羊藿9g，菟丝子9g，覆盆子9g，车前子9g，枸杞子12g，五味子9g，牛膝9g。14剂，水煎服，日1剂。

二诊：自感头晕，急躁，腹胀，脘闷，面部发热。脉沉弦滑，苔白。详细辨证后，方知证属肝热上冲，血逆经闭，遂改用养阴清肝、活血通经为法。方药如下：当归15g，白芍15g，川芎4.5g，生地15g，麦冬12g，泽兰9g，益母草12g，牛膝12g，红花9g，芦荟4.5g，玄参9g，车前子9g。上方服1剂后，于7月31日月经来潮，量中等，色正，行经5天。

　　按语：刘老认为"冲任不能独行经"，对于冲任二脉为病也应通过调理肝、脾、肾三脏的功能来达到治疗的目的。肾气不足、血虚经闭主要以四物汤为主方，经闭时加桃仁、红花、牛膝引血下行。脾虚、气血津液化源不足者可用八珍汤或归脾汤。血虚肾亏经闭则用经验方四二五合方。本方以四二五方加减，双补阴阳，调理冲任。（北京中医医院主编.刘奉五妇科经验.北京：人民卫生出版社，2006.）

练习题

A1 型题

1.闭经的治疗原则为（　　　）

　　A.急则治其标，缓则治其本　　　　B.虚者补而通之，实者泻而通之

　　C.滋肾益肾，活血通经　　　　　　D.益气养血，补肾通经

　　E.活血化瘀，理气通经

2.下列各项，不属于生理性闭经的是（　　　）

　　A.育龄期闭经　　　　　　　B.妊娠期闭经　　　　　　C.哺乳期闭经

　　D.围绝经期闭经　　　　　　E.绝经期闭经

3.气血虚弱型闭经的临床特征是（　　　）

　　A.月经停闭，头晕乏力，恶心纳少，便溏

　　B.月经停闭，头晕眼花，心悸气短

　　C.月经停闭，头晕耳鸣，腰膝酸软

　　D.月经停闭，五心烦热，潮热盗汗

　　E.月经停闭，形寒肢冷，神疲纳少

A2 型题

1.患者，女，29岁，闭经半年，自觉体重明显增加，近期常感胸脘满闷，神疲肢倦，头晕目眩，心悸气短，白带增多，舌淡，苔腻，脉滑，其诊断为（　　　）

　　A.气血虚弱型闭经　　　　　B.气滞血瘀型闭经　　　　C.阴虚血燥型闭经

　　D.痰湿阻滞型闭经　　　　　E.以上都不是

2.患者，女，30岁，已婚。1年前因产后大失血，月经逐渐后延，量少，色淡，质稀，现停经6月余，头晕目眩，心悸气短，毛发脱落，皮肤干燥，舌淡红，苔薄白，脉细。治疗应首选（　　　）

　　A.小营煎　　　　　　　　　B.归脾汤　　　　　　　　C.加减一阴煎

　　D.十补丸　　　　　　　　　E.左归丸

247

3.患者，女，18岁，未婚。月经尚未初潮，体质虚弱，腰酸腿软，头晕目眩，舌红少苔，脉沉细尺弱。其治法是（　　　）

    A.补气养血调经　　　　B.滋阴益气调经　　　　　　C.补肾养肝调经

    D.健脾生血调经　　　　E.补中益气调经

B1 型题

    A.左归丸　　　　　　B.十补丸　　　　　　　　C.温经汤

    D.参苓白术散　　　　E.丹溪治湿痰方

1.治疗闭经肾阴虚证，应首选的方剂是（　　　）

2.治疗闭经寒凝血瘀证，应首选的方剂是（　　　）

第五节　带下病

带下的量明显增多，色、质、气味发生异常，或伴全身、局部症状者，称为"带下病"，又称"下白物""流秽物"。相当于西医学的阴道炎、子宫颈炎、盆腔炎、妇科肿瘤等疾病引起的带下增多。带下一词，有广义、狭义之分，广义带下泛指妇产科疾病而言，由于这些疾病都发生在带脉之下，故称为"带下"。狭义带下又有生理、病理之别。正常女子自青春期开始，肾气充盛，脾气健运，任脉通调，带脉健固，阴道内即有少量白色或无色透明无臭的黏性液体，特别是在经期前后、月经中期及妊娠期量增多，以润泽阴户，防御外邪，此为生理性带下。

【病因】

1.感受湿邪　经期涉水淋雨，感受寒湿，或产后胞脉空虚，摄生不洁，湿毒邪气乘虚内侵胞宫，或脾虚运化失职，水湿内停，下注任带；肾阳不足，气化失常，水湿内停，又关门不固，精液下滑；素体阴虚，感受湿热之邪，伤及任带。以致任脉损伤，带脉失约，引起带下病。

2.饮食不节　饮食不节，损伤脾胃，运化失职，湿邪内停，流注下焦。

3.情志所伤　情志不畅，肝郁气滞，肝气犯脾；忧思气结，损伤脾气，脾虚湿盛，流注下焦。

4.劳欲久病　房劳多产，年老体虚，久病伤肾，肾阳虚损，气化失常，水湿下注。

【病位】

带下病的病位主要在前阴、胞宫，与肝、脾、肾密切相关。

【病机】

带下病的基本病机为：任脉损伤，带脉失约。带下过多系湿邪为患，发病的内在条件是脾肾功能失常，发病的外在原因是感受湿热、湿毒之邪。常由脾阳虚、肾阳虚、阴虚夹湿、湿热下注和湿毒蕴结所致。带下过少是阴精不足，不能润泽阴户。一方面是由肾阴不足，阴精津液亏少，不能润泽阴户引起；另一方面是因瘀血内阻冲任，阴精津液不能运达阴股所致。

【诊断要点】

1. 带下过多

（1）病史：妇产科术后感染史，盆腔炎性疾病史，急、慢性宫颈炎病史，各类阴道炎病史，房事不节（洁）史。

（2）临床特征：带下量多，色白或黄，或赤白相兼，或黄绿如脓，或混浊如米泔；质或清稀如水，或稠黏如脓，或如豆渣凝乳，或如泡沫状；气味无臭，或有臭气，或臭秽难闻；可伴有阴道灼热瘙痒，小腹坠胀或疼痛，或伴尿频、尿痛等症状。

（3）辅助检查：①妇科检查：可见各种阴道炎、宫颈炎、盆腔炎性疾病的体征，也可发现肿瘤。②阴道分泌物涂片检查：阴道清洁度Ⅲ度以上，或可查到滴虫、白色念珠菌及其他病原体。③血常规：急性或亚急性盆腔炎者，血白细胞计数增高。④宫颈分泌物病原体培养：可查到病原体。⑤病变局部活组织检查：可与恶性肿瘤鉴别。⑥B超检查：对盆腔炎症及盆腔肿瘤有一定诊断价值。

2. 带下过少

（1）病史：有卵巢早衰、双侧卵巢切除术后、盆腔放射治疗后、盆腔炎性疾病、反复人工流产术后、产后大出血，或长期使用抑制卵巢功能的药物等病史。

（2）临床特征：阴道分泌物过少，阴道干涩，甚至阴部萎缩；或伴性欲低下，性交疼痛；烘热汗出，心烦失眠；月经错后，经量过少，甚至闭经。

（3）辅助检查：①妇科检查：可见阴道黏膜皱褶减少，阴道壁菲薄充血，分泌物极少，宫颈、宫体或有萎缩。②性激素测定：可见雌二醇（E_2）明显降低，促卵泡生成素、促黄体生成素升高。③B超检查：可见双侧卵巢缺如或卵巢体积变小，或子宫萎缩，子宫内膜菲薄。

【鉴别诊断】

1. 带下过多

（1）带下过多与经间期出血、漏下：经间期出血是指月经周期正常，在两次月经周期中间出现的周期性出血，一般持续 3～5 天，能自行停止。漏下是指经血非时而下，淋沥不尽，无正常月经周期。

（2）带下过多与白浊：白浊是泌尿生殖系统的化脓性感染，临床特征为尿窍流出混浊如脓之物，多随小便流出，可伴有小便淋沥涩痛，尿道口分泌物做淋球菌培养呈阳性，可资鉴别。

2. 带下过少

（1）带下过少与卵巢早衰：后者是指妇女在 40 岁前绝经，常伴有绝经期症状，E_2 下降，FSH、LH 升高。

（2）带下过少与席汉综合征：后者是由于产后大出血、休克造成垂体前叶急性坏死，丧失正常分泌功能而致。临床表现为产后体质虚弱，面色苍白，无乳汁分泌，闭经，阴部萎缩，性欲减退，并有畏寒、头昏、贫血、毛发脱落等症状。FSH、LH 明显降低，甲状腺功能降低，尿 17- 羟皮质类固醇、尿 17- 酮皮质类固醇低于正常。

【辨证论治】

带下病的治疗原则以健脾、升阳、除湿为主，辅以疏肝固肾；但是湿浊可以从阳化热而成湿热，也可以从阴化寒而成寒湿，所以要佐以清热除湿、清热解毒、散寒除湿等法。

1. 脾阳虚证

证候：带下量多，色白或淡黄，质稀薄，无臭气，绵绵不断，神疲倦怠，四肢不温，纳少便溏，两足跗肿，面白少华，舌质淡，苔白腻，脉缓弱。

证机概要：脾阳虚弱，运化失职，水湿内停，湿浊下注，损伤任带二脉，约固无力。

治法：健脾益气，升阳除湿。

代表方：完带汤。

常用药：人参、山药、甘草健脾益气；苍术、白术健脾燥湿；柴胡、白芍、陈皮疏肝解郁、理气升阳；车前子入肾泄降，利水除湿；黑芥穗入血分，祛风胜湿。全方寓补于散之中，寄消于升之内，肝、脾、肾三经同治，具有健脾益气、升阳除湿之功。

2. 肾阳虚证

证候：带下量多，色白清冷，稀薄如水，淋漓不断，头晕耳鸣，腰痛如折，畏寒肢冷，小腹冷感，小便频数，夜间尤甚，大便溏薄，面色晦黯，舌淡润，苔薄白，脉沉细而迟。

证机概要：肾阳不足，命门火衰，气化失常，寒湿内盛，致带脉失约，任脉不固。

治法：温肾助阳，涩精止带。

代表方：内补丸。

常用药：出自《女科切要》，鹿茸、肉苁蓉、菟丝子温肾填精益髓；潼蒺藜、桑螵蛸补肾涩精止带；附子、肉桂温肾壮阳补火；黄芪益气固摄；白蒺藜养肝肾而疏风；紫菀茸温肺益肾。全方共奏温肾助阳、涩精止带之效。

3. 阴虚夹湿证

证候：带下量不甚多，色黄或赤白相兼，质稠或有臭气，阴部干涩不适，或有灼热感，腰膝酸软，头晕耳鸣，颧赤唇红，五心烦热，失眠多梦，舌红，苔苔薄黄或黄腻，脉细数。

证机概要：肾阴不足，相火偏旺，损伤血络，复感湿邪，伤及任带二脉。

治法：滋阴益肾，清热祛湿。

代表方：知柏地黄丸。

常用药：熟地滋肾阴、益精髓；山茱萸温补肝肾、收涩精气；山药健脾以滋肾、涩精止带；泽泻清泻肾火，并防熟地滋腻；丹皮清肝泻火并制山茱萸之温热；茯苓健脾利湿，助山药以健运；知母、黄柏清热泻火滋阴。

4. 湿热下注证

证候：带下量多，色黄，黏稠，有臭气，或伴阴部瘙痒，胸闷心烦，口苦咽干，纳食较差，小腹或少腹作痛，小便短赤，舌红，苔黄腻，脉濡数。

证机概要：湿热蕴结于下，损伤任带二脉。

治法：清热利湿止带。

代表方：止带方。

常用方：出自《世补斋医书》，猪苓、茯苓、车前子、泽泻利水除湿；茵陈、黄柏、栀子清热泻火解毒；赤芍、丹皮凉血化瘀，合牛膝活血，并能引药下行，直达病所以除下焦湿热。

5. 湿毒蕴结证

证候：带下量多，黄绿如脓，或赤白相兼，或五色杂下，状如米泔，臭秽难闻，小腹疼痛，腰骶酸痛，口苦咽干，小便短赤，舌红，苔黄腻，脉滑数。

证机概要：湿毒内侵，损伤任带二脉。

治法：清热解毒除湿。

代表方：五味消毒饮。

常用药：蒲公英、金银花、野菊花、紫花地丁清热解毒；天葵子、土茯苓、薏苡仁清热解毒、利水除湿。全方共奏清热解毒除湿之功。

6. 肾阴亏损证

证候：带下过少，甚至全无，阴部干涩，或伴阴痒、灼痛，阴部萎缩，性交疼痛，头晕耳鸣，腰膝疲软，烘热汗出，五心烦热，小便黄，大便干结，舌红少苔，脉细数或沉弦细。

证机概要：肾阴亏损，阴液不充，任带失养，不能润泽濡养阴窍。

治法：补肾益阴，养血润燥。

代表方：固阴煎。

常用药：出自《景岳全书》，菟丝子补肾而益精气；熟地黄、山茱萸滋肾益精；人参、山药、炙甘草健脾益气，补后天以养先天；五味子、远志交通心肾，使心气下通，以加强肾气固摄之力。

7. 血瘀津亏证

证候：带下量少，阴道干涩，性交疼痛，精神抑郁，胸胁、乳房胀痛，小腹或少腹疼痛拒按，经量少或闭经，舌质紫暗，舌边瘀斑，脉弦涩。

证机概要：瘀血阻滞冲任，阴精不能运达阴窍。

治法：活血化瘀，佐以滋阴。

代表方：膈下逐瘀汤。

常用药：枳壳、乌药、香附、延胡索行气活血止痛；赤芍、桃仁、丹皮、五灵脂活血祛瘀止痛；当归、川芎养血活血调经；甘草调和诸药。

【中医适宜技术】

1. 熏蒸疗法 三妙散（黄柏 30g，怀牛膝 15g，苍术 20g，苦参 30g，地肤子 20g，蛇床子 20g，白鲜皮 20g，白芷 10g，白头翁 20g，虎杖 10g），煎汤熏蒸，每日一次。

2. 坐浴疗法 孙氏清带汤（蛇床子 15g，百部 12g，金银花 12g，白花蛇舌草 10g，苏叶 10g，煅龙骨 15g，煅牡蛎 15g，生薏苡仁 15g 等），水煎，坐浴 5 ～ 10 分钟，早晚各一次。

【转归预后】

带下过多经过及时治疗多可痊愈，故预后良好。若治不及时或治不彻底，或病程迁延日久，致使邪毒上客胞宫、胞脉，可导致月经不调、癥瘕和不孕症等妇科疾病。若带下病日久不愈，且五色带下秽臭伴癥瘕或形瘦者，要注意排除恶性变，预后差。

【预防调护】

（1）加强营养，清淡饮食，可多饮绿茶，忌食辛辣刺激食品。

（2）注意个人卫生，勤换内裤，保持外阴清洁。生活用品如毛巾、盆等应单独使用，以免交叉感染，且用后每日用开水烫洗或日光曝晒消毒。

（3）治疗期间禁止房事。

案例选粹

女，32 岁。1991 年 7 月 23 日初诊。

自诉带下量多 11 年。自 1980 年结婚，婚后带下量多，色白黄相兼，时稀时稠，尤以经行前后为甚。近一年来白带增多，臭秽，伴阴痒，平素头晕而痛，腰胀，少、小腹时而胀痛，夜难入寐，纳便尚可。孕 4 产 1，人流 3 次，月经延后 7 天以上，色暗红，夹形块。妇检检查：宫颈 Ⅲ 度糜烂。中医诊断：湿瘀带下（湿瘀下注，胞门受损）。治则：清利湿热，活血化瘀。方药：当归 10g，川芎 6g，白芍 10g，土茯苓 20g，白术 10g，泽泻 10g，苍术 10g，黄柏 10g，生薏苡仁 15g，牛膝 6g，甘草 6g。7 剂，每日 1 剂，水煎服。

二诊（1991 年 8 月 6 日）：上药共服 10 剂，腰胀减轻，夜寐好转，但带下时多时少，白黄相兼，外阴痒痛，尿频尿胀，舌淡红，苔薄白，脉细。仍守上方加减出入。方药：上方去夜交藤加白蒺藜、槟榔以杀虫止痒。7 剂，每日 1 剂，水煎服。

三诊（1991 年 8 月 20 日）：月经于 8 月 13 日行，较上月仅推迟 3 天，经量中等，色暗红夹块，4 天干净。经后带下增多，色黄质稀臭秽，阴痒，时而头晕。昨日白带化验检查：霉菌（＋），舌淡红，苔薄白，脉细略数。治宜化瘀利湿、清热解毒杀虫。方药：①鸡血藤 20g，丹参 15g，土茯苓 20g，忍冬藤 20g，生薏苡仁 20g，车前草 10g，益母草 10g，白芷 10g，蒲公英 10g，紫草 10g，甘草 6g。7 剂，每日 1 剂，水煎服。②槟榔 30g，仙鹤草 60g，蛇床子 30g。3 剂，煎水熏洗外阴。

四诊（1991 年 8 月 27 日）：药后带下减少，微臭，外阴瘙痒减轻，仍觉偶有头晕，腰胀，舌淡红，苔薄白，脉细。仍守原法。方药：当归 10g，川芎 6g，白芍 10g，土茯苓 20g，白术 10g，泽泻 10g，白芷 6g，紫草 10g，鸡血藤 20g，苍术 10g，黄柏 10g。7 剂，每日 1 剂，水煎服。

五诊（1991 年 11 月 1 日）：守上方加减出入共服药 20 余剂，月经规则，白带已恢复正常，头晕腰胀也明显好转，阴痒亦瘥，两天前妇检宫颈糜烂从 Ⅲ 度转为 Ⅰ 度，白带化验正常。近日来自觉头胀心悸，尿黄而频，舌淡红，苔薄白，脉细。方药：熟地 15g，怀山药 15g，土茯苓 20g，益母草 10g，当归 10g，白芍 10g，赤芍 15g，连翘 20g，鸡血藤 20g，红枣 10g。7 剂、每日 1 剂，水煎服。

按语：慢性宫颈炎为临床顽疾，有轻、中、重之别，多因分娩、流产或手术后宫颈损伤，病原体入侵引起感染，宫颈受分泌物的刺激发生浸润，上皮脱落而形成糜烂。中医认为，本病与房劳过度损伤肝肾或经产不慎，风、寒、湿、热之邪，尤其是湿浊之邪入侵损伤冲任，湿蕴化热，湿热郁腐，湿瘀阻滞，波及肝肾所致。在本案治疗中，针对湿、热、瘀的特点，治疗上采用了将清热解毒、利湿化瘀、杀虫止痒等法有机结合，灵活运用，方用当归芍药散合四妙散加减，使热毒清、湿瘀化，从根本上改善了患者的阴道环境，而达到经带并治的目的。［彭红华，戴铭，陈升，等．班秀文从温病理法辨治带下病经验．时珍国医国药，2013，24(05)：1233.］

练习题

A1 型题

1. 下列各项，不属于生理性带下的是（　　　）

  A. 经期前后带下量多　　　B. 月经中期带下量多　　　C. 妊娠期带下量多

  D. 绝经前后白带减少　　　E. 带下黄绿色

2. 带下病的治疗原则以（　　　）为主

  A. 健脾除湿　　B. 益气养血　　C. 治本调经　　D. 养肝疏肝　　E. 调理冲任

3. 膈下逐瘀汤治疗带下病的证型是（　　　）

  A. 脾阳虚　　B. 阴虚夹湿　　C. 湿热下注　　D. 血瘀津亏　　E. 湿毒蕴结

A2 型题

1. 患者，女，38 岁，带下量多色黄，黏稠，有臭味；口苦口腻，小便短赤；舌红，苔黄腻，脉滑数。中医诊断为（　　　）

  A. 带下过多热毒蕴结证　　　B. 带下过多湿热下注证

  C. 带下过多阴虚夹湿证　　　D. 带下过多脾湿化热证

  E. 带下过多肾阳虚证

2. 患者，女，46 岁，已婚。近两周带下量多，色赤白相兼，质稠，有气味，阴部瘙痒，腰膝酸软，头晕耳鸣，舌红，苔黄腻，脉细数。其治法是（　　　）

  A. 清热疏肝，利湿止带　　　B. 滋肾养阴，清热利湿

  C. 清热解毒止带　　　　　　D. 健脾祛湿止带

  E. 清热凉血止带

3. 患者，女，26 岁。阴部瘙痒 2 天，坐卧不安，带下量多，色黄质稠，其气臭秽，心烦少寐，口苦而腻，脉弦数。其证候是（　　　）

  A. 肝经湿热　　B. 湿毒　　C. 血热　　D. 痰湿　　E. 脾虚夹湿

B1 型题

  A. 五味消毒饮　　B. 止带汤　　C. 固阴煎　　D. 完带汤　　E. 内补丸

1. 治疗湿热下注型白带增多，应选用的最佳方剂是（　　　）

2. 治疗肾阴亏损白带少或无，应选用的最佳方剂是（　　　）

第六节　胎漏、胎动不安

妊娠期阴道少量出血，时下时止，或淋漓不断，而无腰酸、腹痛者，称为"胎漏"，亦称"胞漏"或"漏胎"。妊娠期间仅有腰酸、腹痛，或小腹坠胀，或阴道少量流血者，称为"胎动不安"。

【病因】

1. 外感邪热　外感邪热，热扰冲任，迫血妄行，遂为胎漏、胎动不安。

2. 劳倦久病　房劳多产损伤肾气，或孕后房事不节耗伤肾精，肾虚则冲任不固，胎失所系，以致胎元不固。

3. 内伤饮食　过食肥甘厚腻，或饮食不洁，或饥饱失常，或恣食生冷，脾胃损伤，运化失职，日久伤气，气虚则冲任不固，血失统摄，不能滋养胎元，致胎漏、胎动不安下血；过食辛热，热扰冲任，迫血妄行，损伤胎气。

4. 七情内伤　孕期受到惊吓，导致自身恐慌以致肾气虚弱。肾虚则冲任不固，不能制约经血，胎失摄养。肝郁化热，阴虚生内热，热扰冲任，扰动胎元，迫血妄行，以致胎元不固，致胎漏、胎动不安下血。

5. 宿有癥积或跌仆闪挫　宿有癥瘕之疾，或孕后不慎跌仆闪挫，或孕期手术创伤，均可致气血不和，瘀阻胞宫、冲任，以致胎失摄养而不固，致胎漏、胎动不安。

【病位】

胎漏、胎动不安的病位主要在脾、肝、肾。

【病机】

本病有母体和胎元两方面的原因，发病的主要病机是冲任气血失调，胎元不固。常见分型有肾虚、气血虚弱、血热、血瘀等。胎元方面：夫妇之精气亏虚，两精虽能结合，但先天禀赋不足，致胎元虚弱不固或胎元缺陷，不能成实，发为胎漏、胎动不安。母体方面：因肾虚精亏；或由气血虚弱；或因邪热动胎；或受孕之后兼患其他疾病，干扰胎气；或因跌仆闪挫、手术或药物的影响而动胎、伤胎，以致胎漏、胎动不安。

【诊断要点】

1. 病史　有停经史及早孕反应，常有人工流产、自然流产史，有精神创伤史或素有癥瘕史、孕后不节房事史、过度劳累史、跌仆闪挫史等。

2. 临床特征　妊娠期阴道少量出血，时下时止，或淋漓不断，而无腰酸、腹痛者，称为胎漏；妊娠期间仅有腰酸、腹痛，或小腹坠胀，或阴道少量流血者，称为胎动不安。

3. 辅助检查　①妇科检查：子宫颈口未开，子宫大小与停经月份相符合。②尿妊娠试验：阳性。③B超检查：提示宫内妊娠，可见完整胎囊，或原始心管搏动，或有胎动、胎心反射存在，或伴有绒毛膜下出血。

【鉴别诊断】

1. 胎漏、胎动不安与异位妊娠　后者亦有停经史，可出现少量阴道出血，常伴一侧少腹隐痛或突发剧痛，妊娠试验阳性，盆腔B超示宫内无胚胎，宫外有包块或孕囊。

2. 胎漏、胎动不安与葡萄胎　后者有停经史、阴道出血，伴腹痛、剧烈恶心呕吐，宫体大小多大于孕周，妊娠试验强阳性，盆腔B超示宫内充满弥漫分布的蜂窝状大小不等的无回声区，边缘不整、境界不清。

【辨证论治】

辨证时要根据阴道流血的量、色、质及其兼症、舌脉等综合分析方能确诊。治疗大法以止血安胎为主，并根据不同的证型分别采用补肾、益气、清热等法。遣方用药时不宜过用滋腻、温燥、苦寒之品，以免影响气血的生化与运行，有碍胎儿发育。

1. 肾虚证

证候：妊娠期阴道少量下血，色淡质稀，头晕耳鸣，腰膝酸软，小便频数，舌淡，苔白，脉沉滑无力。

证机概要：肾气虚冲任不固，血海不藏。

治法：补肾固冲，止血安胎。

代表方：寿胎丸。

常用药：出自《医学衷中参西录》，菟丝子补肾益精安胎；桑寄生、续断固肾壮腰以系胎；阿胶、艾叶炭养血止血安胎。

2. 气虚证

证候：妊娠期间，阴道少量下血，色淡红，质稀薄，腰酸，或小腹空坠而痛，神疲肢倦，气短懒言，舌淡，苔薄白，脉滑无力。

证机概要：气虚冲任不固，不能载胎养胎。

治法：益气养血，固肾安胎。

代表方：固下益气汤。

常用药：出自《临证指南医案》，人参、白术、炙甘草补中益气、固摄冲任；熟地、白芍、阿胶补血以濡养胎元；阿胶、艾叶炭养血止血安胎；砂仁理气安胎，补而不滞。

3. 血虚证

证候：妊娠期间，腰酸腹痛，胎动下坠，阴道少量流血，头晕眼花，心悸失眠，面色萎黄，舌淡，苔少，脉细滑。

证机概要：血虚冲任血少，不能养胎。

治法：补血固冲安胎。

代表方：苎根汤。

常用药：出自《妇人大全良方》，当归、白芍、干地黄补血和血；甘草和中；阿胶、苎麻根养血止血安胎；续断、桑寄生补肾固冲安胎。

4. 血热证

（1）实热证

证候：妊娠期，阴道下血，色深红或鲜红，质稠，心烦少寐，口渴饮冷，溲黄便结，面红唇赤，舌红，苔黄，脉滑数。

证机概要：邪热内盛，热扰冲任，迫血妄行。

治法：清热凉血，固冲止血安胎。

代表方：阿胶汤。

常用药：黑栀子、侧柏叶、黄芩清热止血安胎；生地、白芍养血凉血安胎；杜仲、白术补肾健脾以固胎；阿胶、艾叶养血止血安胎。

（2）虚热证

证候：妊娠期间阴道少量出血，色深红或鲜红，质稠，或腰腹坠胀作痛，两颧潮红，手足心热，口渴饮冷，溲黄便结，舌红少苔，脉细滑数。

证机概要：阴虚内热，热扰冲任，损伤胎气。

治法：滋阴清热，固冲止血安胎。

代表方：保阴煎。

常用药：出自《景岳全书》，生地清热凉血、养阴生津；黄芩、黄柏清热泻火；熟地、白芍养血敛阴；炒地榆、槐花凉血止血；山药、续断补肾固冲安胎；甘草调和诸药。

5. 外伤证

证候：妊娠期间，跌仆闪挫，或劳力过度，继发腰腹疼痛，胎动下坠，或伴阴道流血，精神倦怠，脉滑无力。

证机概要：外伤劳倦，气血紊乱，胎失载养。

治法：益气养血，固冲安胎。

代表方：加味圣愈汤。

常用药：四物汤（当归、白芍、川芎、熟地）补血，人参、黄芪补气，使气充血足，胎元自固；杜仲、续断补肾安胎；砂仁理气安胎。

6. 癥瘕伤胎证

证候：孕后阴道不时少量下血，色红或黯红，胸腹胀满，少腹拘急，甚则腰酸，胎动下坠，皮肤粗糙，口干不欲饮，舌黯红或边尖有瘀斑，苔白，脉沉弦或沉涩。

证机概要：宿有癥疾，瘀血阻滞胞脉，胎元失养。

治法：祛瘀消癥，固冲安胎。

代表方：桂枝茯苓丸。

常用药：桂枝温通血脉，配茯苓渗利行瘀，也能益脾安胎；牡丹皮、赤芍合桃仁活血祛瘀热；续断、杜仲固肾安胎。

【中医适宜技术】

1. 灸法 《神灸经纶·妇科证治》曰："胎漏下血，气门，穴在关元旁三寸，灸各百壮。"

2. 食疗

（1）鲤鱼粥制法：活鲤鱼1条（约500g左右），去磷及肠杂，洗净切片煎汤，再取苎麻根20～30g，加入200mL水，煎至100mL，去渣留汁，入鲤鱼汤中，并加糯米50g，葱、姜、油、盐适量，煮成稀稠粥。服法：每日早晚，趁热服食，3～5日为1个疗程。

（2）糯米阿胶粥制法：糯米100g，阿胶捣碎5g。如常法米中加水煮粥，待粥将熟时，把阿胶加入粥内，边煮边搅匀，视粥稠胶化即可。每日早晚温热服食，每3日为1个疗程。

【转归预后】

胚胎发育正常的孕妇经过正确治疗和足够休息能够足月分娩；胚胎发育不良或治疗不当或患者不配合会导致堕胎或小产。

【预防调护】

（1）除治疗外，病作之时，患者必须绝对卧床休息，一般应待阴道流血、隐痛等症状消失3天后方可下床轻微活动。

（2）若外伤引起胎动下血，不要随便服治伤药，以免破血动胎引起流产。

（3）孕妇宜情志舒畅，七情不可过激，否则将引起气血紊乱，进而导致气不载胎，血不养胎而变生本病。

（4）孕后起居有节，劳逸适度，气顺血和。

（5）严禁房事，避免不必要的阴道检查。

（6）饮食有节，饥饱适度，食物易消化又富营养，使脾胃健而生化有源，胎元内有载养，可减少本病的发生。

📚 案例选粹

马某，女，30 岁。1972 年 11 月 1 日。

主诉：妊娠 70 天，腹痛，阴道出血 7 天。现病史：既往月经正常，现已妊娠 70 天。七天前开始小腹痛，腰酸，阴道流血，色鲜红，喜冷饮，小便黄，大便干。曾复查尿妊娠试验阳性。舌象：舌质偏红，苔少。脉象：沉滑无力。西医诊断：先兆流产。中医辨证：胎动不安（血热证）。治法：清热凉血安胎。方药：山药五钱，石莲三钱，黄芩三钱，侧黄柏三钱，马尾连三钱，椿根白皮三钱，阿胶块五钱（烊化），白芍四钱。治疗经过：11 月 4 日，服上方 3 剂后，腰腹痛减轻，阴道出血减少。继服 3 剂后，阴道出血已止。

按语：妊娠后孕妇的生理功能发生变化，主要生理特点是为供给胎儿营养的需要，首先停止月经来潮，此时脏腑经络的气血均下注冲任以养胎，故阴血相对不足，气也相对有余。若孕妇素体肾虚或脾胃虚弱，常可出现阴血虚而阳盛于上的妊娠疾病，正所谓 "产前多热证"。肝肾同主下焦，胎元居下，肝肾所养。朱丹溪所云黄芩、白术乃安胎之圣药。在此运用清热安胎方以滋阴清热，稳固胎元。（北京中医医院 . 刘奉五妇科经验 . 北京：人民卫生出版社，2006.）

练习题

A1 型题

1. 胎漏、胎动不安的主要病机是（　　　　）

    A. 冲任失调，胎元不固 　　　　B. 肾虚不固，胎元受损

    C. 气血虚弱，难以养胎 　　　　D. 瘀血阻滞，胎元不固

    E. 血热内扰，胎元不固

2. 下列各项，不属于胎动不安临床表现的是（　　　　）

    A. 阴道出血似月经量 　　　　B. 妊娠期出现腰酸

    C. 妊娠期出现腹痛 　　　　　D. 妊娠期出现小腹下坠

    E. 妊娠期出现少量阴道流血

3. 苎根汤治疗胎漏、胎动不安的证型是（　　　　）

    A. 肾虚 　　　B. 血虚 　　　C. 血热 　　　D. 血瘀 　　　E. 脾虚

A2 型题

患者，女，23 岁，已婚。孕后心烦少寐，渴喜冷饮，腰酸腹痛，伴阴道少量出血，舌红苔黄，脉滑数。治疗应首选（　　　　）

A. 保阴煎   B. 清热固金汤   C. 加味阿胶汤

D. 加味圣愈汤   E. 以上均非

2. 患者，女，27岁，已婚。停经40天，查尿妊娠试验阳性。阴道出血2天，量少，色淡黯，伴腰膝酸软，头晕耳鸣，夜尿频多，舌淡苔白，脉沉滑尺弱。其证候是（   ）

A. 热   B. 气虚   C. 肾虚   D. 血虚   E. 阴虚

3. 患者，女，32岁，已婚。孕后腰腹痛，胎动下坠，伴阴道少量出血，头晕耳鸣，小便频数，舌淡苔白，脉沉细滑。治疗应首选（   ）

A. 加味圣愈汤   B. 胎元饮   C. 举元煎   D. 补肾安胎饮   E. 寿胎丸

B1 型题

A. 寿胎丸   B. 保阴煎   C. 固阴煎

D. 固下益气汤   E. 加味圣愈汤加味圣

1. 治疗气虚型胎动不安的代表方剂是（   ）

2. 治疗外伤型胎动不安的代表方剂是（   ）

第七节　产后恶露不绝

产后血性恶露持续2周以上，仍淋漓不尽者，称为"恶露不绝"，又称"恶露不尽""恶露不止"。

【病因】

1. 外感寒邪　产后胞宫、胞脉空虚，寒邪乘虚而入，血为寒凝，结而成瘀，瘀阻冲任，新血难安，以致恶露淋漓不绝。

2. 劳倦久病　产时气随血耗，其气益虚，或产后操劳过早，损伤脾气，中气虚陷，冲任失固，血失统摄，以致恶露日久不止。

3. 饮食内伤　产时失血，阴液亏虚，产后过食辛辣温燥之品，营阴更亏，阴虚则内热，热伤冲任，迫血妄行，而致恶露不绝。

4. 内伤七情　产后情志不遂，肝郁化热，热扰冲任，迫血妄行，而致恶露不绝。

【病位】

恶露不绝的病位在胞宫，主要与脾、肾关系密切。

【病机】

恶露不绝的基本病机为胞宫藏泄失度，冲任不固，气血运行失常。主要病机有气虚、血热、血瘀。恶露乃血所化，出于胞中而源于血海，气虚冲任不固，或血热损伤冲任，或血瘀冲任，血不归经，均可导致恶露不绝。其中气虚是恶露不绝形成的关键。

【诊断要点】

1.病史　体质素虚；或产时感邪、操作不洁；或有产程延长、胎盘胎膜残留、产后子宫复旧不良等病史。

2.临床特征　产后血性恶露逾10天以上仍淋漓不止，或有恶臭味，可伴有神疲懒言、气短乏力、小腹或坠或胀或疼痛拒按，出血多时可合并贫血，严重者可致昏厥。

3.辅助检查　①妇科检查：子宫复旧不良，大而软，或有压痛；胎盘残留者，有时可见胎盘组织堵塞于宫颈口处。②血常规：呈贫血及炎性改变。③B超检查：可发现宫腔内有略强回声团。

【鉴别诊断】

1.恶露不绝与绒毛膜癌　后者除有阴道淋漓出血外，有时可见转移症状，如咯血等，血或尿中HCG持续阳性，胸透、B超和诊刮可协助鉴别。

2.恶露不绝与子宫肌瘤　后者产前有子宫肌瘤病史，妇科检查子宫大而硬，或形态不规则，据B超可鉴别。

【辨证论治】

辨证应以恶露的量、色、质、气味等辨别寒、热、虚、实。如恶露量多，色淡，质稀，无臭气者，多为气虚；色红或紫，黏稠而臭秽者，多为血热；色黯有块者，多为血瘀。当然也要结合全身症状。治疗应遵循虚者补之、瘀者攻之、热者清之的原则分别施治，且不可轻用固涩之剂，以致助邪，变生他病。

1.气虚证

证候：产后恶露过期不止，量多，色淡红，质稀，无臭味，精神倦怠，四肢无力，气短懒言，小腹空坠，面白少华，舌淡，苔薄白，脉缓弱。

证机概要：气虚统摄无权，冲任不固。

治法：益气摄血固冲。

代表方：补中益气汤。

常用药：黄芪、人参、白术、炙甘草补中益气；陈皮理气；当归补血；升麻、柴胡升提下陷之阳气。

2.血热证

证候：产后恶露过期不止，量较多，色深红，质稠黏，气臭秽，口燥咽干，面色潮红，舌红，苔少，脉细数无力。

证机概要：热扰冲任，迫血妄行。

治法：养阴清热，凉血止血。

代表方：保阴煎。

常用药：出自《景岳全书》，生地清热凉血、养阴生津；黄芩、黄柏、清热泻火；熟地、白芍养血敛阴；炒地榆、槐花凉血止血；山药、续断补肾固冲；甘草调和诸药。

3. 血瘀证

证候：产后恶露过期不止，淋漓量少，色黯有块，小腹疼痛拒按，块下痛减，舌紫黯，或有瘀点，脉弦涩。

证机概要：瘀血阻滞冲任，新血不得归经。

治法：活血化瘀，理血归经。

代表方：生化汤。

常用药：全当归补血活血、化瘀生新、行滞止痛；川芎活血行气；桃仁活血祛瘀；炮姜入血散寒、温经止痛；黄酒温通血脉以助药力；炙甘草和中缓急、调和诸药。

【中医适宜技术】

1. 灸法　①《普济方·针灸》："治妇人因产，恶露不止，遂成疝瘕。或因月事不调，血结成块，穴中极治血瘕。穴漏谷、曲泉治血瘕。穴曲骨治血淋。穴复溜治血淋。穴丹田灸七壮。"②温经化瘀散（乳香、没药、五灵脂、当归、川芎、炮姜、益母草、黄芪）适量调配，隔脐灸，每次1小时，每日1次。

2. 食疗　土当归25g，配适量鸡肉炖服。日1剂，连服2～3剂。

【转归预后】

本病若能及时治疗，大多可愈。反之，出血日久可导致贫血。如有胎盘胎膜残留，可继发感染，严重者可因出血过多而昏厥，应积极抢救。对于产后出血淋漓不止，达2～3个月者，应高度警惕绒毛膜上皮癌，宜做相关检查。

【预防调护】

（1）积极开展新法接生，注意无菌操作。

（2）在分娩的第三产程，注意检查胎盘、胎膜是否完整，如发现不完整时，应立即行清宫术。

（3）加强产后护理，注意产褥卫生，避免感受风寒及过食辛辣之品。

📖 案例选粹

肖某，女，41岁。1975年1月6日。

在我院门诊妇科做人流后，阴道出血3天干净。12月10日月经来潮，1天干净。以后阴道不规则出血，时多时少，卧床休息时不出血，活动或用力后阴道有出血，量不多，伴腰腹胀，痛甚在某厂医务室吃药、打针治疗无效，故来我院门诊就诊，门诊以"胎物残留，子宫内膜炎"收入住院。妇检：外阴、阴道：正常；宫颈：轻度糜烂，外口未开；宫体：前位，稍大，活动，无压痛；附件（－）。有高血压病史，BP 150/100mmHg。中医诊断：产后恶露不绝（血瘀型）。治法：活血养血，祛瘀生新。处方：益母草15g，炒蒲黄10g，炒灵脂10g，枳壳10g，赤芍10g，当归10g，桃仁泥10g。3剂。

二诊：1975年1月9日。服药后阴道流血有所增多，色深红，腹不痛。调整方药为：当归10g，熟地炭24g，旱莲草30g，益母草12g，白芍15g，莲房炭15g，续断12g，甘草4.5g，三七沫（另包冲服）3g。5剂。

三诊：1975年1月15日。昨晚有少量深黑色血流出。继服上方去莲房炭、熟地炭，加熟地24g。3剂。

四诊：1975年1月15日。阴道出血已止，痊愈出院。

按语：黄老对产后病的治疗强调辨证论治，尤当结合产后"多虚多瘀"的特点。他在评注傅氏"产后篇"中说：妇人怀妊，血聚荫胎，一经生产则气血骤耗，每易致虚致瘀。若不注意调摄，外感风寒，或内伤七情，以致冲任气血受损而变生它病。妇人产后，又因其脏腑气血虚弱程度不同，感邪轻重各异，故有偏虚、偏瘀之别，故治疗当结合其"多虚多瘀"的特点，或以补气为主，或以补血为先，或通其瘀，或攻其邪，或攻补兼施。（梅乾茵.黄绳武妇科经验集.北京：人民卫生出版社，2004.）

练习题

A1型题

1. 恶露不绝的基本病机为（　　　）

　A. 胞宫藏泄失度，冲任不固，气血运行失常

　B. 冲任不固，胞脉失常

　C. 瘀血阻滞

　D. 冲任损伤，血海不固

　E. 气血两虚，冲任失固，不能摄血

2. 下列各项，不属于产后恶露不绝血瘀证临床表现的是（　　　）

　A. 恶露过期不尽　　　B. 恶露色暗有块　　　C. 小腹疼痛拒按

　D. 恶露淋漓量少　　　E. 口燥咽干

3.恶露不绝实者的治疗不宜使用（　　）

    A.补益之剂　　　　　B.攻瘀之剂　　　　　C.清热之剂

    D.破血之剂　　　　　E.以上都是

A2 型题

1.患者，女，26岁，已婚。产后4周恶露过期不止，量多、色淡红、质稀，无异味，面色白，舌淡苔薄白，脉缓弱。治疗应首选（　　　）

    A.归脾汤　　　　　　B.补中益气汤　　　　C.圣愈汤

    D.人参养营汤　　　　E.参附汤

2.妇女产后恶露不止，量较多，色深红，质黏稠，或夹血块，面赤口燥，乳房及少腹胀痛，舌红，苔黄，脉弦细。宜选用（　　　）

    A.保阴煎　　　　　　B.生化汤　　　　　　C.清营汤

    D.丹栀逍遥散　　　　E.以上都不是

3.患者产后恶露过期不尽，量时多或时少，色暗有块，小腹疼痛拒按，舌紫暗或边有瘀点，脉沉涩。治疗应首选的方剂是（　　　）

    A.少腹逐瘀汤　　　　B.生化汤　　　　　　C.膈下逐瘀汤

    D.失笑散　　　　　　E.逍遥散

B1 型题

    A.八珍汤　　　　　　B.十全大补汤　　　　C.举元煎

    D.补中益气汤　　　　E.生化汤

1.治疗产后恶露不绝气虚证，应首选的方剂是（　　　）

2.血瘀型产后恶露不绝，宜选用的最佳方剂为（　　　）

第八节　缺　乳

哺乳期间，产妇乳汁甚少或全无，称为"缺乳"，亦称"乳汁不足"或"乳汁不行"。

【**病因**】

1.饮食不节　饮食不足，气血生化不足，以致气血虚弱无以化乳，则产后乳汁甚少或全无。

2.内伤七情　产后抑郁，或产后七情所伤，肝失条达，气机不畅，乳络不通而缺乳。

【**病位**】

缺乳的病位在乳房，与脾、肝两脏密切相关。

【病机】

本病的基本病机为气血虚亏，乳汁化源不足，无乳可下；肝郁气滞，乳络不通，乳汁运行障碍，乳不得下。

【诊断要点】

1.病史　素体气血不足，或脾胃虚弱，或素性抑郁，或产时、产后失血过多等。

2.临床特征　产妇在哺乳期间，乳房充盈不明显，或乳房空瘪，乳汁清稀量少，或甚至全无乳汁。

3.辅助检查　排除乳房发育不良、乳房重要疾病及乳房手术史。

【鉴别诊断】

缺乳与乳痈：二者均有乳汁不通，而后者初起有恶寒发热、乳房胀痛，甚或红肿，继之化脓成痈等临床表现。

【辨证论治】

乳汁缺乏，证有虚实。如乳汁缺乏，乳房柔软，不胀不痛，多为气血俱虚。若胀硬而痛，或伴有发热者，多为肝郁气滞。若局部胀痛或有阻塞感，无胸胁胀痛者，多为乳络阻滞。治以调理气血、通络下乳。

1.气血虚弱证

证候：产后乳少，甚或全无，乳汁清稀，乳房柔软，无胀满感，神倦食少，面色无华，舌淡，苔少，脉细弱。

证机概要：气血虚弱，乳汁化源不足。

治法：补气养血，佐以通乳。

代表方：通乳丹。

常用药：出自《傅青主女科》，人参、黄芪大补元气；当归、麦冬养血滋液；猪蹄补血通乳；木通宣络通乳；桔梗载药上行。

2.肝气郁滞证

证候：产后乳汁涩少，浓稠，或乳汁不下，乳房胀硬疼痛，情志抑郁，胸胁胀闷，食欲不振，或身有微热，舌质正常，苔薄黄，脉弦细或弦数。

证机概要：肝气郁结，气机不畅，乳脉瘀滞。

治法：疏肝解郁，活络通乳。

代表方：下乳涌泉散。

常用药：出自《清太医院配方》，青皮、柴胡舒肝解郁；四物汤、天花粉养血滋液；

穿山甲、王不留行、漏芦活络下乳；桔梗、通草宣络通乳；甘草调和诸药。全方共奏疏肝解郁、通络下乳之效。

【中医适宜技术】

1. 推拿疗法 一指禅推法和四指推法。先以一指禅推足阳明胃经往返5次，再推期门、乳根、膻中，乳房以四指推摩法按乳腺分布，从乳根至乳头推摩100次左右。

2. 耳穴疗法 耳穴贴压王不留行，取胸区、胸腺穴、神门、内分泌、皮质下、肝、胆、胃、脾。每穴按压10～15秒，以自我感觉酸、麻、热、胀、疼痛为宜。

3. 食疗法 木瓜、黄豆、猪脚适量炖服。

【转归预后】

本病若能及时治疗，脾胃功能、气血津液恢复如常，则乳汁可下；但若身体虚弱，虽经治疗，乳汁无明显增加或先天乳腺发育不良"本生无乳者"，则预后较差。

【预防调护】

（1）孕期做好乳头护理，产检时发现乳头凹陷者要嘱孕妇经常把乳头向外拉，并要常用肥皂擦洗乳头，防止乳头皲裂造成喂养困难。

（2）纠正孕期贫血，预防产后大出血。

（3）要注意产后恶露的情况，如恶露过多或不止，则可耗血，从而影响乳汁的化生，故要同时治疗。

（4）注意正确的哺乳方法，提倡早期喂乳，促进乳汁的分泌，不断排空乳房，也是维持乳汁分泌的一个重要条件。有些产妇因为早期乳不胀，而自行中断或减少哺乳次数更易造成缺乳。也有难产的产妇因过迟哺乳而影响乳汁的生成。

（5）增加营养，尤其要多吃富含蛋白的食物和新鲜蔬菜，以及充足的汤水。但要注意视脾胃功能而选择，不能过食肥甘厚味，以免影响脾胃运化，造成气血化生不足而缺乳。

（6）调情志、适劳逸，保持气血调和，并要保证足够的睡眠。

案例选粹

李某，女，24岁，农民。

第二胎产后10余天，气郁中阻，乳汁突然不下，乳胀胸闷。中医诊断：缺乳（肝气郁滞）。治法：疏肝解郁通乳。处方：当归、瓜蒌各12g，橘络、漏芦各6g，路路通10枚，通草5g，八月札、郁金各9g，柴胡3g，蒲公英15g。3剂。

二诊：气郁得舒，乳胀消失，乳汁也下。原方加减：当归、茯苓、川断、狗脊各12g，羊乳30g，八月札9g，橘络、甘草各6g。巩固治疗。

按语：妇女隐曲之情较多，往往容易出现一系列肝经郁滞的症状。如月经异常、胎动不安、产后抑郁、乳汁不下等。《内经》有"木郁达之"之训，投药：八月札、瓜蒌、路路通、郁金、柴胡、青皮、陈皮等疏肝解郁之品，理气调冲。肝郁日久，如若出现口苦、咽干等热象，即应酌加蒲公英、忍冬藤、羊乳等清其郁热。疏肝解郁之品，多属芳香燥烈，久服易伤阴液，不能多服。为此，我们多嘱患者要精神愉快，疗效较佳。（陈少春.何子淮女科经验集.杭州：浙江科学技术出版社,1982.）

练习题

A1 题型

1.缺乳的病位在乳房，与（　　　）两脏密切相关

A.肝、脾　　　B.肺、脾　　　C.心、肺　　　D.肝、肾　　　E.心、肾

2.缺乳的基本病机为（　　　）

A.气血亏虚，肝郁气滞　　　B.肝郁气滞，痰浊阻滞　　　C.肾阴不足

D.气虚、血热、血瘀　　　E.脾肾两虚

3.产后妇女缺乳，除身体虚弱，化源不足所致外，尚有因（　　　）

A.瘀血内阻　　　B.痰湿阻滞　　　C.肝气郁结　　　D.心血亏虚　　　E.肝肾阴虚

A2 型题

1.患者产后乳汁少甚或全无，乳汁稀薄，乳房柔软无胀满感，面色无华，舌淡，苔少，脉细弱。应首选的方剂为（　　　）

A.下乳涌泉散　　B.通乳丹　　　C.漏芦散　　　D.八珍汤　　　E.补中益气汤

2.产后妇女乳汁甚少或全无，乳汁稀薄，乳房柔软无胀感，面色少华，倦怠乏力，舌质淡，苔白，脉细弱。此证候可采用的治法为（　　　）

A.疏肝解郁，通络下乳　　　B.健脾化痰，通乳

C.补气养血，佐以通络　　　D.滋补肾阴，佐以通络

E.以上都不是

3.患者产后乳汁分泌少，乳房胀硬、疼痛，乳汁稠，胸胁胀满，情志抑郁，食欲不振，舌质正常，苔薄黄，脉弦滑。治疗应首选的方剂是（　　　）

A.通乳丹　　　B.逍遥散　　　C.柴胡疏肝散　　D.漏芦散　　　E.下乳涌泉散

B1 型题

A.通乳丹　　　　　　　　B.下乳涌泉散　　　　　　C.补中益气汤

D.归脾汤　　　　　　　　E.以上都不是

1. 治疗气血亏虚型缺乳，宜选用的最佳方剂为（　　　）
2. 治疗肝郁气滞型缺乳，宜选用的最佳方剂为（　　　）

第九节　不孕症

凡女子婚后未避孕，有正常性生活，同居 1 年而未孕者；或曾有过妊娠，未避孕又 1 年以上未再受孕者，称为不孕症。前者为原发性不孕，《山海经》称"无子"，《备急千金要方》称"全不产"；后者为继发性不孕，《备急千金要方》称"断绪"。

【病因】

1. 外感淫邪　寒邪、湿邪损伤肾中真阳，以致命门火衰，不能化气行水，寒湿滞于冲任，湿壅胞脉，不能摄精成孕；或经期摄生不慎，涉水感寒，寒邪伤肾，损及冲任，寒客胞中，不能摄精成孕。

2. 劳倦久病　先天禀赋不足，房事不节，或劳倦久病，损伤肾气，耗伤精血，肾阴亏损，以致冲任血少，不能凝精成孕，甚则阴血不足，阴虚内热，热伏冲任，热扰血海，以致不能凝精成孕。

3. 内伤七情　情志不畅，肝气郁结，疏泄失常，血气不和，气滞血瘀，冲任不能相资，以致不能摄精成孕。

4. 饮食不当　长期嗜酒无度，或过食肥甘厚腻，或饮食污染不洁，或饥饱失常，或恣食生冷，痰湿内盛，阻塞气机，冲任失司，躯脂满溢，闭塞胞宫，或脾失健运，饮食不节，痰湿内生，湿浊流注下焦，滞于冲任，湿壅胞脉，都可导致不能摄精成孕。

【病位】

不孕症的病位在胞宫，与脾、肝、肾三脏相关。

【病机】

本病的基本病机为肾气亏虚，冲任气血失调。临床常见有肾虚、肝郁、痰湿、血瘀等类型。肾主生殖，肾气亏虚，冲任虚衰，或肾阳不足，胞宫失煦，或肾阴不足，胞宫失养，均不能摄精成孕；肝气郁结，冲任失和；痰湿内盛，壅滞冲任；瘀血内停，阻滞冲任，冲任气血失调而致不孕。

【诊断要点】

1. 病史　详细了解结婚年龄，配偶健康状况，性生活情况，是否采取避孕措施，经、带、胎、产史，有无结核病、内分泌疾病、生殖系统感染等相关既往病史。

2. 临床特征　性生活正常，配偶生殖功能正常，同居 1 年以上未避孕而不孕。

3. 辅助检查　①妇科检查：第二性征及生殖器发育，有无畸形、炎症、肿瘤、泌乳等。②卵巢功能检查：了解排卵及黄体功能状态，包括基础体温、B 超检测排卵、宫颈黏液结晶、子宫内膜活检、生殖内分泌激素测定等。③免疫因素检查：抗精子抗体、抗心磷脂抗体、抗子宫内膜抗体等。④宫腔镜检查：了解宫腔情况，诊断宫腔粘连、黏膜下肌瘤、内膜息肉、子宫畸形等。⑤腹腔镜检查：用于盆腔情况的诊断，直接观察子宫、输卵管、卵巢有无病变或粘连，直视下行输卵管亚甲蓝通液，了解输卵管通畅度，且检查和治疗可同时进行。

【鉴别诊断】

不孕症与暗产：暗产是指孕初胚胎始结而自然殒堕者，易被误认为月经异常而忽略本次怀孕，通过早孕试验、排出物病理学检查可予以鉴别。

【辨证论治】

不孕症的辨证，主要依据月经的变化、带下病的轻重程度，其次依据全身症状及舌脉，进行综合分析，明确脏腑、气血、寒热、虚实，还要察痰湿、瘀血之病理因素，以指导治疗。治疗重点是温养肾气、调理气血，使经调病除，则胎孕可成。此外，还须情志舒畅，房事有节，择氤氲之时而合阴阳，以利于成孕。

1. 肾虚证

（1）肾气虚证

证候：婚久不孕，月经不调，经量或多或少，头晕耳鸣，腰酸腿软，精神疲倦，小便清长，舌淡，苔薄，脉沉细，两尺尤甚。

证机概要：肾气不足，冲任虚衰，不能摄精成孕。

治法：补肾益气，填精益髓。

代表方：毓麟珠。

常用药：出自《景岳全书》，菟丝子、鹿角霜、杜仲补肾强腰膝而益精髓；四君子汤补气；四物汤养血；川椒温督脉以扶阳。

（2）肾阳虚证

证候：婚久不孕，月经后期，量少色淡，甚则闭经，平时白带量多，腰痛如折，腹冷肢寒，性欲淡漠，小便频数或失禁，面色晦黯，舌淡，苔白滑，脉沉细而迟或沉迟无力。

证机概要：肾阳不足，命门火衰，冲任失于温煦，不能摄精成孕。

治法：温肾助阳，调补冲任。

代表方：温胞饮。

常用药：出自《傅青主女科》，巴戟天、补骨脂、菟丝子补肾助阳而益精气；杜仲补肾而止腰痛；肉桂、附子温肾助阳以化阴；人参、白术健脾益气而除湿；山药、芡实补肾涩精而止带。

（3）肾阴虚证

证候：婚久不孕，月经错后，量少色淡，头晕耳鸣，腰酸腿软，眼花心悸，皮肤不润，面色萎黄，舌淡或舌红，苔少，脉沉细或细数。

证机概要：肾阴亏损，精血不足，冲任空虚，胞宫失养。

治法：滋肾养血，调补冲任。

代表方：养精种玉汤。

常用药：出自《傅青主女科》，熟地、山萸肉滋肾而益精血；当归、白芍养血调经。

2. 肝气郁结证

证候：婚久不孕，经期先后不定，经量多少不一，或经行腹痛，经前乳房胀痛，烦躁易怒，或精神抑郁，舌质正常或黯红，苔薄白，脉弦。

证机概要：肝气郁结，疏泄失常，气血失调，冲任不能相资。

治法：疏肝解郁，理血调冲。

代表方：开郁种玉汤。

常用药：出自《傅青主女科》，方中当归、白芍养血柔肝、活血调经；香附疏肝理气、调经止痛；白术、茯苓健脾益气；花粉、丹皮生津清热、凉血活血。

3. 痰湿证

证候：婚久不孕，形体肥胖，经行延后，甚或闭经，带下量多，色白质黏无臭，头晕心悸，胸闷泛恶，面色㿠白，苔白腻，脉滑。

证机概要：痰湿内盛，气机不畅，冲任阻滞，脂膜壅塞于胞而致不孕。

治法：燥湿化痰，理气调经。

代表方：启宫丸。

常用药：出自《经验方》。苍术、茯苓、神曲健脾祛湿消积；半夏、陈皮燥湿化痰理气；香附、川芎理气行滞调经。

4. 血瘀证

证候：多年不孕，月经后期，量少或多，色紫黑，有血块，经行不畅，甚或漏下不止，少腹疼痛拒按，经前痛剧，舌紫黯，或舌边有瘀点，脉弦涩。

证机概要：瘀血内停，冲任受阻，胞脉不通而不孕。

治法：活血化瘀，温经通络。

代表方：少腹逐瘀汤。

常用药：小茴香、干姜、肉桂温经散寒；当归、川芎、赤芍养血活血行瘀；没药、蒲黄、五灵脂、延胡索活血化瘀止痛。

【中医适宜技术】

针灸疗法：取关元、中极、归来（双侧）或子宫（双侧）、三阴交（双侧）、足三里（双侧）、太冲（双侧）、肾俞穴（双侧）、命口穴、上髎穴等穴位。背部穴位与腹部穴位交替使用，从月经后第五天开始针灸至排卵时停止，隔天一次，每次 30 分钟。

【转归预后】

不孕症除了少数属先天性生殖器畸形，或严重染色体畸形不能用药物治疗外，大多是可以防治的，因为不孕症是许多妇科疾病的一种后遗症或结局。及早防治可能导致不孕症的妇产科病，重视"未病先防""病中防变"和"病后防复"的三级预防思想，能取得较好的疗效。

【预防调护】

性情舒畅，房事有节，择月圆育种之日（排卵期）而合阴阳，以利于成孕。

📚 案例选粹

胡某，女，31 岁。1976 年 11 月 22 日初诊。

患者结婚 6 年，同居不孕。14 岁月经初潮，向来月经延后 10 天左右，经色淡红，量中等，有少许血块。末次月经 11 月 18 日。今年 9 月份月经来潮，6 小时内取子宫内膜活检，病理报告为"分泌期子宫内膜腺体分泌欠佳"；输卵管通水术提示"基本畅通"，但久不受孕。近 3 年来腰酸痛楚（X 线未发现腰椎病变），常头晕，疲乏，纳差，最近脱发较甚，怕冷，睡眠欠佳，二便尚调。面清白虚浮，唇淡，舌淡黯略胖，苔白，脉沉细。妇检：外阴阴道正常，宫颈光滑，宫体前倾，较正常略小，质中，活动，无压痛。双侧附件正常。丈夫精液检查正常。中医诊断：不孕症（脾肾阳虚证）。治则：温肾健脾补血。处方：菟丝子 25g，淫羊藿 12g，补骨脂 15g，川断 15g，党参 15g，当归 12g，制首乌 30g。每日 1 剂，水煎服。

1977 年 1 月 29 日二诊：本次月经逾期 13 天。仍觉腰痛、纳呆，守前法。处方：菟丝子 25g，淫羊藿 10g，桑寄生 30g，金狗脊 15g，党参 20g，白术 15g，茯苓 25g，陈皮 6g，当归 12g。每日 1 剂，水煎服。

5 月 4 日三诊：近 2 个月来常服上方加减后，腰痛减轻，眠纳好转，舌淡黯，苔白微黄略腻，脉细稍弦。处方：菟丝子 20g，淫羊藿 10g，仙茅 10g，金樱子 18g，党参 15g，白术 15g，云苓 25g，神曲 10g。每日 1 剂，水煎服。

7月30日四诊：服药后月经按时于本月20日来潮，量中等，腰痛减轻，但觉头晕、疲乏、健忘。守前法，稍佐以祛风。处方：菟丝子25g，补骨脂15g，淫羊藿12g，党参25g，白术20g，炙甘草6g，当归12g，川芎6g，白芷10g。每日1剂，水煎服。

10月12日五诊：前症渐见好转，但稍劳累则腰酸痛、乏力、怕冷，胃纳一般，月经周期明显改善，但仍以温肾健脾养血为治。处方：淫羊藿10g，仙茅10g，菟丝子25g，川断12g，黄精15g，首乌15g，鸡血藤30g，党参20g，白术20g，炙甘草6g，陈皮5g。每日1剂，水煎服。

11月12日六诊：服上方10余剂，后头晕已除，腰痛不甚，胃纳转佳，月经依期，末次月经11月6日，4天干净。舌淡胖，苔白微腻，脉弦滑略缓。仍以温肾健脾治之。处方：菟丝子25g，覆盆子12g，补骨脂15g，淫羊藿10g，党参20g，白术15g，当归12g，艾叶10g。此后，按此方加减，每月经净后服8剂，身体康复，月事以时下，至1978年3月怀孕，孕期正常。

按语：罗颂平认为"肾-天癸-冲任-胞宫"轴调节功能失调，直接或间接损伤冲任、胞宫，均会引起月经失调，使诸多妇科疾病产生，调经之要，贵在补脾肾以资血之源、安血之室，临证擅用党参、白术、茯苓、陈皮等健脾化湿，桑寄生、菟丝子、淫羊藿、补骨脂等益肾填精，精血同源互生互化，藏泄互资互制，共同调节月经潮止，故罗教授临证强调肾脾肝同调，使肝木条达、气血调畅、五脏安和，使月事如常，孕育使然。（罗颂平.中国百年百名中医临床家丛书：罗元恺.北京：中国中医药出版社，2012.）

练习题

A1型题

1. 下列各项，属于不孕症肾阳虚证临床表现的是（　　　　）

　　A. 月经停闭　　　　　　　　B. 经量或多或少　　　　　　　C. 经色暗

　　D. 性欲淡漠　　　　　　　　E. 烦躁易怒

2. 不孕症系夫妇同居多长时间以上不能怀孕（　　　　）

　　A. 半年以上　　B. 1年以上　　C. 1年半以上　　D. 2年以上　　E. 3年以上

3. 不孕症痰湿型的中医治法是（　　　　）

　　A. 燥湿化痰，理气调经　　　　B. 理气化痰，调经促孕

　　C. 健脾化痰，理血调经　　　　D. 燥湿行气，调经促孕

E. 行气活血，调经促孕

A2 型题

1. 患者，女，40 岁，结婚多年不孕，未采取避孕措施，经期先后不定，经行不畅，量少色暗，经前乳房胀痛，精神抑郁，烦躁易怒，舌暗红，脉弦，拟用（　　）

A. 逍遥散　　　　　　　　B. 丹栀逍遥散　　　　　　C. 养精种玉汤

D. 开郁种玉汤　　　　　　E. 右归丸

2. 患者，女，35 岁，婚久不孕，形体肥胖，月经推后，带下量多、质黏，面色白，舌淡苔白腻，脉滑，辨证属（　　）

A. 气虚　　　B. 寒湿　　　C. 脾虚　　　D. 肾虚　　　E. 痰湿

3. 某女，28 岁，婚久不孕，月经后推，经色淡暗，性欲淡漠，小腹冷，带下量多，腰酸膝软，面色晦暗，舌暗，苔薄白，脉沉细，其治法是（　　）

A. 补肾益气，温养冲任　　　B. 温肾暖宫，调补冲任

C. 滋肾养血，调补冲任　　　D. 补肾健脾，调补冲任

E. 滋养肝肾，调补冲任

B1 型题

A. 金匮肾气丸　　B. 温胞饮　　　C. 启宫丸　　　D. 二仙汤　　　E. 养精种玉汤

1. 治疗痰湿不孕的代表方剂是（　　）

2. 治疗肾阴虚证，应首选的方剂为（　　）

扫一扫，知答案

扫一扫，看课件

第 九 章

中医儿科常见病

第一节 肺炎喘嗽

肺炎喘嗽是小儿时期常见的肺系疾病之一，是外感风邪，由皮毛口鼻侵袭肺卫，致肺失宣肃，肺气闭郁，痰瘀困阻，出现以发热、咳嗽、痰壅、气急、鼻扇为主要症状的一种疾病，重者涕泪俱闭、面色苍白发绀。

【病因】

1.外因　主要是感受风邪，小儿寒温失调，风邪外袭而为病，风邪多夹热或夹寒为患，其中以风热为多见。

2.内因　小儿肺脏娇嫩，卫外不固，如先天禀赋不足，或后天喂养失宜，久病不愈，病后失调，则致正气虚弱，卫外不固，腠理不密，而易为外邪所中。

【病位】

肺炎喘嗽的病变主要在肺，常累及脾，亦可内窜心肝。

【病机】

肺炎喘嗽的基本病机是肺气郁闭，痰热是其核心病理产物。外感风邪由口鼻或皮毛而入，侵犯肺卫，致肺气失展，宣降失司，清肃之令不行，气郁不宣，化热灼津，炼液成痰；继而病邪由表入里，痰热交结，阻于气道，宣发肃降无权，从而出现咳嗽、气促、痰壅、鼻扇、发热等肺气闭阻的证候。

肺主治节，肺气郁闭，气滞血瘀，心血运行不畅，可致心失所养，心气不足，心阳虚衰的危重变证。亦可因邪热炽盛化火，内陷厥阴，出现高热动风证候。

【诊断要点】

1. 病史　起病急，常因外感引起。

2. 临床特征　发热、气促、咳嗽、痰多为主要症状，甚至可出现鼻扇、发绀或抽搐、神昏等危重表现。新生儿仅见不食、神萎、口吐白沫等症。呼吸增快，甚者可有鼻扇、点头样呼吸及三凹征，唇周青紫，肺底部可闻及细湿啰音，病毒性肺炎可伴哮鸣音；间质性肺炎及支原体肺炎肺部听诊，啰音多不明显。

3. 辅助检查　胸部 X 线、血常规、血气分析等有助于本病的诊断。胸部 X 线可见点状或斑块状阴影或可见大片状阴影。血常规提示白细胞数升高，分类示中性粒细胞增高为细菌感染；白细胞下降，以淋巴细胞增多为病毒感染。对于气促明显者、呼吸困难者可行血气分析检查，一般可见代谢性酸中毒或混合性酸中毒。

【鉴别诊断】

1. 肺炎喘嗽与咳嗽　后者以咳嗽为主症，可伴有发热，但无气促、鼻扇、发绀等，双肺听诊呼吸音粗或可闻及干啰音，无细湿啰音。胸片提示肺纹理增粗，未见实变征。

2. 肺炎喘嗽与哮喘　后者以哮鸣气促、喉间痰鸣、呼气延长为主症。双肺听诊以大量哮鸣音为主，可伴有大水泡音，胸片多无异常。

【辨证论治】

治疗原则是宣肺开闭、化痰平喘。若痰多壅盛者，首先降气涤痰；喘憋严重者，治以平喘利气；气滞血瘀者，治以活血化瘀；病久气阴耗伤者，治以补气养阴、扶正达邪；出现变证者，随证施治。

1. 常证

（1）风寒闭肺证

证候：恶寒发热，无汗不渴，咳嗽气急，痰稀色白，舌淡红，苔薄白，脉浮紧。

证机概要：风寒闭肺，肺气失宣，邪郁肌表。

治法：辛温开肺，化痰止咳。

代表方：三拗汤。

常用药：麻黄、杏仁、甘草散寒宣肺；荆芥、豆豉辛温解表；桔梗、防风解表宣肺。

（2）风热闭肺证

证候：发热恶风，微有汗出，口渴欲饮，咳嗽，痰稠色黄，呼吸急促，咽红，舌尖红，苔薄黄，脉浮数。

证机概要：风热外袭，肺闭失宣。

治法：辛凉宣肺，清热化痰。

代表方：银翘散合麻杏石甘汤。

常用药：麻黄、杏仁、生石膏、生甘草清热宣肺；金银花、连翘清热解毒；薄荷辛凉解表；桔梗、牛蒡子清热利咽。

（3）痰热闭肺证

证候：壮热烦躁，喉间痰鸣，痰稠色黄，气促喘憋，鼻翼扇动，或口唇青紫，舌红，苔黄腻，脉滑数。

证机概要：痰热壅盛，肺气郁闭。

治法：清热宣肺，涤痰定喘。

代表方：五虎汤合葶苈大枣泻肺汤。

常用药：麻黄、杏仁、生石膏、生甘草清肺平喘；桑白皮、葶苈子泻肺；苏子、前胡宣肺化痰；黄芩、虎杖清肺解毒。

（4）痰浊闭肺证

证候：咳嗽气喘，喉间痰鸣，咯吐痰涎，胸闷气促，食欲不振，舌淡苔白腻，脉滑。

证机概要：痰浊闭郁，气机阻滞。

治法：温肺平喘，涤痰开闭。

代表方：二陈汤合三子养亲汤。

常用药：法半夏、陈皮、莱菔子、苏子、白芥子化痰除痹；枳壳、前胡行气宽胸；杏仁止咳化痰。

（5）阴虚肺热证

证候：低热不退，面色潮红，干咳无痰，舌质红而干，苔光剥，脉数。

证机概要：余邪留恋，肺阴虚弱。

治法：养阴清肺，润肺止咳。

代表方：沙参麦冬汤。

常用药：南沙参、麦门冬、玉竹、天花粉养阴生津；桑叶、款冬花止咳；生扁豆、甘草健脾。

（6）肺脾气虚证

证候：病程迁延，低热起伏，气短多汗，咳嗽无力，纳差，便溏，面色苍白，神疲乏力，四肢欠温，舌质偏淡，苔薄白，脉细无力。

证机概要：肺脾气虚，宣降失司，肺气郁闭。

治法：健脾益气，肃肺化痰。

代表方：人参五味子汤。

常用药：人参、五味子、茯苓、白术健脾益气敛肺；百部、橘红止咳化痰；生甘草和中。

2. 变证

（1）心阳虚衰证

证候：突然面色苍白，紫绀，呼吸困难加剧，汗出不温，四肢厥冷，神萎淡漠或烦躁不宁，右胁下肝脏增大、质坚，舌淡紫，苔薄白，脉微弱虚数。

证机概要：心阳虚衰，正气欲脱，阳气浮越，肺气闭阻，血液瘀滞。

治法：温补心阳，救逆固脱。

代表方：参附龙牡救逆汤。

常用药：人参大补元气；附子回阳救逆；龙骨、牡蛎潜阳敛阴；白芍、甘草和营护阴。

（2）内陷厥阴证

证候：壮热神昏，烦躁谵语，四肢抽搐，口噤项强，两目上视，咳嗽气促，痰声辘辘，舌质红绛，指纹青紫，达命关，或透关射甲，脉弦数。

证机概要：邪热炽盛，内陷厥阴。

治法：平肝息风，清心开窍。

代表方：羚角钩藤汤合牛黄清心丸。

常用药：羚羊角、钩藤平肝息风；茯神安神定志；白芍、甘草、生地滋阴缓急。

【中医适宜技术】

1. 中成药

（1）小儿肺热咳喘口服液：用于风热闭肺与痰热闭肺证。

（2）金振口服液：用于痰热闭肺证。

（3）热毒宁注射液：用于风热闭肺与痰热闭肺证。

2. 简易治疗技术

（1）敷贴疗法：大黄粉、芒硝粉，按4∶1比例配伍，以清水调成糊状，将上药调好均匀平摊于敷料上，敷在背部肩胛间区及肺部听诊湿啰音密集处。根据不同年龄选择敷药时间，每日1次，7天为1个疗程，用于肺炎喘嗽风热闭肺证、痰热闭肺证。

（2）拔罐疗法：取穴肩胛骨，每次5～10分钟，每日1次，5天为1个疗程，治疗肺炎后期湿啰音不消失者，一般双侧拔罐；若湿啰音明显局限于单侧，可单独在患侧拔罐。

【转归预后】

一般发病较急，若能早期及时治疗，预后良好。

【预防调护】

1. 预防 及时增减衣服，加强锻炼，增强体质，预防感冒；感冒流行期间少去公共场所，避免与感冒患者接触；冬春季节，少带小儿去公共场所，避免受凉及交叉感染。

2. 调护 注意休息，居室保持空气流通、新鲜，保持适当的温度和湿度；发热期间多饮热水，饮食易消化、清淡、有营养，忌食辛辣、油腻食物和冷饮，以防助热生痰；重症肺炎加强巡视观察，密切注意体温、呼吸、神情、气色等变化。

📚 案例选粹

陈某，男，4岁。初诊2012年7月7日。

患儿3天前开始出现发热，体温高达39.6℃，初起伴有恶寒，咳嗽逐渐增多，有痰难咳，昨晚开始咳甚并出现喘促，现体温39.0℃，有少许汗出，少许鼻塞流涕，无鼻扇发绀，胃纳一般，夜眠欠宁，大便干结，小便短赤。查体：精神疲倦，热性面容，咽部充血（++），双侧扁桃体Ⅰ度肿大，未见脓性分泌物；呼吸约34次/分钟，吸气三凹征阳性，双肺呼吸音粗，可闻及少许细湿啰音及痰鸣音；心率约120次/分钟，肝脾肋下未触及肿大；舌干红，苔黄，脉滑数。辅助检查：7月6日广州儿童医院血常规结果示：白细胞7.62×10^9/L，中性粒细胞35.4%，淋巴细胞51.2%，C反应蛋白0.6mg/L。中医诊断：肺炎喘嗽（痰热闭肺证）。治法：开肺平喘，清热化痰止咳。处方：麻杏石甘汤合千金苇茎汤、泻白散加减。方药如下：麻黄3g，苦杏仁7g，石膏（先煎）20g、甘草3g、桑白皮7g、地骨皮7g，芦根15g，桃仁6g，冬瓜仁15g，枇杷叶7g，川贝母5g。共2剂，每日1剂，水煎服。

7月9日二诊：服药2剂后，患儿发热渐退，仍间或低热，咳嗽痰多，痰黄白，无气促，鼻塞无流涕，胃纳一般，夜眠好转，大便通畅，小便正常，舌尖红，苔黄白腻，脉滑。查体：咽部充血（+），双肺呼吸音粗，闻及中等量中小水泡音，以"清热化痰，宣肺止咳"为法，处方如下：苇茎10g，苦杏仁7g，薏苡仁15g，桑白皮7g，地骨皮6g，瓜蒌皮7g，甘草3g，川贝母5g，知母4g，前胡7g，枇杷叶7g，橘红2g。处方2剂，每日1剂，水煎服。

7月11日三诊：患者热退，少许咳嗽，咯痰，多汗出，无气促，舌淡，苔白，脉滑，辨证属"肺脾气虚证"，继以"陈夏六君子汤"加减口服，服药3剂后随访，家长诉已痊愈。

按语：方中乌梅为君药，其味酸，酸入肝，其余各种药物都是从其性入肝的性质。酸可以缓急，缓肝之急到以平肝之逆。桂枝、附子、细辛辛散以温阳，黄芩、黄柏其味苦寒以清热。辛散和酸的收敛与协调，调节气机，使肝气得到调达，肺气下降，胸部气结得以分散，然后喘息平畅；苦寒和辛温结合，调和寒热之错杂。太子参补脾气滋阴，防止太过攻伐，并用白芍、黄柏共达滋肾养阴以除渴。肝藏血，久病入络，佐赤芍活血通络，枳壳宽胸理气。各种药物合用共奏调和阴阳、疏肝理气、利肺平喘之功效。[赵丽娜，韩雪.韩雪教授乌梅丸治疗小儿肺炎喘嗽经验.中国中医药现代远程教育，2017, 15(09): 69.]

练习题

A1 题型

1.肺炎喘嗽的变证是（　　　）

　　A.风热郁肺　　　B.痰热闭肺　　　C.毒热闭肺　　　D.肺脾气虚　　　E.心阳虚衰

2.肺炎喘嗽症见恶寒发热、头身痛、无汗、鼻塞流清涕、呼吸气急、痰稀色白。其病机是（　　　）

　　A.风寒郁肺　　　B.风热郁肺　　　C.毒热闭肺　　　D.肺脾气虚　　　E.痰热闭肺

3.下列各项，不属于肺炎喘嗽主要表现的是（　　　）

　　A.发热　　　　　B.咳嗽　　　　　C.痰壅

　　D.喘哮　　　　　E.肺部闻及中细湿啰音

A2 题型

1.患儿，4岁。发热咳嗽3天。发热恶风，头痛有汗，鼻塞流浊涕，咳嗽，气促，咽红肿，喉核红肿，纳呆，舌质红，苔薄黄，脉浮数。其证候是（　　　）

　　A.风寒郁肺　　　B.风热郁肺　　　C.毒热闭肺　　　D.肺脾气虚　　　E.痰热闭肺

2.患儿，4岁。发热咳嗽3天。发热恶风，头痛有汗，鼻塞流浊涕，咳嗽，气促，咽红肿，喉核红肿，纳呆，舌质红，苔薄黄，脉浮数。应首选的方剂是（　　　）

　　A.华盖散　　　B.麻杏石甘汤　C.人参五味子汤

　　D.黄连解毒汤合麻杏石甘汤　　　E.麻杏石甘汤合葶苈大枣泻肺汤

3.患儿，4岁。发热咳嗽2天。壮热不退，咳嗽剧烈，痰黄稠难咯或痰中带血，气急喘憋，呼吸困难，鼻翼扇动，神昏谵语，舌红少津，苔黄腻，脉洪数。其治则是（　　　）

　　A.清热解毒，泻肺开闭　　　B.清热涤痰，开肺定喘

　　C.温补心阳，救逆固脱　　　D.清热解毒，软坚散结

　　E.清心开窍，平肝息风

279

B1 型题

A. 生脉饮合参附龙牡救逆汤　　B. 黄连解毒汤合麻杏石甘汤

C. 羚角钩藤汤合牛黄清心丸　　D. 温胆汤合安宫牛黄丸

E. 参附龙牡救逆汤

1. 治疗肺炎喘嗽心阳虚衰型应首选的方剂是（　　　）

2. 治疗肺炎喘嗽邪陷厥阴型应首选的方剂是（　　　）

第二节　乳　蛾

乳蛾是指咽部喉核（腭扁桃体）肿大或伴红肿疼痛甚至溃烂、吞咽不利为主症的肺系疾病。因其红肿，状如乳头或蚕蛾，故名乳蛾；急性喉核肿大溃烂化脓者，名烂乳蛾。根据病程长短，有急、慢性之分。

【病因】

1. 外邪侵袭，邪聚喉核　外邪侵袭，壅遏肺气，咽喉首当其冲，邪毒聚于喉核，喉核红赤肿大发为本病。

2. 邪热传里，毒聚喉核　素体蕴热，外邪未解传入于里，蕴积肺胃，加之过食辛辣、煎炒、醇酒厚味，致肺胃热毒炽盛，上攻喉核发为本病。

3. 久病伤阴，火灼喉核　病久未愈，邪毒滞留，热盛伤津；阴液暗耗，损及肺肾，阴虚咽喉失养，无力托毒，阴虚虚火上炎，熏灼喉核导致发病。

【病位】

乳蛾的病位主要在咽喉，与肺、胃、肾相关。

【病机】

本病的基本病机为火热之毒壅聚咽喉。风热邪毒从口鼻而入，咽喉首当其冲，风热外侵，肺气不宣，风热循经上犯，结聚于咽喉而发为乳蛾。又咽喉为胃之系，脾胃有热，胃火炽盛，上冲咽喉，搏结于喉核，致咽喉肿痛而发为乳蛾。久病失治，或温热病后，阴液亏损，余邪未清，以及素有肺肾阴亏，虚火上炎，与余邪互结喉核，发为慢乳蛾。

【诊断要点】

1. 病史　急乳蛾起病较急，病程较短；反复发作则转化为慢乳蛾，病程较长。

2. 临床特征　以咽痛、吞咽困难为主要症状。急乳蛾有发热，慢乳蛾不发热或有低热。急乳蛾扁桃体充血呈鲜红或深红色肿大，表面有脓点，严重者有小脓肿；慢乳蛾扁桃体肿大，充血呈暗红色，或不充血，表面有脓点，或挤压后有少许脓液溢出。

3.**辅助检查**　急乳蛾及部分慢乳蛾患者白细胞总数及中性粒细胞增高。

【鉴别诊断】

1.**乳蛾与烂喉痧**　后者即猩红热，起病较急，初期即发热，咽喉部红肿疼痛，甚则腐烂，引饮梗痛，发热 1 天后出现弥漫性猩红色皮疹，症状明显，病程中可出现杨梅舌及环口苍白圈。

2.**乳蛾与咽白喉**　后者发病较缓，轻度咽痛，扁桃体及咽部见灰白色的假膜，不易擦去，强行擦去容易出血，并很快再生，颈淋巴结肿大明显，咽试子培养或涂片可检出白喉杆菌。

【辨证论治】

乳蛾的辨证首先需辨急慢、虚实不同：急乳蛾起病急，病程短，属实热证；慢乳蛾病程长，迁延不愈，有伤阴见证，属虚证，慢乳蛾复感外邪者，可出现虚中夹实证。次辨病情轻重的不同：病情轻者，为风热上乘；病情重者，邪热由表入里，阳明积热，热毒内蕴在里。本病的治疗原则为清热解毒、利咽消肿。

1.**风热外侵证**

证候：急乳蛾初起，咽痛，轻度吞咽困难，伴发热、恶寒、咳嗽、咯痰等症，咽黏膜充血，扁桃体红肿，舌红苔薄白，脉浮数。

证机概要：风热外侵，肺气不宣，肺经风热循经上犯，结聚于咽喉。

治法：疏风清热，利咽消肿。

代表方：银翘散。

常用药：金银花、连翘清热解毒；薄荷透表；桔梗、牛蒡子、甘草清热宣肺、利咽；木蝴蝶、山豆根解毒利咽、消肿。

2.**胃火炽盛证**

证候：咽痛较甚，吞咽困难，身热，口渴，大便秘结，咽部及扁桃体充血红肿，上有脓点或脓肿，舌红，苔黄，脉滑数。

证机概要：咽喉为胃之系，脾胃有热，胃火炽盛，上冲咽喉，搏结于喉核。

治法：泄热解毒，利咽消肿。

代表方：清咽利膈汤。

常用药：出自《喉科紫珍集》金银花、连翘、黄芩、栀子清热解毒；牛蒡子、薄荷辛凉解表；桔梗、生甘草利咽消肿；大黄、玄明粉通腑泄热。

3. 肺肾阴虚证

证候：咽部干燥、灼热，微痛不适，干咳少痰，手足心热，精神疲乏，或午后低热，颧赤，扁桃体暗红、肿大，或有少量脓液附于表面，舌红，苔薄，脉细数。

证机概要：久病失治，或温热病后，阴液亏损，余邪未清，或素有肺肾阴亏，虚火上炎，与余邪互结喉核。

治法：滋阴降火，清利咽喉。

代表方：知柏地黄丸。

常用药：知母、黄柏、丹皮清泻虚火；生地、玄参、麦冬、玉竹滋阴养液；马勃利咽消肿。

【中医适宜技术】

1. 中成药

（1）西瓜霜润喉片：适用于风热搏结和肺胃阴虚证。

（2）银黄口服液：用于急性乳蛾风热搏结证。

2. 简易治疗技术

（1）针灸疗法

实热乳蛾：针合谷、内庭、少商，配穴有天突、少泽、鱼际，少商点刺出血；高热配合谷、曲池，每次选2～3穴，中强刺激，每日1次。

虚火乳蛾：针大杼、风门、百劳、身柱、肝俞，配穴有合谷、曲池、足三里、颊车，每次选2～3穴，中度刺激。

（2）推拿疗法：揉天突，拿风池、肩井，按揉翳风，拿合谷，5～10分钟。

（3）刮痧疗法：用刮痧板或以汤匙光滑的边缘蘸麻油于患儿脊柱两旁轻轻由上向下顺刮，以出现红瘀点为度，用于风热外侵证。

（4）吹喉疗法：冰硼散、吹喉散、锡类散吹喉，适用于学龄期以上儿童热毒炽盛者。

【转归预后】

乳蛾反复发作，缠绵难愈，可成为病灶，引发局部及全身多种并发症。局部并发症有耳胀、喉痹、喉痈等，全身并发症有低热、痹证、心悸怔忡、水肿等。

【预防调护】

1.预防：加强锻炼，增强体质，预防感冒；注意口腔卫生，积极防治龋齿；保持病室空气流通及适当温度。

2.调护：饮食易消化、清淡，有营养，忌食辛辣、冷饮、油腻食物；高热患者，应注意观察病情变化，配合物理降温；及时彻底治愈本病，防止病情迁延或并发他症。

📚 案例选粹

谢某，男，4岁6个月。2016年6月5日初诊。

主诉：发热2天，伴咽痛。既往史：平素患儿易反复发作烂乳蛾1年余，每次患儿病后反复高热不退，2～3个月发作1次，每次均需输液治疗。现诊见：咽痛，吞咽困难，口臭，干呕，反复高热，4小时发热1次，2日未解大便，偶有咳嗽，小便色黄少。查体：咽充血，扁桃体Ⅱ度肿大，可见数枚白色脓点，舌红，苔黄腻，脉数，血常规：WBC18.3×10⁹/L，N78%，L22%，CRP35mg/dL。中医诊断：乳蛾（风热犯咽）。治以清热解毒、利咽排脓为法。方药：羚羊角0.3g，金银花5g，连翘6g，薄荷5g，蒲公英3g，法半夏3g，浙贝母5g，赤芍3g，桔梗3g，玄参3g，僵蚕3g，黄芩5g，焦山楂3g，酒军5g，大青叶5g。上4剂，日1剂半，水煎200mL，少量饭后温服、微汗出。

二诊：患儿服药1天后体温降至正常，每日解大便1～3次，先干结后稀糊状便。症见：体温正常，咽痛减轻，偶咳，喉间有痰不利，口微渴，疲乏，纳差，二便调，夜寐可。查体：咽红，双扁桃体Ⅱ度肿大，未见脓性分泌物，舌质红苔黄厚腻，脉数。复查血常规：WBC9.3×10⁹/L，N63%，L31%，CRP15mg/dL。证属痰浊结聚，治以逐瘀消痰、软坚散结。方药：法半夏3g，浙贝母3g，玄参3g，赤芍3g，桔梗3g，生薏苡仁5g，焦山楂3g，桑白皮5g，大青叶5g，瓜蒌5g，黄芩3g。3剂，日1剂，水煎200mL分3次饭后温服。

三诊：上诊服药后未再发热，咽痛渐消，偶有咽痒。症见：精神佳，咽痛已消，食纳可，便调，夜寐安，查体：咽淡红，双扁桃体Ⅰ度大，未见异常分泌物，舌红，苔薄白，脉数。证属余热恋咽，痰瘀互结。治以清热活血、化瘀散结。方药：生地3g，法半夏3g，玄参5g，浙贝母3g，赤芍3g，桔梗3g，焦山楂3g，连翘5g，黄芩3g，白花蛇舌草5g，瓜蒌仁5g。3剂，日1剂，水煎200mL，分3次饭后温服。6个月后电话随访，家长告知自上次就诊后乳蛾未再发。

按语：咽喉为肺胃之门户、气机升降之通道，外感之邪入肺易先伤喉，饮食不当易损于咽，咽喉为邪毒易侵久留之地。《疡科心得集》曰："夫风温客热，首先犯肺，化火循经，上逆入络，结聚咽喉，肿如蚕蛾。"小儿乳蛾是儿童及青少年期多发的咽部疾病，春秋季多见，且在季节交替、气温变化等免疫力下降时发病。轻者无全身症状，重者出现高热、咽痛、咳嗽等。本病发作期时常伴高热，有发病率高、并发症多、复发率高等特点，一般预后良好，部分患儿可迁延不愈或反复发作，出现鼻窦炎、中耳炎等并发症，偶可伴发急性肾炎、风湿热等严重疾病，影响儿童健康。目前西医以抗生素为主治疗，易产生耐药性。中医药对治疗小儿乳蛾有一定优势。[刘婷，

张卫东.张卫东主任医师运用清化饮治疗小儿乳蛾经验.咸阳:陕西中医药大学学报，2017, 40(06): 29.]

练习题

A1 型题

1. 乳蛾的治疗原则是（　　　）

　　A. 清热解毒，利咽消肿　　　　　　B. 疏风清热，利咽消肿

　　C. 养阴润肺，软坚利咽　　　　　　D. 辛温解表，疏风散寒

　　E. 清热解毒，软坚散结

2. 乳蛾肺胃阴虚证应首选的方剂是（　　　）

　　A. 银翘马勃散　　　　　　B. 牛蒡甘桔汤　　　　　　C. 养阴清肺汤

　　D. 普济消毒饮　　　　　　E. 荆防败毒散

A2 型题

1. 患儿，6 岁。发热 39.0℃，喉核赤肿，咽喉疼痛，吞咽不利，发热重，鼻塞流涕，头痛身痛，舌红，苔薄黄，脉浮数。其证候是（　　　）

　　A. 风热搏结证　　　　　　B. 热毒炽盛证　　　　　　C. 肺胃阴虚证

　　D. 脾胃积热证　　　　　　E. 肺胃蕴热证

2. 患儿，6 岁。喉核赤肿，咽喉疼痛，吞咽不利，发热重，鼻塞流涕，头痛身痛，舌红，苔薄黄，脉浮数。其治法是（　　　）

　　A. 疏风清热，利咽消肿　　　　　　B. 清热解毒，利咽消肿

　　C. 养阴润肺，软坚利咽　　　　　　D. 清热解毒，软坚散结

　　E. 利咽消肿，活血化瘀

3. 患儿，6 岁。喉核赤肿，咽喉疼痛，吞咽不利，发热重，鼻塞流涕，头痛身痛，舌红，苔薄黄，脉浮数。应首选的方剂是（　　　）

　　A. 银翘马勃散　　　　　　B. 牛蒡甘桔汤　　　　　　C. 养阴清肺汤

　　D. 普济消毒饮　　　　　　E. 荆防败毒散

B1 型题

　　A. 银翘马勃散　　　　　　B. 牛蒡甘桔汤　　　　　　C. 养阴清肺汤

　　D. 普济消毒饮　　　　　　E. 荆防败毒散

1. 治疗乳蛾肺胃阴虚证应首选的方剂是（　　　）

2. 治疗乳蛾热毒炽盛证应首选的方剂是（　　　）

第三节　厌　食

厌食是小儿常见的脾胃病证，临床以小儿较长时期食欲不振，见食不贪，食量减少，但精神尚可为特征。好发于 1～6 岁的小儿，城市儿童发病率高。患儿除食欲不振外，一般无特殊不适，预后良好，但长期不愈者，可使气血生化乏源，抗病能力下降，而易罹患他病，甚或日渐消瘦转为疳证。

【病因】

1. 喂养不当　小儿时期脾常不足，加之饮食不知自调，挑食偏食，好吃零食，食不按时，饥饱不一，或家长缺少正确的喂养知识，婴儿期喂养不当，乳食品种调配、变更失宜，或纵儿所好，杂食乱投，滥进补品，均易于损伤脾胃。

2. 病后失调　小儿脏腑娇嫩，形气未充，若患其他疾病，误用攻伐，导致脾胃受损。

3. 先天不足　若母亲孕期营养摄入不足，或体弱多病，或早产、多产之儿，导致胎禀怯弱，元气不足，脾胃薄弱。

4. 情志失调　小儿神气怯弱，若暴受惊吓，或打骂体罚，或环境改变等，导致情志抑郁，肝气不舒，乘脾犯胃。

【病位】

厌食的病位主要在脾胃。

【病机】

本病的基本病机为脾失健运。盖胃司受纳，脾主运化，脾胃调和，则口能知五谷饮食之味，若先天禀赋不足，或后天调护失宜，致脾胃不和，纳化失健，则形成厌食。

【诊断要点】

1. 病史　有喂养不当、病后失调、先天不足或情志失调病史。

2. 临床特征　长期不思进食，厌恶摄食，食量显著少于同龄正常儿童；可有嗳气、泛恶、脘痞、大便不调等症，或伴面色少华、形体偏瘦、口干喜饮等症，但精神尚好，活动如常。

3. 辅助检查　微量元素测定、粪便常规检查等协助诊断。

【鉴别诊断】

1. 厌食与疰夏　后者为季节性疾病，有"春夏剧，秋冬瘥"的特点，除以食欲不振为主外，同时还见全身倦怠、大便不稠，或发热等症。

2. 厌食与疳证 后者以形体消瘦、毛发干枯、精神萎靡或烦、食欲异常为主要临床特点。

【辨证论治】

辨证主要区别以运化功能改变为主，还是以脾胃气阴不足之象为主。脾运失健证除厌食主症外，其他症状不多，无明显虚象。脾胃气虚证伴面色少华、形体偏瘦等气虚征象；脾胃阴虚证伴口舌干燥、食少饮多等阴虚征象。本病治以运脾开胃为基本原则。

1. 脾运失健证

证候：厌恶进食，饮食乏味，食量减少，或有胸脘痞闷、嗳气泛恶，偶尔多食后脘腹饱胀，大便不调，精神如常，舌淡红，苔薄白或薄腻，脉和缓。

证机概要：脾胃不和，运化失健。

治法：运脾开胃。

代表方：不换金正气散。

常用药：苍术、藿香燥湿运脾；陈皮、砂仁理气助运；鸡内金、焦山楂开胃消食。

2. 肝脾不和证

证候：厌恶进食，嗳气频繁，胸胁痞满，性情急躁，面色少华，神疲肢倦，大便不调，舌质淡，苔薄白，脉弦细。

证机概要：肝气不舒，乘脾犯胃，纳化失和。

治法：疏肝健脾，理气助运。

代表方：逍遥散。

常用药：柴胡、紫苏梗疏肝解郁；当归、白芍养血柔肝；白术、茯苓健脾益气；麦芽、山楂、焦神曲和胃助运。

3. 脾胃阴虚证

证候：不思进食，食少，口干多饮，口舌干燥，大便偏干，小便色黄，面黄少华，皮肤失润，舌红少津，苔少或花剥，脉细数。

证机概要：脾胃阴虚，失于濡润。

治法：养阴和胃。

代表方：养胃增液汤。

常用药：沙参、石斛、玉竹滋脾养胃；乌梅、白芍、甘草酸甘化阴；香橼皮理气助运而不过于温燥；谷芽、麦芽和中开胃而不过于消削。

【中医适宜技术】

1. 中成药

（1）小儿香橘丸：用于脾失健运证。

（2）小儿健脾丸：用于脾胃气虚证。

（3）儿康宁口服液：用于厌食各证。

2. 简易治疗技术

（1）推拿疗法

主穴：补脾土、运内八卦、清胃经、摩腹各 200～300 次，捏脊 6 遍。

配穴：脾失健运证加揉板门，掐揉掌横纹；脾胃气虚证加推上三关、揉足三里；脾胃阴虚证加分手阴阳、揉二马。

（2）针灸疗法

体针疗法：主穴取脾俞、足三里、三阴交。配穴：脾失健运加阴陵泉；脾胃气虚证加胃俞；脾胃阴虚证加中脘、内关。以上各证型均用补法，中等刺激不留针，每日 1 次，10 次为 1 个疗程。

刺四缝疗法：常规消毒后，用三棱针在四横纹穴位上快速点刺，挤压出黄色黏液或血少许，每周 2 次，用于厌食各证型。

耳穴疗法：取脾、胃、肾、神门、皮质下。用粘布粘王不留行贴按于穴位上，隔日 1 次，双耳轮换，10 次为 1 个疗程。每日按压 3～5 次，每次 3～5 分钟，以稍感疼痛为度，用于厌食各证型。

（3）敷贴疗法：焦神曲、焦山楂、焦麦芽、茯苓、白术、党参、丁香各等份研末，取 2g，用黄酒调成糊状，置于带防渗圈的无纺布胶贴中，敷于脐上，每日 1 贴，贴 3～6 小时后揭掉。此法多配合捏脊法应用，适用于厌食各证型。

【转归预后】

本病可发生于任何季节，但夏季暑湿当令之时，可使症状加重。各年龄儿童均可发病，以 1～6 岁为多见。城市儿童发病率较高。患儿除食欲不振外，一般无其他明显不适，预后良好，但长期不愈者，可使气血生化乏源，抗病能力下降，而易罹患他症，甚或影响生长发育，转化为疳证。

【预防调护】

1. 预防：掌握正确的喂养方法，饮食起居按时、有度，饭前勿食糖果饮料，夏季勿贪凉饮冷。根据不同年龄给予富含营养、易于消化、品种多样的食品。母乳喂养的婴儿 4～6 个月后应逐步添加辅食。出现食欲不振症状时，要及时查明原因，采取针对性治疗措施。对病后胃气刚刚恢复者，要逐渐增加饮食，切勿暴饮暴食而致脾胃复伤。注意精神调护，培养良好的性格，教育孩子要循循善诱，切勿训斥打骂，变换生活环境要逐步适应，防止惊恐恼怒损伤。

2. 调护：纠正不良饮食习惯，做到"乳贵有时，食贵有节"，不偏食、挑食，不强迫进食，饮食定时适量，荤素搭配，少食肥甘厚味、生冷坚硬等不易消化食物，鼓励多食蔬菜及粗粮。遵照"胃以喜为补"的原则，先从小儿喜欢的食物着手，来诱导开胃，暂时不要考虑营养价值，待其食欲增进后，再按营养的需要供给食物。注意生活起居，加强精神调护，保持良好情绪，饭菜多样化，讲究色香味，以促进食欲。

案例选粹

患儿，女，4岁2个月。2013年5月16日初诊。

患儿3个月前吃半斤奶油泡芙后食欲下降，明显消瘦，3个月体重减轻5.5kg，失眠，出汗，干呕，胆怯，脾气大，爱哭，易怒，时腹痛，萎靡乏力，尿黄，便干，曾到外院检查血糖、尿糖、MRI等均未见异常，病情无好转。症见：消瘦，眼眶黑，舌红、边尖红，苔黄腻，脉细弱。中医诊断：厌食（脾胃失和，饮食失调）。治法：调和脾胃，运脾开胃。处方：健脾消食散加减。钩藤10g，天竺黄10g，陈皮8g，法半夏6g，砂仁6g，紫苏子6g，莱菔子6g，茯苓6g，甘松3g，乌梅6g，焦三仙30g，全蝎1g，甘草6g，大枣15g，藿香10g，牛蒡子10g，桔梗6g，淡竹叶6g，鸡内金15g，合欢皮10g，龙骨（先煎）30g，牡蛎（先煎）30g，浮小麦10g。7剂，每日1剂，水煎服。

二诊：症状改善明显，体重增加0.5kg，食欲增加，睡眠正常，大便通畅，舌淡苔黄腻，脉细弦。守方继服7剂后，精神好，食纳明显较前好转，烦躁减轻，面色好转，汗出减少，二便尚可。守方继服7剂后，诸症状明显好转，精神好，食纳佳，二便正常。

按语：脾为后天之本、生化之源，脾虚则气血生化不足，脾不化湿，水湿不能归经，湿热湿痰凝聚，食滞内停，日久内热渐生，脾气受损而至厌食。病有标本，先病为本，后病为标；病急者治其标，缓者治其本。针对本案的治疗，当先本后标，和胃健脾治其本或标本同治，佐以化湿、散通之法，兼以安神镇惊。[么丽春,杨文江,孟雪芬.张吕夫治疗小儿厌食症经验总结.中国中医药信息志,2014,21(11):110.]

练习题

A1 型题

1. 下列关于厌食的叙述，错误的是（　　　）

 A. 以较长时间厌恶进食为特征　　　B. 可发生于任何季节

 C. 冬季症状加重　　　D. 1～6 岁儿童多见发病

 E. 长期不愈者，可转化为疳证

2. 厌食的主要病机是（　　　）

 A. 脾胃虚弱，纳化无权　　　B. 脾失健运，乳食不化

 C. 暑湿内伤，脾为湿困　　　D. 脾胃不和，纳化失职

 E. 肝郁气滞，乘脾犯胃

3. 厌食的基本治疗法则是（　　　）

 A. 消食导滞　　　B. 运脾开胃　　　C. 健脾助运

 D. 理气醒脾　　　E. 养胃育阴

A2 型题

1. 患儿，2 岁。体重 11kg，自入秋以来食欲不振，食而不化，面色少华，倦怠乏力，大便偏稀，夹有不消化食物。应首先考虑的诊断是（　　　）

 A. 厌食　　　B. 积滞　　　C. 疳证　　　D. 疰夏　　　E. 泄泻

2. 患儿，4 岁。素喜煎炸食物，近两月来不思进食，食少饮多，皮肤欠润，大便干结，舌质红，苔花剥。治疗应首选（　　　）

 A. 增液汤　　　B. 养胃增液汤　　　C. 沙参麦冬汤

 D. 养阴清肺汤　　　E. 增液承气汤

3. 患儿，3 岁。体重 13kg，自入幼儿园 2 个月来，食欲不振，面色少华，偶尔多食后则脘腹饱胀，恶心，精神尚可，二便调，舌苔薄腻。其治法是（　　　）

 A. 消食导滞，理气行滞　　　B. 健脾益气，开胃助运

 C. 滋脾养胃，佐以助运　　　D. 疏肝开郁，理气助运

 E. 调和脾胃，运脾开胃

B1 型题

 A. 厌恶进食，多食饱胀，精神尚可　　　B. 不欲饮食，脘腹胀满，烦躁多啼

 C. 不思进食，食而不化，形瘦肢倦　　　D. 不思进食，食少饮多，便干烦躁

 E. 食欲不振，大便稀溏，完谷不化

1. 厌食脾胃气虚证症见（　　　）

2. 厌食脾胃阴虚证症见（　　　）

第四节　惊　风

惊风是小儿常见的一种急重病证，临床以抽搐、昏迷为主要症状。又称"惊厥"，俗名"抽风"，可发生于多种疾病之中。惊风的证候可概括为四证八候，四证即痰、热、惊、风；八候即搐、搦、掣、颤、反、引、窜、视。八候的出现，表示惊风已在发作。但惊风发作时，不一定八候全部出现。惊风分为急惊风和慢惊风，凡起病急暴，八候表现急速强劲，病性属实属阳属热者，为急惊风；凡病势缓慢，病久中虚，八候表现迟缓无力，病性属虚属阴属寒者，为慢惊风。

【病因】

1. 外感六淫　六淫皆能致痉，尤以风邪、暑邪、湿热疫疠之气为主。小儿肌肤薄弱，腠理不密，极易感受时邪，由表入里，热极化火，火盛生痰，甚则入营入血，内陷心包，引动肝风，出现高热神昏、抽风惊厥、发斑吐衄，或见正不胜邪，内闭外脱。

2. 饮食不当　若因饮食不节，或误食污染有毒之食物，郁结肠胃，痰热内伏，壅塞不消，气机不利，郁而化火；痰火湿浊，蒙蔽心包，引动肝风，则可见高热昏厥、抽风不止、呕吐腹痛、痢下秽臭。

3. 惊恐致病　小儿神气怯弱，元气未充，不耐意外刺激，若目触异物，耳闻巨声，或不慎跌仆，暴受惊恐，使神明受扰，肝风内动，出现惊叫惊跳，抽搐神昏。

4. 他病引发　由于暴吐暴泻，久吐久泻，或因急惊反复发作，过用峻利之品，以及他病误汗误下，以致脾阳不振，木旺生风；急惊风或温热病后，迁延未愈，耗伤阴津，肾阴亏损，肝木失于滋养，肝血不足，筋失濡养，可致水不涵木，阴虚风动。

5. 先天不足　因禀赋不足，脾肾素亏，长期腹泻，阳气外泄，先则脾阳受损，继则伤及肾阳，而致脾肾阳虚。

【病位】

急惊风病变部位主要在心、肝。慢惊风的病位主要与肝、脾、肾相关。

【病机】

急惊风的病机主要是热病心包，痰蒙心窍，热盛动风。小儿外感时邪，易从热化，热极生风；热盛生痰，痰盛发惊，惊盛生风，则发为急惊风。慢惊风的基本病机为脾胃受损，土虚木旺化风；或脾肾阳虚，虚极生风；或肝肾阴虚，筋脉失养生风。

【诊断要点】

1. 病史　急惊风多有接触疫疠之邪，或饮食不洁的病史，或暴受惊恐史，或有明确的原发疾病，如感冒、肺炎喘嗽、麻疹等。慢惊风多有急惊风、呕吐、泄泻、解颅等病史。

2. 临床特征　①急惊风起病急骤，病势凶险；具备搐（肘臂伸缩）、搦（十指开合）、掣（势如相搏）、颤（手足头身动摇）、反（颈项强直，角弓反张）、引（手如挽弓形状）、窜（目珠斜视，或偏左或偏右）、视（直视似怒，睛露不活）等八候之一；具有惊、风、痰、热四证的证候表现。②慢惊风起病缓慢，病程长；具备惊风八候之一；可见面色苍白，嗜睡无神，抽搐无力，时作时止或两手颤动，筋惕肉瞤，脉细无力，有时仅表现为摇头或面部肌肉抽动或某一肢体抽搐。

3. 辅助检查　必要时可做大便常规或大便细菌培养、血培养、胸片、脑脊液等有关检查，以求明确导致本病发生的疾病或原因。

【鉴别诊断】

1. 惊风与癫痫　后者发作表现多种多样，典型的症状为神昏、抽搐，与急惊风相似，但尚有口吐白沫、喉中异声等特征表现，发作时无发热，具有突发突止、醒后如常、反复发作的特点，脑电图可见棘波、尖波、棘-慢波等痫性放电。

2. 惊风与厥证　后者是由于阴阳失调，气机逆乱而引起，以突然昏倒、不省人事、四肢厥冷为主要表现，其鉴别要点在于厥证多有四肢厥冷而无抽搐或少有抽搐等表现。

【辨证论治】

惊风辨表里，辨病邪，辨病证，辨痰热、痰火、痰浊。急惊风病势急暴，当"急则治其标"，以清热、豁痰、镇惊、息风为治疗原则。慢惊风的治疗以补虚治本为主。

1. 急惊风

（1）风热动风证

证候：发热，咳嗽，流涕，头痛，咽红，烦躁不安，伴有四肢拘急、目睛上视、牙关紧闭，舌红苔薄白或微黄，脉浮数或弦数。

证机概要：感受风热之邪，正邪相争。

治法：疏风清热，息风定惊。

代表方：银翘散。

常用药：金银花、连翘、薄荷疏风清热；防风、蝉蜕、菊花祛风解痉；僵蚕、钩藤息风定惊。另加服小儿回春丹以清热定惊。

（2）气营两燔证

证候：多见于炎暑季节，起病急骤，高热烦躁，无汗，口渴欲饮，较大儿童自诉头痛，恶心呕吐，突然神昏惊厥，项强，舌红绛起刺，苔黄厚而腻，脉洪大而数。病情重时可出现深度昏迷，或狂躁不安，或呼吸障碍等危象。

证机概要：感受暑邪，热入营血，气血两燔。

治法：清暑解毒，开窍镇惊。

代表方：清瘟败毒饮。

常用药：连翘、石膏、黄连、黄芩、栀子、知母清气透热；生地、水牛角、赤芍、玄参、丹皮清营凉血；羚羊角、石决明、钩藤清热解毒、镇惊息风。

（3）湿热疫毒证

证候：多见于夏秋季节，起病急骤，突然高热，烦躁谵妄，神志昏迷，反复抽搐，面色苍白，四肢厥冷，息促不均，或伴呕吐腹痛，大便腥臭，或夹脓血，舌质红，苔黄腻，脉滑数。

证机概要：饮食不洁，肠胃湿热与疫毒内结，熏蒸于内，或破入营血，直犯心肝。

治法：解毒清肠，息风开窍。

代表方：黄连解毒汤合白头翁汤。

常用药：黄芩泻上焦之火，黄连泻中焦之火，黄柏泻下焦之火，山栀通泻三焦之火，导火下行，四药合用，苦寒直折，泻火解毒；白头翁、秦皮清肠化湿；钩藤、石决明平肝息风。

（4）痰热惊风证

证候：纳差，呕吐、腹痛、便秘及痰多等，继而发热、神呆，热盛即出现神昏抽搐、喉间痰鸣、腹部胀满、呼吸气促，苔黄厚而腻，脉滑数。

证机概要：食积肠腑，气机不畅，胃失和降，或痰热上壅，蒙蔽心神。

治法：消食导滞，涤痰镇惊。

代表方：保和丸合玉枢丹。

常用药：大黄、木香清热散结、利气除胀；金银花、连翘清热；石菖蒲、郁金、钩藤、僵蚕开窍止痉。

（5）惊恐惊风证

证候：素体偏弱，暴受惊恐后突然抽搐，惊跳惊叫，神志不清，夜卧不安，面色时青时白，四肢欠温，舌淡红，苔薄白，脉数不齐。

证机概要：小儿神怯胆虚，惊则气乱，恐则气下，气机逆乱，引动肝风。

治法：镇惊息风，安神定志。

代表方：琥珀抱龙丸。

常用药：出自《活幼心书》，琥珀、朱砂镇惊安神；胆南星、天竺黄清化痰热；人参、茯苓、怀山药、甘草益气扶正；石菖蒲、钩藤、石决明平肝息风开窍。

2. 慢惊风

（1）脾虚肝旺证

证候：形神疲惫，面色萎黄，嗜睡露睛，目眶凹陷，四肢不温，足跗及面部轻度浮肿，神志不清，阵阵抽搐，大便稀薄，色带青绿，时有肠鸣，舌淡苔白滑，脉微细。

证机概要：大吐大泻，久病脾虚或脾阳素虚，脾虚运化无权，土虚木乘。

治法：温运脾阳，扶土抑木。

代表方：缓肝理脾汤。

常用药：出自《医宗金鉴》，党参、茯苓、白术、山药、扁豆、炙甘草健脾益气；煨姜、桂枝温运脾阳；白芍、钩藤平肝息风。

（2）脾肾阳虚证

证候：面色苍白或灰滞，囟门低陷，精神极度萎顿，沉睡昏迷，口鼻气冷，额汗涔涔，四肢厥冷，手足蠕蠕震颤，大便澄澈清冷，舌质淡，苔白滑，脉细微。

证机概要：脾肾阳虚，寒水上泛；阳气不运，阴寒内盛。

治法：温补脾肾，回阳救逆。

代表方：固真汤合逐寒荡惊汤。

常用药：党参、黄芪、白术、茯苓、炙甘草温补脾气；炮附子、肉桂、川椒、炮姜、灶心土温阳救逆。

（3）肝肾阴虚证

证候：温病后期，低热留连，虚烦疲惫，面色潮红，消瘦，肢体拘挛，时抽时止，手足心热，或昏睡烦躁，震颤，前囟饱满，或有失聪、失语、失明等后遗症，大便干结，舌红绛少苔或无苔，脉细数无力。

证机概要：温病后期，经久不愈，久热伤阴，肝肾之阴亏损，阴虚生内热；气血不足，阴不潜阳，水不涵木。

治法：育阴潜阳，柔肝息风。

代表方：大定风珠。

常用药：鸡子黄、阿胶、地黄、石斛、麦冬滋阴养血；龟板、鳖甲、牡蛎潜阳息风。

（4）肾虚胎惊证

证候：有解颅、五迟五软等原发病，婴儿全身或四肢抽搐，双拳紧握如鸡爪，屈指如数，持续数秒或十余分钟，每日数次或数十次，缓解后如常，常伴有烦躁哭闹或神倦纳少、大便稀溏等症，舌淡红，苔薄白，脉迟无力。

证机概要：先天不足，后天失调，本为脾肾不足，标为肝亢有余。

治法：固本培源，育阴潜阳。

代表方：地黄饮子。

常用药：熟地黄、山茱萸滋补肾阴；肉苁蓉、巴戟天温壮肾阳；附子、肉桂之辛热助温养下元、摄纳浮阳，引火归原；石斛、麦冬、五味子滋养肺肾，金水相生，壮水以济火；石菖蒲与远志、茯苓开窍化痰、交通心肾。

【中医适宜技术】

1. 中成药

（1）安宫牛黄丸：用于急惊风。

（2）牛黄镇惊丸：用于急惊风暴受惊恐者。

（3）羚羊角粉：用于急惊风。

2. 简易治疗技术

（1）针灸疗法

体针疗法：惊厥者取穴人中、合谷、内关、太冲、涌泉、百会、印堂；高热者取穴曲池、大椎，十宣点刺放血；痰鸣者取穴丰隆、足三里；牙关紧闭者取穴下关、颊车。

耳针疗法：取穴神门、皮质下，强刺激。

（2）推拿疗法：热者推三关，退六腑，清天河水；昏迷者捻耳垂，掐委中；抽痉者掐天庭，掐人中，拿曲池，拿肩井；急惊风欲作时拿大敦穴，拿解溪穴；惊厥身向前曲者，掐委中穴；身向后仰者，掐膝眼穴；牙关不利、神昏窍闭者掐合谷穴。

【转归预后】

本病任何季节都可发生，以1～5岁小儿为多见，年龄越小，发病率越高。如发病次数减少，持续时间短，一般预后较好，但反复发作，抽搐持续时间长者预后不佳。

【预防调护】

1. 预防　加强锻炼，增强体质。避免时邪感染，注意饮食卫生；按时预防接种，预防各种传染病的发生；积极治疗原发病，有高热惊厥史患儿，在发热初起时，要及时降温，必要时加服抗惊厥药物。

2. 调护　抽搐时，切勿用力强制，以免扭伤骨折；将患儿平放，头侧位，将纱布包裹压舌板，放在上下牙齿之间，防止咬伤舌体；保持呼吸道通畅，清除呼吸道分泌物，同时注意给氧。

📖 案例选粹

曹某，男，6岁。1956年8月2日诊。

现病史：午后头痛，恶寒，继而发热，呕吐，当晚骤然抽搐，神识昏迷，两目斜视，颈项强直，角弓反张，8月2日急诊收入住院。入院时体温40.5℃，频作抽搐，口泛涎沫，神识不清，颜面潮红，皮肤灼热无汗，咽红，舌红苔白。查：布氏征弱阳性，巴氏征、克氏征阳性。脑脊液：细胞数 60 个 /mm³，中性80%，淋巴 20%，糖 50mg%，氯化物 1200mg%。中医诊断：急惊风（为惊风暑厥证）。治法：解肌透邪，佐以清心平肝。处方：香薷 3g，薄荷叶（后下）3g，葛根 5g，淡豆豉 10g，金银花 10g，钩藤（后下）12g，僵蚕 10g，天竺黄 5g，干菖蒲 5g，连翘 10g。1 剂。并服紫雪 2g，分 2 次冲服。药后患儿汗出，身热降至 38.5℃，痉厥即平，神识转清，口渴索饮，小便黄赤，时而烦躁，脉弦大。以暑邪伤阴，火势未熄，继以清暑涤痰护阴法。处方：玄参心 12g，金银花 10g，连翘 10g，青蒿 6g，山栀 10g，小川连 1g，鲜荷叶 2g，薄荷叶 3g，干菖蒲 3g，鲜竹叶 10 片。上方连服 2 剂，热退神清。继予上方出入调治，住院 1 周出院。

按语：本例急惊风为流行性乙型脑炎重症型，病势急骤，仅仅半天，患儿已高热神昏惊厥。江老辨证为惊风暑厥证。《温病条辨·解儿难》说："暑痉（暑兼湿热，后有暑痉一条，此则偏于热多湿少之病，去温热不远，经谓后夏至日为病暑者是也）……如夏月小儿身热头痛，项强无汗，此暑兼风寒者也，宜新加香薷饮；有汗则仍用银翘散……神识不清者，即用清营汤加钩藤、丹皮、羚羊角；神昏者兼用紫雪丹、牛黄丸等。"江老方取新加香薷饮加减合紫雪丹，清暑化湿解热、豁痰息风，药后汗出，果然暑温邪毒炽热随汗出而减，收到热降、风息、神清之效，继以清暑解毒、涤痰护阴之法获得全功。本例虽由卫分急转气营两燔，却以解暑清热之法，使病邪由里出表透达于外，收"体若燔炭，汗出而散"之验，逆转病势于危难之际，大大缩短病程，获得痊愈。［汪受传 . 江育仁辨治小儿急惊风的经验 . 江苏中医药，2016，48(11): 1.］

练习题

A1 型题

1.下列各项中，属于急惊风主要病因的是（　　）

A. 脾胃虚弱　　B. 脾肾阳虚　　C. 外感时邪　　D. 痰浊壅盛　　E. 脾虚肝亢

2.急惊风的"四证"是指（　　）

A. 风、火、积、热　　　B. 风、痰、热、惊　　　C. 痰、积、惊、热

D. 惊、热、痰、火　　　E. 痰、火、积、热

3.下列各项，不属于急惊风四大基本治法的是（　　）

A. 清热　　B. 养阴　　C. 豁痰　　D. 镇惊　　E. 息风

A2 型题

1. 患儿，3岁。突然出现神昏惊厥，伴发热头痛、咳嗽流涕、咽红，舌苔薄黄，脉象浮数。治疗应首选的方剂是（　　）

    A. 柴葛解肌汤　　　　　　　　B. 银翘散

    C. 银翘散合羚角钩藤汤　　　　D. 桑菊饮

    E. 紫雪丹

2. 患儿，5岁。突然壮热，神志昏迷，烦躁谵妄，反复抽搐，惊厥不已，呕吐腹痛，大便夹脓血，舌质红，苔黄腻，脉象滑数。治疗应首选的方剂是（　　）

    A. 羚角钩藤汤　　　　　　　　B. 普济消毒饮

    C. 黄连解毒汤合白头翁汤　　　D. 白虎汤合玉枢丹

    E. 清瘟败毒饮

3. 患儿，5岁。突然高热，不省人事，抽搐不已，大便化验见脓球成堆，大便腥臭异常，肛门灼热，舌红，苔黄腻，脉滑数。其证候是（　　）

    A. 湿热疫毒　　B. 邪陷心肝　　C. 风热动风　　D. 气营两燔　　E. 湿热蕴伏

B1 型题

    A. 风　　　　B. 动　　　　C. 抽　　　　D. 搐　　　　E. 火

1. 属急惊风四证的是（　　）

2. 属惊风八候的是（　　）

第五节　水　痘

水痘是由外感时行邪毒引起的急性发疹性时行疾病。以发热，皮肤分批出现丘疹、疱疹、结痂为特征。因其疱疹内含水液，形态椭圆，状如豆粒，故称水痘，也称水花、水疮、水疱。本病传染性强，容易造成流行。预后一般良好，愈后皮肤不留瘢痕。患病后可获终身免疫。

【病因】

水痘发生的原因为感受水痘时邪，在气候变化，水痘流行期间，小儿机体抵抗力下降之时，外邪便乘虚侵入发为水痘。

【病位】

水痘的病位主要在肺胃（脾）。

【病机】

本病的基本病机为水痘时邪蕴郁肺脾，湿热熏蒸，透于肌表。时行邪毒由口鼻而入，蕴郁于肺，肺主皮毛，脾主肌肉，时邪与内湿相搏，外透于肌表，则发为水痘。若毒邪尚轻，病在卫表者，则疱疹稀疏，点粒分明，全身症状轻浅；少数患儿素体虚弱，感邪较重，邪毒炽盛，内犯气营，可见疱疹稠密，色呈紫红，多伴有壮热口渴。甚者毒热化火，内陷心肝，出现神昏、抽搐。也有邪毒内犯，闭阻于肺，宣肃失司，可见咳嗽、气喘、鼻扇等重症。

【诊断要点】

1. **病史**　多在冬春季节发病，可造成流行，起病 2～3 周前有水痘接触史。

2. **临床特征**　初起有发热、流涕、咳嗽、不思饮食等症，热势不高，发热 1～2 天，头面、发际及全身其他部位出现红色斑丘疹，以躯干部位较多，四肢部位较少。疹点出现后，很快变为疱疹，呈椭圆形，大小不一，内含水液，周围红晕，疱壁薄易破，常伴瘙痒，继则结痂脱落，不留疤痕；皮疹分批出现，此起彼落，在同一时期，丘疹、疱疹、干痂并见。

3. **辅助检查**　大部分患者血常规可见白细胞总数正常，偶有轻度增高，淋巴细胞相对增多，新鲜疱疹底部刮取物检查见多核巨细胞和核内包涵体，可供快速诊断。

【鉴别诊断】

1. **水痘与脓疱疮**　后者多发于夏天炎热季节，一般无发热等全身症状，皮疹表现为疱疹较大，壁较薄，内含脓液，不透亮，容易破溃，破溃后随脓液流溢蔓延附近皮肤而发，多发于头面部及四肢暴露部位，无分批出现。

2. **水痘与丘疹样荨麻疹**　后者为婴幼儿过敏性皮肤病，无发热等全身症状，皮疹为红色丘疹，形态多样，顶部有小疱疹，皮厚坚实，不易破，不结痂，痒甚，四肢及躯干部位多，易反复发作。

【辨证论治】

水痘的辨证要点在于辨别轻证和重证。轻证痘形小而稀疏，色红润，疱内浆液清亮，或伴有轻度发热、咳嗽、流涕等症状，病在卫、气。重症水痘邪毒较重，痘形大而稠密，色赤紫，疱浆较混，伴有高热、烦躁等症状，病在气、营，易见邪毒闭肺、邪陷心肝变证。本病的治疗原则为清热解毒利湿。

1. **邪郁肺卫证**

证候：发热轻微，或无发热，鼻塞流涕，伴有喷嚏及咳嗽，1～2 日皮肤出疹，疹色红润，疱浆清亮，根盘红晕不明显，点粒稀疏，此起彼伏，以躯干为多，舌苔薄白微腻，脉浮数，指纹浮紫。

证机概要：邪郁肺卫，表卫失和，肺气失宣。

治法：疏风清热解毒，佐以利湿。

代表方：银翘散。

常用药：金银花、连翘、竹叶清热解毒；薄荷辛凉解表；牛蒡子、桔梗、甘草宣肺解毒、利咽祛痰。

2. 气营两燔证

证候：壮热不退，烦躁不安，口渴欲饮，面红目赤，痘疹稠密，根盘红晕显著，疹色紫暗，疱浆混浊，大便干结，小便黄赤，舌红或舌绛，苔黄厚，脉洪数有力，指纹紫滞。

证机概要：热毒炽盛，燔灼气营，邪毒内传气营，气分热盛。

治法：清热凉营解毒，佐以利湿。

代表方：清胃解毒汤。

常用药：升麻清热透疹；石膏清气泄热；黄芩、黄连清热解毒；丹皮、生地凉血清热。佐以紫草、山栀、木通清热凉营渗湿。

水痘发病过程中，如出现高热、咳嗽、气喘、鼻扇、紫绀等症，此为邪毒闭肺之变证，治当清热解毒、开肺化痰，可予麻杏石甘汤加减；若见壮热不退，神志模糊，口渴烦躁，甚则昏迷、抽搐等症，此为邪毒内陷心肝之变证，治当凉血泻火、息风开窍，予清瘟败毒饮加减，并吞服紫雪丹或安宫牛黄丸。

【中医适宜技术】

1. 中成药

（1）板蓝根冲剂：适用于邪郁肺卫证。

（2）银翘解毒丸：适用于邪郁肺卫证。

（3）五福化毒丸：适用于气营两燔证。

2. 简易治疗技术

（1）涂敷疗法：青黛30g，煅石膏50g，滑石50g，黄柏15g，冰片10g，黄连10g。共研细末，和匀，伴油适量，调搽患处，每日1次，用于水痘疱浆混浊或疱疹破溃者。

（2）药浴疗法：苦参30g，芒硝30g，浮萍15g，煎水外洗，每日2次，用于水痘皮疹较密，瘙痒明显者。

【转归预后】

水痘为自限性疾病，一般不留瘢痕，如合并细菌感染会留瘢痕。病后可获得终身免疫，有时病毒以静止状态存留于神经节，多年后感染复发而出现带状疱疹。对免疫能力低下的播散性水痘患者、新生儿水痘或水痘性肺炎、脑炎等严重病例，应及早采用抗病毒药物治疗。

【预防调护】

1.预防　控制传染源，隔离患儿至全部疱疹结痂为止。对有接触史的易感儿，应检疫3周，并立即给予水痘减毒活疫苗，可预防发病。切断传播途径，本病流行期间，少去公共场所。对已被水痘患儿污染的被服、用具及居室，应采用通风、曝晒、煮沸、紫外线灯照射等措施，进行消毒。易感孕妇在妊娠早期应尽量避免与水痘患者接触，已接触者应给予水痘－带状疱疹免疫球蛋白被动免疫，如患水痘，则应终止妊娠。对使用大剂量肾上腺皮质激素、免疫抑制剂的患儿，及免疫功能受损、恶性肿瘤患儿，在接触水痘72小时内可肌内注射水痘－带状疱疹免疫球蛋白，以预防感染本病。

2.调护　保持室内空气流通、新鲜，注意避免风寒，防止发生感染；饮食宜清淡、易于消化，多饮温开水，忌食辛辣刺激性食物；保持皮肤清洁，应剪短指甲，避免搔抓损伤皮肤，内衣要柔软勤换，以防擦破皮肤，引起感染；水痘患儿禁用激素，对原用激素者应及时减至生理量或停用。

案例选粹

梁某，男，6岁半。2010年5月5日初诊。

家长述：患儿于5月3日起不断流涕、打喷嚏，4日突然发热，测体温37.2℃，在患儿双臂及后背可见少许红色小水疱，今晨发现患儿四肢及前胸后背许多椭圆形水疱，遂来求治。症见：神差、倦怠，四肢及前胸后背有许多散在绿豆大椭圆形水疱，水疱周围红晕，疱液清澈，测体温37.4℃，倦怠，少食，舌红、苔薄白，脉浮数。中医诊断：水痘（风热夹湿）。治则：疏风清热，解毒祛湿。中药处方：茵陈、乌梢蛇、板蓝根、大青叶、山楂、神曲、炒麦芽、炒稻芽各30g，姜黄、佛手、郁金各10g，全虫（另）10g，蜈蚣（另）5条，香橼6g，黄连3g，黄柏、黄芩各15g。3剂。以上诸药中，全虫酒洗，蜈蚣去头、足后酒洗后，再与其他中药煎剂内服，每日1剂，每日4～5次，每次15mL。医嘱：患儿勤洗手，勤剪指甲，不食辛辣、海鲜和滋补性食物，不要手抓水痘。

二诊：观其患儿，洗浴及服药后四肢及前胸后背水疱缩小，疱液变浑浊，周围无红晕，无新发水疱，测体温37.0℃，舌红、苔薄白，脉浮数。守方守法继续治疗。上方加减：姜黄、佛手、郁金、全虫（另）各10g，蜈蚣（另）5条，黄芩、黄柏各15g，茵陈、乌梢蛇、板蓝根、鱼腥草、大青叶、金银花、山楂、神曲、炒麦芽、炒稻芽各30g，香橼6g，黄连3g。3剂。以上诸药中，全虫经酒洗，蜈蚣去除头、脚后经酒洗，再与其他诸药加水1000mL，煎30分钟后，去渣取汁内服。

每日1剂，每日4～5次，每次15mL。医嘱：患儿勤洗手，不食辛辣、海鲜和滋补性食物，结痂瘙痒不可用手抓结痂，应转移注意力或用药浴止痒。如水痘有破损，为防止感染应停止洗浴，改用棉签蘸药水涂擦未破损水痘，以缓瘙痒。

三诊：观其患儿四肢及前胸后背水疱结疤，大部分开始脱落，无新的水痘发出，测体温36.2℃，舌淡红、苔薄白、脉浮数。水疱基本消失，无新出皮疹，疱疹全部结痂，大部脱落，仅留有少许痕迹，病愈。

按语：中医认为经络是运行人体气血的通路，人体通过分布全身的经络，内联五脏六腑，外络四肢、肌肤、五官、百骸，沟通内外，贯穿上下，构成有机整体。药浴正是利用经络沟通内外，通过人体皮肤、穴位给药，使药物直达脏腑。清代医家吴师机最早的外治专著《理瀹骈文》中述："病之所在，各有其位，各有其名，各有其形。按其位，循其名，核其形，就病以治病，皮肤隔而毛窍通，不见脏腑恰达脏腑也。"在儿科临床中，由于小儿脏腑娇嫩，形气未充，内服药稍有不当则可出现伤及内脏的呕吐、腹泻等不良反应，加之小儿年幼，服药困难等诸多原因均影响临床疗效。药浴疗法则能补充其不足。通过局部洗浴治疗全身疾病，借助浴水温热之力与药物本身的功效，使全身腠理疏通，毛窍开放，起到发汗退热、祛风除湿、温经散寒、疏通经络、调和气血、消肿止痛、祛瘀生新、杀虫止痒、祛腐生肌、美容保健的作用。〔宋建蓉，刘维益，童渝眉．刁本恕主任医师内服外洗治疗小儿水痘临证经验辨析．新疆中医药，2013，31(05)：60.〕

练习题

A1型题

1. 水痘的好发年龄是（　　　）
   A. 6个月～1岁　B. 1～3岁　　C. 3～6岁　　D. 6～9岁　　E. 9岁以上
2. 水痘的主要病位是（　　　）
   A. 肺、肾　　　B. 肺、脾　　　C. 脾、肾　　　D. 脾、胃　　　E. 肺、胃
3. 小儿水痘的发生为感受（　　　）
   A. 风寒　　　B. 风热　　　C. 时邪　　　D. 寒湿　　　E. 湿热

A2 型题

1.患儿，6岁。发热轻微，鼻塞流涕，喷嚏，咳嗽，起病后1～2天出皮疹，疹色红润，疱浆清亮，根盘红晕，皮疹瘙痒，分布稀疏，此起彼伏，以躯干为多，舌苔薄白，脉浮数。其病机是（　　）

A.邪伤肺卫　　B.邪伤肺胃　　C.邪炽气营　　D.邪炽心肝　　E.邪伤肺肾

2.患儿，7岁。发热轻微，鼻塞流涕，喷嚏，咳嗽，起病后2天出皮疹，疹色红润，疱浆清亮，根盘红晕，皮疹瘙痒，分布稀疏，此起彼伏，以躯干为多，舌苔薄白，脉浮数。其治法是（　　）

A.疏风清热，利湿解毒　　　　B.清热解表，宣肺化痰

C.清热解表，和胃化湿　　　　D.清热解毒，利尿化湿

E.清热解毒，燥湿止痒

3.患儿，5岁。壮热不退，烦躁不安，口渴欲饮，面红目赤，皮疹稠密，疹色紫暗，疱浆混浊，可见出血性皮疹、紫癜，大便干结，小便短赤，舌质红绛，苔黄糙而干，脉数有力。治疗应首选的方剂是（　　）

A.银翘散　　B.白虎汤　　C.清营汤　　D.玉女煎　　E.清胃解毒汤

B1 型题

A.疏风清热，利湿解毒　　　　B.辛凉透表，清宣肺卫

C.清凉解毒，透疹达邪　　　　D.清气凉营，解毒化湿

E.清气凉营，通腑泻火

1.治疗水痘邪伤肺卫证的治法是（　　）

2.治疗水痘毒炽气营证的治法是（　　）

第六节　手足口病

手足口病是由感受手足口病时邪引起的急性发疹性时行疾病，临床以手足掌趾、臀及口腔疱疹，或伴发热为特征，本病一年四季均可发生，但以夏秋季节为多见，任何年龄均可发病，临床尤多见于5岁以下小儿，本病可经消化道、呼吸道传播，传染性强，易引起流行，一般预后较好，经数天到一周痊愈，少数重症患儿可因邪毒留心，或内陷心肝而出现变证，甚或危及生命。

【病因】

外感手足口病时邪所致。

【病位】

手足口病的病位主要肺、脾，可波及心、肝。

【病机】

小儿肺脏娇嫩，腠理疏松；脾常不足，易受损伤。若调护失宜，手足口病时邪由口鼻而入，伤及肺脾。肺气失宣，卫阳被遏，则见肺卫表证；肺主皮毛，脾主肌肉，肺脾受损，水湿内停，与时行邪毒相搏，熏灼口腔，蕴蒸肌肤，则口咽部、手、足、臀部发生疱疹。一般邪轻病浅，预后良好。若素体虚弱，或感邪较重，邪盛正衰，湿热蒸盛，内燔气营，病情较重，甚则邪毒内陷而见神昏谵语、抽搐等变证。严重者可因阴损及阳，心阳虚脱而危及生命。

【诊断要点】

1. 病史　病前1～2周有手足口病接触史，潜伏期多为2～10天，平均3～5天。

2. 临床特征　①普通病例：急性起病，发热，口腔黏膜出现散在疱疹，手、足和臀部出现斑丘疹、疱疹，疱疹周围可有炎性红晕，疱内液体较少，可伴有咳嗽、流涕、食欲不振等症状；部分病例仅表现为皮疹或疱疹性咽峡炎，可根据接触史鉴别，必要时根据病原学检查进行鉴别，多在1周内痊愈，预后良好；部分病例皮疹表现不典型，或仅表现斑丘疹。②重症病例：少数病例（尤其是小于3岁者）病情进展迅速，在发病1～5天左右出现脑膜炎、脑炎（以脑干脑炎最为凶险）、脑脊髓炎、肺水肿、循环障碍等，极少数病例病情危重，可致死亡，存活病例可留有后遗症。

3. 辅助检查　血常规检查示白细胞计数正常，淋巴细胞和单核细胞比值相对增高。

【鉴别诊断】

1. 手足口病与水痘　后者由感受水痘时毒所致，多在冬春季节发病，以6～9岁小儿多见，皮肤黏膜分批出现斑丘疹、疱疹、结痂，疱疹多呈椭圆形，较手足口病稍大，呈向心性分布，以躯干、头面多，四肢少，疱壁薄，易破溃结痂，在同一时期、同一部分斑丘疹、疱疹、结痂三者并见为其特点。

2. 手足口病与疱疹性咽峡炎　后者夏秋季节发病率高，多见于5岁以下小儿，起病较急，常突发高热、咽痛、流涕、头痛，体检可见软腭、悬雍垂、舌腭弓、扁桃体、咽后壁等口腔后部出现灰白色小疱疹，周围红赤，1～2天内疱疹破溃形成溃疡，疼痛明显，伴流涎、拒食、呕吐等，皮疹很少累及峡黏膜、舌、龈以及口腔以外部位皮肤，可鉴别。

【辨证论治】

辨轻重。轻证病程短，疱疹仅现于手、足掌心及口腔部，稀疏散在，疹色红润，根盘红晕不著，疱液清亮。全身症状轻微，或伴低热、流涕、咳嗽、恶心、呕吐、泄泻等肺卫失宣、脾失健运证候；重证病程长，疱疹除见于手足掌心及口腔部外，四肢、臀部等其他部分也常累及，且分布稠密，或成簇出现，疹色紫暗，根盘红晕显著，疱液混浊，全身症状较重，常伴高热、烦躁、口痛、拒食、尿赤、便结等毒炽气营证候，严重者可因邪陷心肝，或邪毒犯心而出现心经、肝经证候。

本病以清热祛湿解毒为基本治则。

1. 常证

（1）邪犯肺脾证

证候：发热轻微，或无发热，流涕咳嗽，咽红疼痛，或纳差恶心，呕吐泄泻，约1～2天后或同时出现口腔内疱疹，破溃后形成小的溃疡，疼痛流涎，不欲进食，随病情进展，手足掌心部出现米粒至绿豆大小斑丘疹，并迅速转为疱疹，分布稀疏，疹色红润，根盘红晕不著，疱液清亮，舌质红，苔薄黄腻，脉浮数。

证机概要：邪犯于肺，肺卫失宣；邪犯于脾，脾运失健；邪犯肺脾，通调运化失常，水湿内停与时邪相搏，外发肌肤而成疱疹。

治法：宣肺解表，清热化湿。

代表方：甘露消毒丹。

常用药：金银花、连翘、薄荷、板蓝根、射干宣肺解表；黄芩、豆蔻、藿香、石菖蒲、滑石、茵陈清热化湿。

（2）湿热蒸盛证

证候：持续高热，烦躁口渴，口腔、手足、四肢、臀部疱疹，分布稠密，或成簇出现，疹色紫暗，根盘红晕显著，疱液混浊，口臭流涎，灼热疼痛，甚或拒食，小便黄赤，大便秘结，舌质红绛，苔黄腻或黄燥，脉滑数。

证机概要：邪毒炽盛，燔灼气营。

治法：清热凉营，解毒祛湿。

代表方：清瘟败毒饮。

常用药：黄连、黄芩、栀子、连翘、生石膏、知母、生地黄、赤芍、牡丹皮、大青叶、紫草、车前草清热解毒、凉血活血。

（3）心脾积热证

证候：心烦躁扰，口舌干燥，疼痛拒食，小便黄赤，大便干结，手掌、足跖、口腔疱疹，分布稀疏，疹色红润，根盘红晕不著，疱液清亮舌质红，苔薄黄，脉数有力。

证机概要：脾胃积热，心烦躁扰。

治法：清热泻脾，泻火解毒。

代表方：清热泻脾散合导赤散。

常用药：黄连、黄芩、栀子、石膏清热泻火解毒；地黄、茯苓、灯心草、淡竹叶凉血清热、除烦利尿。

（4）气阴两伤证

证候：疱疹渐退，食欲不振，神疲乏力，唇干口燥，或伴低热，舌淡红，苔少，脉细。

证机概要：余邪留恋，气阴两伤。

治法：益气健脾，养阴生津。

代表方：生脉散。

常用药：党参、白术、山药益气健脾；麦冬、五味子、玉竹养阴生津。

2. 变证

（1）邪陷厥阴证

证候：高热持续，头痛烦躁，嗜睡易惊，肢体抖动，甚或神昏，肢搐项强，双目上视，舌质红绛，苔黄腻，脉弦数。

证机概要：邪毒炽盛，内陷厥阴。

治法：清热解毒，息风开窍。

代表方：清瘟败毒散合羚角钩藤汤。

常用药：黄芩、黄连、栀子清热解毒；羚羊角、钩藤、僵蚕平肝息风；石菖蒲、郁金解郁、开窍、豁痰。

（2）邪伤心肺证

证候：壮热不退，胸闷心悸，咳频气急，鼻翼扇动，张口抬肩，口唇紫绀，咳吐粉红色泡沫痰，舌紫暗，苔少，脉沉迟。

证机概要：邪毒伤及心肺，心肺阴阳俱虚，肺失通调，心失行血。

治法：泻肺逐水，温阳扶正。

代表方：己椒苈黄丸合参附汤。

常用药：葶苈子、大黄泻肺逐水；桑白皮、前胡肃肺化痰；防己、椒目、泽泻、车前子利水消肿；人参、附子温阳扶正。

【中医适宜技术】

1. 中成药

（1）清热解毒口服液：用于邪犯肺脾证。

（2）双黄连口服液：用于邪犯肺脾证。

（3）小儿热速清口服液：用于邪犯肺脾证。

2. 简易治疗技术

（1）西瓜霜、冰硼散选一种，涂搽口腔患处，每日 2 次。

（2）青黛散，麻油调，敷于手足疱疹患处，每日 2 次。

（3）金银花 15g，板蓝根 15g，蒲公英 15g，车前草 15g，浮萍 15g，黄柏 10g，水煎外洗手足疱疹处，用于手足疱疹重者。

【预后转归】

绝大部分尤其轻型的手足口病患者一般预后良好，无后遗症；少数重症患儿可合并脑炎、无菌性脑膜炎、急性迟缓性麻痹、神经源性肺水肿、心肌炎、循环衰竭等，多由 EV71 感染引起，致死原因主要为脑干脑炎及神经源性肺水肿。

【预防调护】

1. 预防　本病流行期间，勿带孩子去公共场所，发现疑似患者，应及时进行隔离。对密切接触者应隔离观察 7 ~ 10 天，并给予板蓝根颗粒冲服；体弱者接触患儿后，可予丙种球蛋白肌注，以作被动免疫。注意养成个人良好卫生习惯，饭前便后要洗手。对被污染的日常用品、食具和患儿粪便及其他排泄物等应及时消毒处理，衣物置阳光下曝晒。

2. 调护　患病期间，应注意卧床休息，房间空气流通，定期开窗透气，保持空气新鲜。给予清淡、富含维生素的流质或软食，温度适宜，多饮温开水。进食前后可用生理盐水或温开水漱口，以减轻食物对口腔的刺激。注意保持皮肤清洁，对皮肤疱疹切勿挠抓，以防溃破感染。对已有破溃感染者，可用麻油调金黄散或青黛散后敷布患处，以收敛燥湿，助其痊愈。密切观察病情变化，及早发现邪毒内陷及邪毒犯心等并发症。

案例选粹

旷某，男，4 岁半。2008 年 4 月 25 日首诊。

患者素体多病，经常感冒、咳嗽，既往有病毒性心肌炎病史。突发咳嗽、咽痛、微恶寒发热 1 天来就诊。仔细观察患者，除了上述症状之外，手掌、手背、足背、足底、咽后壁可见数个大小不等的红色丘疹，部分被其抓破，有分泌物，考虑"手足口病"，因为经验不足，故请我院传染科医生、儿科医生会诊，一致认为是"手足口病"。现症见：发热（腋温 37.5℃），微恶寒，咽喉肿痛，咳嗽，咯黄痰不爽，手、足、口腔同时出现红色疱疹，部分抓破，有黄色分泌物，食欲欠佳，大便溏稀不调，舌边尖红，苔黄腻，脉浮滑。中医诊断：手足口病（湿热蒸盛证）。治法：清化湿热，解毒利咽。方药：甘露消毒丹合薏苡仁竹叶散加减，处方：黄芩 6g，薄荷 5g，连翘 10g，射干 10g，滑石（包）15g，石菖蒲 8g，白蔻仁 3g，藿香 6g，浙贝 10g，通草 3g，竹叶 5g，薏苡仁 30g，土茯苓 10g，板蓝根 15g。3 剂，水煎服，每天服 1 剂半，分数次频服，2 天服完。服上方 1 剂，热退，咽喉肿痛明显减轻；尽剂，皮疹、丘疹明显消退，部分结痂，食欲转佳，二便通畅，原方去板蓝根，加神曲 10g，再进 3 剂，病愈，未再复发。

按语：该例患者，素体湿热内蕴，感受湿热邪毒后发病，咽痛，手足口等部位出现典型的丘疹，中医按湿热温病治疗，采用甘露消毒丹清化湿热、解毒利咽；同时合用薏苡仁竹叶散淡渗利湿，即吴鞠通所言"湿郁，纯辛走表，纯苦走里，皆在所忌，辛凉淡法"，两方合用，奏效颇佳。［尹周安，贺圆圆．手足口病的中医防治．中医药导报，2008(06)：10.］

练习题

A1 型题

1. 手足口病好发季节是（　　　　）

    A. 冬春　　　　B. 夏秋　　　　C. 盛夏　　　　D. 严冬　　　　E. 春秋

2. 手足口病的主要病位是（　　　　）

    A. 肺卫　　　　B. 脾胃　　　　C. 脾肾　　　　D. 肺脾　　　　E. 肺胃

3. 下列各项，属于手足口病表现的是（　　　　）

    A. 目泪汪汪，畏光羞明　　　　B. 耳后及枕部淋巴结肿大

    C. 全身布发弥漫性猩红色皮疹　　D. 丘疹、疱疹、结痂同时并见

    E. 手足肌肤、口咽部发生疱疹

A2 型题

1. 患儿，3 岁。发热 2 天来诊。体温 37.6℃，流涕，咳嗽，不欲进食，便稀。查体见口腔黏膜散在疱疹、溃疡，手足散在斑丘疹，偶见疱疹，疹色红润，疱液清亮，舌质红，苔薄黄略腻，脉浮数。其治法是（　　　　）

    A. 疏风清热，利湿解毒　　　　B. 清气凉营，解毒化湿

    C. 辛凉宣透，泻火解毒　　　　D. 宣肺解表，清热化湿

    E. 清热凉营，解毒化湿

2. 患儿，1 岁。突然发热，体温 37.8℃，伴咳嗽、流涕、纳差；1 天后口腔硬腭、颊部黏膜出现疱疹，2 天后出现米粒大小皮疹，以手、足、臀部为主，部分为疱疹，质地较硬，内有混浊液体，周围绕有红晕。其诊断是（　　　　）

    A. 水痘　　　　B. 风痧　　　　C. 奶麻　　　　D. 丹痧　　　　E. 手足口病

B1 型题

　　A. 透疹凉解汤　　　　　　B. 凉营清气汤　　　　　　C. 甘露消毒丹
　　D. 清解透表汤　　　　　　E. 清瘟败毒饮

1. 治疗手足口病邪犯肺脾证，应首选的方剂是（　　　　）
2. 治疗手足口病湿热蒸盛证，应首选的方剂是（　　　　）

第七节　痄　腮

　　痄腮是因风温邪毒壅阻少阳经脉而引起的时行疾病。以发热、耳下腮部漫肿疼痛为临床主要特征。本病一年四季都可发生，冬春易于流行。学龄儿童发病率高，能在儿童群体中流行。一般预后良好。少数儿童由于病情严重，可出现昏迷、惊厥变证，年长儿如发生本病，可见少腹疼痛、睾丸肿痛等症。

【病因】

外感风温时邪。

【病位】

耳下腮部。

【病机】

　　本病的基本病机为邪毒壅阻少阳经脉，与气血相搏，凝滞耳下腮部。风温邪毒从口鼻肌表而入，侵犯足少阳胆经。胆经起于眼外眦，经耳前耳后下行于身之两侧，终止于两足第四趾端。少阳受邪，毒热循经上攻腮颊，与气血相搏，气滞血郁，运行不畅，凝滞腮颊，故局部漫肿、疼痛。热甚化火，则出现高热不退，烦躁头痛；经脉失和，机关不利，故张口咀嚼困难。足少阳胆经与足厥阴肝经互为表里，热毒炽盛，正气不支，邪陷厥阴，扰动肝风，蒙蔽心包，可出现高热不退、抽风、昏迷等症。足厥阴肝经循少腹络阴器，邪毒内传，引睾窜腹，则可伴有睾丸肿胀、疼痛或少腹疼痛。肝气乘脾，还可出现上腹疼痛、恶心呕吐等症。

【诊断要点】

1.病史　好发于冬春季节，当地有腮腺炎流行，发病前 2～3 周有流行性腮腺炎接触史。

2.临床特征　初病时可有发热、头痛等症状，1～2 天后，以耳垂为中心腮部漫肿，边缘不清，皮色不红，压之疼痛或有弹性为特征，通常先发于一侧，继发于另一侧。口腔内颊黏膜腮腺管口可见红肿。腮腺肿胀约 4～5 天开始消退，整个病程约 1～2 周。并发症有睾丸炎、卵巢炎、胰腺炎等，也有并发脑膜炎者。

3. 辅助检查　实验室检查周围血象白细胞总数正常或降低，淋巴细胞相对增多。尿、血淀粉酶增多。

【鉴别诊断】

痄腮与发颐：痄腮以发热、耳下腮部漫肿疼痛为主要临床特征，可累及两侧腮腺；发颐多为单侧腮腺肿大，无传染性，常继发于他病之后，局部有红肿热痛，按压腮腺时有脓液自腮腺管口流出，又称化脓性腮腺炎。

【辨证论治】

痄腮的辨证要点主要是辨别轻、重证，次辨常证与变证。轻证不发热或发热不甚，腮肿不坚硬，属温毒在表；重证发热高，腮肿坚硬，胀痛拒按，属热毒在里。此两者都为常证。若出现高热不退、神识昏迷、反复抽风，或睾丸胀痛、少腹疼痛等并发症者，为变证。本病的治疗原则为清热解毒、消肿散结。

1. 常证

（1）邪犯少阳证

证候：轻微发热恶寒，一侧或两侧耳下腮部漫肿疼痛，咀嚼不便，或伴头痛，咽痛，纳少，舌红，苔薄白或淡黄，脉浮数。

证机概要：邪犯少阳，温毒在表。

治法：疏风清热，散结消肿。

代表方：银翘散或柴胡葛根汤。

常用药：牛蒡子、荆芥、桔梗、甘草疏风利咽；连翘、金银花清热解毒；配伍板蓝根专解温毒；夏枯草、赤芍疏肝散结；僵蚕祛风通络散结。

（2）热毒蕴结证

证候：高热不退，腮部肿胀疼痛，坚硬拒按，张口、咀嚼困难，烦躁不安，口渴引饮，或伴头痛、呕吐，咽部红肿，食欲不振，尿少黄赤，舌红苔黄，脉滑数。

证机概要：温毒入里，热毒蕴结。

治法：清热解毒，软坚散结。

代表方：普济消毒饮。

常用药：黄芩、黄连、连翘、板蓝根、升麻清热解毒；柴胡、牛蒡子、马勃、玄参、桔梗、薄荷、甘草清热利咽、消肿散结；陈皮理气通滞；僵蚕解毒通络、化痰散结。

2. 变证

（1）邪窜睾腹证

证候：病至后期，腮部肿胀渐消，又见发热，一侧或两侧睾丸肿胀疼痛，或伴少腹疼痛，痛甚者拒按，舌红，苔黄，脉弦数。

证机概要：邪毒不清，内窜厥阴。

治法：清肝泻火，活血消肿。

代表方：龙胆泻肝汤。

常用药：龙胆草、山栀清泻肝胆之火；黄芩、黄连清热解毒；柴胡、川楝子疏肝利胆；延胡索、荔枝核理气散结止痛；桃仁活血消肿。

（2）邪陷心肝证

证候：高热不退，神昏，嗜睡，项强，反复抽搐，腮部肿胀疼痛，坚硬拒按，头痛，呕吐，舌红，苔黄，脉弦数。

证机概要：邪毒内陷，热扰心肝。

治法：清热解毒，息风开窍。

代表方：清营汤合羚角钩藤汤。

常用药：山栀、黄连、连翘、生甘草清热解毒；水牛角、生地、丹皮、赤芍清热凉营；竹叶、玄参、芦根清热生津；薄荷辛凉透表。

【中医适宜技术】

1. 中成药

（1）板蓝根冲剂：适用于温毒在表证。

（2）龙胆泻肝丸：适用于邪窜睾腹证。

2. 简易治疗技术

（1）涂敷疗法：如意金黄散适量，以醋或麻油调，外敷患处。或新鲜仙人掌，每次取一块，去刺，洗净，捣泥，外敷患处。

（2）激光疗法：用氦－氖激光照射少商、合谷、阿是穴。每穴照射 5～10 分钟，每日 1 次，连用 3～5 天，用于腮部肿痛。

【预后转归】

本病一年四季都可发生，冬春易于流行。学龄儿童发病率高，能在儿童群体中流行。一般预后良好。少数儿童由于病情严重，可出现昏迷、惊厥变证，年长儿如发生本病，可见少腹疼痛、睾丸肿痛等症。

【预防调护】

（1）发现患儿应及时隔离治疗，直至腮肿完全消退后1周。

（2）有接触史的易感儿应隔离观察，可用板蓝根15～30g煎服，或服板蓝根冲剂每次1包，1日3次，连服3～5天。

（3）睾丸肿痛可进行局部冷敷，并用丁字带托起睾丸以减轻疼痛。

（4）饮食以清淡流质、半流质为主，避免酸性食物，注意口腔清洁。

案例选粹

患儿刘某，男，5岁。2015年2月10日就诊。

其父代述，患儿2天前无明显诱因出现腮肿，高热，体温持续在39.0℃左右波动，静脉滴注抗生素等药物治疗2天。就诊时体温39.2℃，无恶寒，双耳下肿胀，肿势延及下颌、项部，微红，触痛，有弹性，张口疼痛，不思饮食，大便干，小便可，舌红，苔薄黄，脉弦滑数。中医诊断：痄腮（热毒蕴结少阳经络）。治法：清热解毒，化痰散结。处方：柴胡15g，黄芩6g，姜半夏6g，炙甘草5g，党参10g，大枣6g，生姜5g，生石膏30g，连翘15g，夏枯草10g，僵蚕8g，桔梗6g，枳实6g。每日1剂，少量频服。3剂后痊愈。

按语：本证为患儿感受外邪后，痰热壅阻少阳经脉，邪毒循经上攻腮颊，使经脉阻滞，故耳下腮部漫肿疼痛，予小柴胡汤加生石膏、连翘、夏枯草、僵蚕、桔梗、枳实治疗。方中桔梗既可引药上行，又能化痰散结、行滞止痛；连翘清热解毒，又善散结消肿，入手足少阳、阳明经；夏枯草归肝经，能清热解毒、散结消肿；僵蚕化痰散结；枳实破气消积；石膏味甘、辛、淡，清热又有疏通之能。诸药合用，达到清热与疏通并用，使少阳经脉及枢机通畅，其肿得消，其痛得除，故病愈也。[邹敏，彭悠悠，叶渊渊.农志飞教授论治儿科疾病宜重少阳.中医儿科杂志，2016，12(06):22.]

练习题

A1型题

1.痄腮的流行季节是（　　）

　A.夏秋　　　B.秋冬　　　C.冬春　　　D.春夏　　　E.不分季节

2.痄腮的好发年龄是（　　）

　A.6个月以内　　　B.7个月～2岁　　　C.2～3岁

　D.3岁以上儿童　　　E.青春期

3. 痄腮的肿胀部位是（　　　）

　　A. 颌下　　　　　B. 颈前　　　　　C. 耳后　　　　　D. 面颊部　　　　E. 以耳垂为中心

A2 型题

1. 患儿，6 岁。症见轻微发热恶寒，左侧耳下腮部漫肿疼痛，咀嚼不便，咽红，舌质红，舌苔薄白，脉浮数。治疗应首选的方剂是（　　　）

　　A. 普济消毒饮　　　　　　　B. 五味消毒饮　　　　　　　C. 荆防败毒散

　　D. 柴胡葛根汤　　　　　　　E. 桑菊饮

2. 患儿，5 岁。高热，双侧腮部肿大 2 天，以耳垂为中心，疼痛，坚硬拒按，舌红苔黄，脉数。其病机是（　　　）

　　A. 邪犯少阳　　　B. 热毒壅盛　　　C. 邪陷心肝　　　D. 气血凝滞　　　E. 余邪留恋

3. 患儿，6 岁。因左腮部肿痛 3 天，抽搐 1 次就诊。现症见发热，耳下腮部漫肿，神昏，嗜睡，项强，呕吐，舌红，苔黄，脉弦数。治疗应首选的方剂是（　　　）

　　A. 仙方活命饮　　B. 普济消毒饮　　C. 黄连解毒汤　　D. 羚角钩藤汤　　E. 清瘟败毒饮

B1 型题

　　A. 柴胡葛根汤　　　　　　　B. 黄连解毒汤　　　　　　　C. 五味消毒饮

　　D. 清瘟败毒饮　　　　　　　E. 普济消毒饮

1. 治疗痄腮邪犯少阳证，应首选的方剂是（　　　）

2. 治疗痄腮邪陷心肝证，应首选的方剂是（　　　）

扫一扫，知答案

主要参考书目

1. 印会河、张伯讷 . 中医基础理论 . 北京：人民卫生出版社，1989.

2. 雷顺群 .《内经》多学科研究 . 南京：江苏科学技术出版社，1990.

3. 吴敦序 . 中医基础理论 . 上海：上海科学技术出版社，1995.

4. 王新华 . 中医药高级丛书·中医基础理论 . 北京：人民卫生出版社，2000.

5. 李德新 . 中医基础理论 . 北京：人民卫生出版社，2001.

6. 金志甲 . 中医基础理论 . 西安：陕西科技出版社，2001.

7. 陈贵海，蒋筱 . 中医基础理论 . 桂林：广西师范大学出版社，2011.

8. 罗仁，曹文富 . 中医内科学 . 2 版 . 北京：科学出版社，2016.

9. 姚兰，李德双 . 中医内科学 . 2 版 . 西安：第四军医大学出版社，2015.

10. 傅山 . 傅青主女科 . 北京：中国中医药科技出版社，2011.

11. 陈自明 . 妇人大全良方 . 北京：中国中医药科技出版社，2011.

12. 范永升 . 金匮要略 . 北京：中国中医药出版社，2012.

13. 李曰庆 . 中医外科学 . 北京：中国中医药出版社，2012.

14. 肖廷刚 . 壮医外科学 . 南宁：广西民族出版社，2006.

15. 覃菁 . 壮医妇科学 . 南宁：广西民族出版社，2006.

16. 秦艳虹 . 中医儿科学 . 北京：中国中医药出版社，2016.

17. 吴力群 . 中医儿科学 . 北京：科学出版社，2017.

18. 聂绍通 . 中医儿科学 . 北京：人民卫生出版社，2015.

19. 高颖 . 中医内科学 . 北京：人民卫生出版社，2015.

20. 张明平，适用中医临床常见病诊疗学 . 西安：西安交通大学出版社，2015.

21. 马宝璋 . 中医妇科学 . 北京：中国中医药出版社，2012.